KB235463

엔자임 다이어트

Enzyme
Diet

엔자임 다이어트

류현민 지음

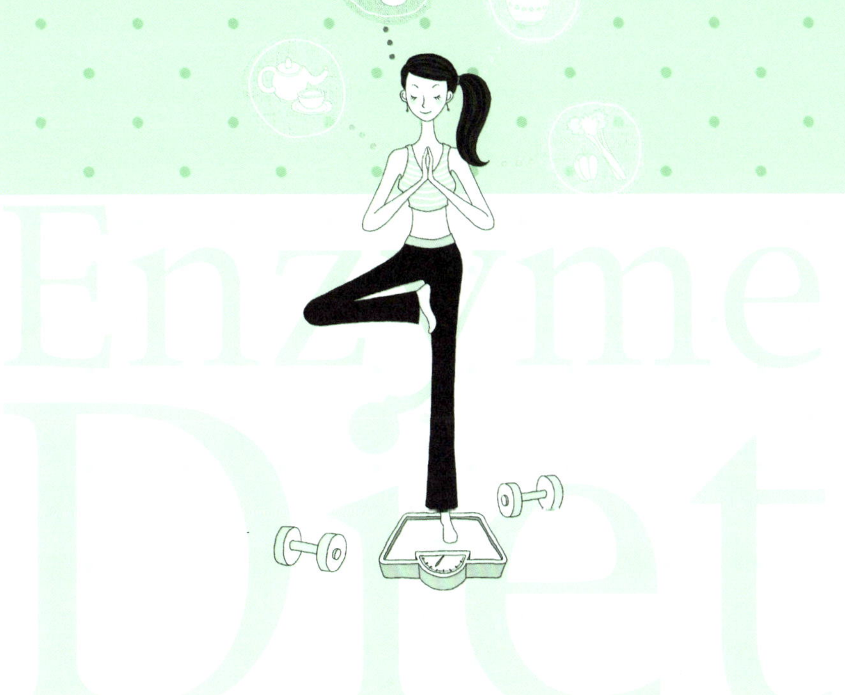

이미지북

육체·기운·마음을 다스리는 다이어트 요법

많은 사람들은 체중 감량을 위해 먹는 것을 조절하는 것과 운동으로 칼로리 소모를 늘리는 것을 택한다. 크게 이 두 가지로 구분되어 유행하는 각종 다이어트 요법들을 우리는 마냥 좇고 있다. 그러면서 텔레비전에 나오는 걸 그룹이나 연예인들의 아름다운 몸매를 동경하면서 그저 부러워한다.

한때 유행했거나 현재 유행하는 수많은 다이어트 정보의 홍수 속에서 살과의 전쟁과 관련된 잡다한 지식으로 구성된 전략늘은 이제 더는 상식 이상의 것으로 느껴지지 않는다. 뉴스에서 갈수록 늘어나는 비만환자들과 그로 인한 질병 유발에 대해 앵무새 같은 경고를 반복하더라도 정작 내 몸 안의 지방들은 줄어들 줄 모른다. 다이어트 정보들은 넘쳐나는 데 비만환자는 왜 줄어들지 않는 것일까? 그렇다면 우리가 알고 있는 상식들이 잘못된 것인가?

그건 아니다. 다만 다양한 다이어트 정보의 조각조각들을 퍼즐 맞추듯 조합하지 못했을 뿐이다. 아니 퍼즐만 들고 정작 퍼즐판은 어디 있는지조차 모르는 편이 맞을 것이다. 다이어트 정보의 대다수는 인간의 생리적 몸에 대한 내용 위주다. 다이어트를 위한 다양한 영양학적 개념들과 운동역학적 개념들은 인간의 육체 자체에 대한 정보와 결합되어 효능을 발휘하는 것처럼 보인다. 그래서 다이어트를 시도하는 사람들은 이처럼 생리적 몸과 관련된 정보에 한정되어 있을 뿐이다.

하지만 인간의 몸은 고대 인도 경전인 우파니샤드에서 말한 생리적인 몸과 에너지로 이루어진 몸, 마음과 자아로 이루어진 영적인 몸으로 이루어져 있다. 예를 들어 다이어트를 하고자 하는 생각을 일어나게 하는 바탕인 마음과 의식, 그때 느껴지는 감정, 다이어트를 힘 있게 이끌어가도록 하는 의지, 이러한 것들을 바라보고 조절하는 자아의 힘에 대해 우리는 간과하고 있는 게 아닐까?

이 책에서는 다양한 다이어트 기법들 가운데 어느 한 가지만 다루지는 않았다. 그렇다고 사람들이 좋아하는 음식들을 모조리 그릇에 담아 비벼먹는 다이어트 비빔밥을 권하지도 않는다. 저자는 심신수행을 하면서 요가수련원과 단식원을 운영하고 있으며, 농부가 되어 유기농을 실천하면서 요소식품을 직접 만들고 있기 때문이다.

이처럼 실전 경험에서 우러나온 노하우를 프로그램화 하여 응용한 결과물은 바로 통합이다. 인간이 몸과 기운과 영성으로 이루어진 종합체인 것처럼, 다이어트도 인간의 모든 요소들을 총체적으로 고려하지 않으면 성공할 수 없다는 것이다. 그저 어느 한 부분에 대한 맹목적인 지침이 아니라 각각의 몸(육체·기운·마음)을 모두 다스릴 수 있는 최적의 요법들을 다이어트라는 명제 안에 녹여낸 것이다.

진정한 다이어트는 육체적·심리적·영적·사회적·환경적으로 건강할 때 저절로 일어난다. 오늘날 데카르트 이후 분리되었던 몸과 마음이 비로소 하나 되기 시작한 통합의 시대를 맞이하고 있다. 발효라는 마술로 생성된 효소식품과 인도의 5000년 과학인 요가와 명상은 모두 인간을 건강하고 행복하게 이끌어준다. 적어도 다이어트의 기쁨을 누리고자 한다면 반드시 미생물과 협력할 줄 아는 식습관을 들여야 할 것이며, 심신의 정화를 위해서 다양한 심신 수련프로그램을 수행해야 할 것이다.

『엔자임 다이어트』는 멋지게도 이러한 것들을 모두 담고자 하는 노력의 결과물이다. 이 책에서 다루는 다이어트는 곧 정화(淨化)이며, 최적의 정화 프로그램들을 실천할 수 있도록 실전 노하우들을 꼼꼼하게 실었다.

건강, 다이어트, 영성, 생태적 삶, 행복, 사랑……

우리는 다양한 꿈을 꾸고 산다. 위의 것들은 하나씩 실천하는 것이 아니라 생활 패턴이 정화되는 과정에서 '저절로', '자연스럽게' 삶 속에서 연이어 일어난다. 꿈은 그렇게 이루어진다.

정 광 조 교수

(대전대학교 대체의학학과장, 한국예술심리치료학회장,
웰니스아카데미아 원장)

정화된 몸, 평안한 마음,
아름다움을 위한 다이어트를 위해…

요즘 들어 효소(Enzyme)는 건강식품의 대명사로써 점차 대중들에게 알려지고 있다. 하지만 효소에 대해 아직 생소하다면 학창 시절 과학책에서 보았던 분자구조를 떠올려 보거나, 텔레비전 세제 광고에서 찌든 때를 분해하는 효소의 효능에 대해 선전하는 것을 기억해보라. 효소는 농업용·공업용으로 때로는 식품을 통해 우리의 생활 곳곳에서 광범위하게 쓰이고 있다.

이 책에서는 효소가 식품으로써 얼마나 가치 있는지를 설명하고 있나. 흔히 효소식품은 다이어트와 선상용으로 과립이나 분말, 발효액의 형태로 가공된다. 특히 다양한 종류의 식물들을 발효시킨 액체는 식물들이 지니고 있던 유효성분들을 살아있는 그대로 섭취할 수 있기 때문에 더욱 효과적이다.

인간의 몸은 질병에 대한 내성을 지니고 있으며 스스로 자연 치유 능력을 가지고 있는 자연체이다. 따라서 효소식품 등 살아있는 먹을거리를 섭취할 경우 그 효과는 심신 전반에 걸쳐 고루 나타난다. 효소요법은 다른 어떤 해독요법보다도 효과적으로 몸 안에 쌓인 독소와 노폐물을 배출시키고 인체의 깨어진 균형을 되찾기 위한 방법으로 추천된다. 특히 만성적인 다이어트로 무기력해진 이들이나 비만과 순환장애, 소화장애를 가진 이들에게는 효과적인 해결책이 될 수 있다.

우리는 에너지를 얻기 위해 수많은 음식물을 섭취한다. 예를 들어 유통기한이 짧은 식빵도 며칠이 지나면 곰팡이나 세균만 자랄 뿐 그 모양을 그대로 유지하지만, 일단 뱃속으로 들어가게 되면 반나절 후 고구마처럼 고동색의 말랑말랑한 물질로 변하게 된다. 이 획기적인 변화는 모두 효소 때문에 가능한 것인데 우리 몸은 녹말을 분해하는 아밀라아제(Amylase), 지방을 분해하는 리파아제(Lpase), 곡물을 분해하는 말타아제(Maltase), 단백질을 분해하는 프로테아제(Protease), 유제품을 분해하는 락타아제(Lactase), 당을 분해하는 수크라아제(Sucrase) 등 3000종이 넘는 효소로 음식물을 분해해서 에너지를 얻는다.

하지만 인체의 효소는 쏟아져 들어오는 음식을 처리하는 데 한계가 있어서 때로 소화장애나 비만을 야기하곤 한다. 원인은 스트레스와 불규칙적인 식습관 및 각종 유해식품을 알게 모르게 섭취하는 바르지 못한 섭생법에 기인한다.

이는 아궁이에 불을 땔 때 너무 많은 양의 땔감을 넣거나 마르지 않은 장작 등을 넣으면 그을음이나 이물질이 생겨 완전 연소를 방해하는 것과 같은 원리이다. 따라서 아궁이에 그을음이나 이물질의 발생을 막기 위해 타기 쉬운 땔감이나 불쏘시개를 넣어주는 것처럼, 몸 밖으로부터 식물효소를 보충해주는 방법은 효소 영양학에서 가장 기본이 되는 이론이다. 인체 내의 효소작용을 돕기 위해 외부의 식물효소를 섭취하는 것은, 완전한 대사를 통해 독소를 배출하고 성공적인 다이어트를 돕는 불쏘시개라 할 수 있다. 음식물을 대사하고 모든 생명활동을 영위하는 데 촉매작용을 하는 것이 효소이기 때문이다.

요가에서는 인체를 정화하고 다이어트를 하기 위한 방법으로 장 청소나 관장·단식 등 수십 가지의 정화법들이 사용되고 있으며, 한방에서도 다양한 해독요법이 추천되고 있다. 효소요법은 이러한 방법들이 추구하는 체내 독소 배출을 촉진하고 건강 다이어트의 상승요법으로 권장되고 있다.

가장 위험한 다이어트 방법은 우리 몸의 에너지원인 음식물을 무작정 먹지 않는 것이다. 건강한 다이어트 방법은 요가나 수영, 걷기 등의 유산소운동이지만 많은 시간이 소요된다. 그래서 가장 효과적인 다이어트 방법은 먹지 않고 운동하는 것이다. 그런데 그게 과연 가능한 일일까? 식물효소를 이용한다면 가능하다.

이 책에서 소개하는 엔자임 다이어드는 음식을 조금민 섭취하거나 또는 섭취하지 않더라도 효소의 힘으로 에너지를 보충하여 일상생활 속에서도 쉽게 행할 수 있는 방법을 제시한다. 효소단식의 경우 다른 음식물을 먹지 않아도 운동할 수 있는 힘을 자아내므로, 단식 중일지라도 유산소운동을 병행할 수 있는 장점이 있다.

식물발효액에는 익혀 먹을 때에는 섭취할 수 없는 다양한 식물효소와 비타민, 미네랄이 풍부하기 때문에 이를 섭취하는 것만으로도 기초대사에 필요한 에너지 확보가 가능하다.

식물효소를 이용한 단식법과 식이요법은 건강과 치유, 다이어트의 1석 3조를 가능하게 한다. 이것은 행복한 삶을 영위하기 위해 열심히 일을 하지만 정작 자기 몸을 돌볼 여유가 없는 현대인들에게 매우 유용한 방법이다.

우리는 스스로의 가치를 발현하기 위해서 끊임없이 몸과 마음을 닦는다. 이러한 수행과 노력 과정에서 아름다움을 발견할 수 있는데, 그 아름다움이 육체적이든 정신적 요소든 간에 우리의 삶을 풍요롭게 만들어주는 자양분이 된다. 거의 대부분의 수행체계는 정신적인 깨달음을 말하기에 앞서 육체적 건강을 간과하지 않았고, 이는 몸과 마음이 서로 이어졌다는 사실에 기초한다. 따라서 육체 내부를 정화하는 것은 심신의 건강과 아름다움을 찾는 가장 기본적인 과정이다.

요가를 수행하고 대체의학을 공부하면서 다양한 정화 프로그램을 접했지만, 효소를 이용한 프로그램은 필자에게 확신을 심어준 정화법이자 가장 효율적인 다이어트 방법이다. 더욱이 지금까지 요가수련원과 단식원의 수많은 회원들에게 엔자임 다이어트 프로그램을 권하면서 치유 효과와 다이어트 성공 사례를 보아 왔다. 여기에 그 경험과 노하우를 온전히 담으려 노력하였다.

이 책은 크게 이론과 실전 프로그램의 두 갈래로 나눌 수 있다. 원리

의 이론적 습득보다는 심신의 정화와 다이어트를 직접 실천하는 데 목적
이 있다면, Part 5~8의 프로그램을 행하면서 앞장을 살펴보아도 좋다. 단
지 머리에 들어 있는 이론적 지식은 프로그램을 실천해서 실질적으로 내
몸과 마음을 변화시키는 용기에 비할 바 아니기 때문이다. 부디 많은 사
람들이 이를 실천함으로써 맑게 정화된 몸과 평안한 마음을 유지하고 아
름다움을 향유할 수 있게 할 멋진 다이어트 안내서로 사용되기를 간절히
바란다.

끝으로 졸저에 멋진 추천사를 달아주신 정광조 교수님과 요가 일러
스트의 실제 모델이 되어주신 박지울 님, 딱딱한 글에 예쁜 옷을 입혀주
신 오종문 님, 원고의 가치를 이해하고 기꺼이 책으로 엮어주신 도서출
판 이미지북에 감사함을 전한다.

2010년 지리산에서

류 현 민

Contents

15

part 1

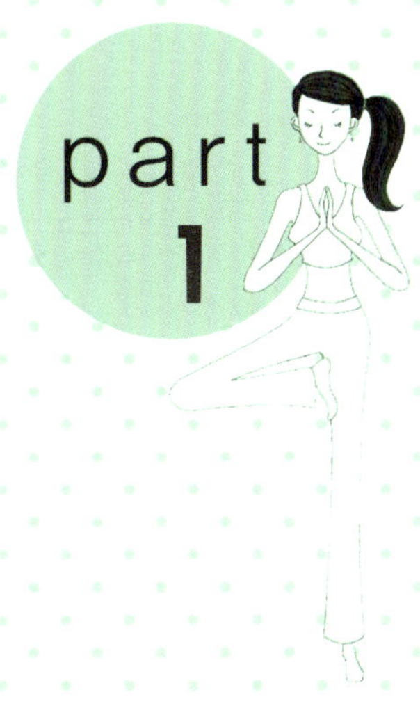

다이어트 정확히 알고 시작하자

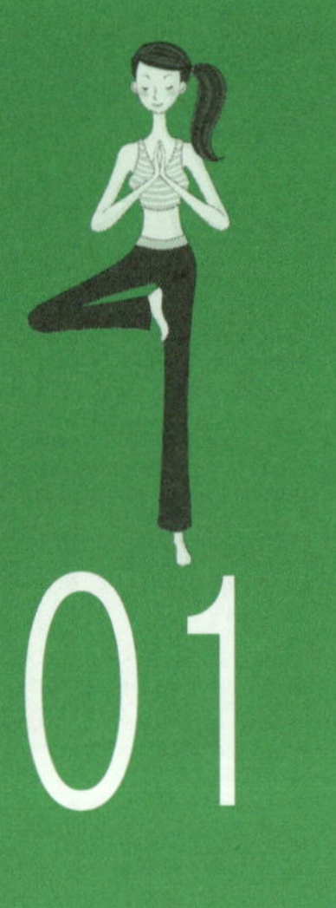

비만의 카르마 법칙

내가 살이 쪘다면 내 안에 이미 살이 찔 수밖에 없는 씨앗이 있다. 이를 '비만의 카르마 법칙'이라 한다. 카르마(karma)란 '행위'나 '행동', '원인과 결과의 법칙', '업(業)' 등을 뜻하는 인도의 고대 용어이다. 비만은 나의 성향과 습관에 따라 결정된 것으로 내 몸이 비대해졌다면, 이는 비만의 카르마 법칙에 의해 그렇게 될 수밖에 없는 인과율에 따른 것이다.

우리는 때때로 내가 처한 환경이 다이어트 실천 효과를 제약한다고 생각한다. 예를 들어 취직 준비 때문에 하루 종일 도서관에 앉아 공부해야 한다거나, 다람쥐 쳇바퀴 돌듯 회사에서 정해진 업무만을 수행하는 등 바쁘게 돌아가는 삶 속에서 아예 자신을 돌아볼 마음의 여유를 찾을 수 없을 경우에는, 비만의 요인들이 주변에서 비롯된 것처럼 생각할 수도 있다.

하지만 실제로 다이어트를 가로막는 것은 내 마음에 있고, 내 식습관과 생활양식에서 기인한다. 그럼에도 우리는 문제를 주위와 환경 탓으로 돌리고 그 조건이 바뀌면 문제가 해결될 것이라 기대한다. 따라서 다이

  엔자임 다이어트 Enzyme Diet

어트 숍을 찾고 비만관리 센터에서 지방흡입시술을 받거나 다이어트 식품만을 골라서 섭취할 수 있는 여유가 생길지라도 그 효과는 미미하거나 일시적일 가능성이 크다.

비만의 주요 원인은 잘못된 식습관, 살이 찔 수밖에 없는 생활 패턴과 유전적 체질, 스트레스에 취약한 마음 상태에 있다. 수많은 사람들이 다이어트에 시간을 투자하고 돈을 쏟아 붓는 데도 기대치만큼 만족을 느끼지 못하는 이유는 자신의 몸과 마음에 대한 무지 때문이다.

그 무지는 결국 다이어트에 대한 단순한 열망만을 좇아 이곳저곳을 기웃거리다 자기 괴리에 빠져 마침내 일상생활에서의 행복마저 상실할 우려까지 낳곤 한다. 따라서 다이어트를 하고자 하는 사람은 자신의 주변 환경과 더불어 신체 내·외면에 대한 철저한 분석이 선행되어야 한다. 즉 비만의 원인자를 찾아야 한다.

내가 살이 쪘다면 내 안에 이미 살이 찔 수밖에 없는 씨앗이 있다. 이를 '비만의 카르마 법칙'이라 한다. 카르마(karma)란 '행위'나 '행동', '원인과 결과의 법칙' '업(業)' 등을 뜻하는 인도의 고대 용어이다. 비만은 나의 성향과 습관에 따라 결정된 것으로 내 몸이 비대해졌다면, 이는 비만의 카르마 법칙에 의해 그렇게 될 수밖에 없는 인과율에 따른 것이다.

내 생각과 행동의 패턴에 의해 과거에 뿌렸던 비만의 씨앗이 자라나서 현재의 몸과 마음의 상태를 만든 것이다. 따라서 현재의 상태보다 긍정적이고 발전적인 내일을 기대한다면 먼저 스스로의 생각과 행동 패턴을 점검해야 한다. 우리의 삶 속에 패턴에 의해서 무의식 속에 반영되고 습관으로 고착되어 나타난 현상이 지금 존재하고 있는 '나'이기 때문이다.

카르마 법칙은 삶 전체를 지배한다. 예를 들어 항상 밤늦게까지 컴퓨터를 사용하는 생활 패턴을 가진 여성이 있다고 하자.

이 여성은 아침이 괴로울 수밖에 없다. 부족한 잠을 보충하기 위해서 출근길 버스나 지하철 안에서 눈을 붙이고, 개운치 못한 느낌으로 회사에 들어서게 된다. 일단 일에 매진하는 순간에도 충분히 휴식을 취하지 못한 피로감은 업무의 효율을 떨어트릴 뿐 아니라 사소한 일에도 그 예민함을 표출하곤 한다.

직장 동료의 작은 실수에도 짜증을 내거나 실수에 관대하지 못하고 비난의 화살을 날리며 서로의 스트레스를 가중시킨다. 그리고 순간적으로 몸을 각성시켜 신경 질서를 잠잠하게 유지시켜 주는 한 잔의 인스턴트 커피는 마음이 "이것은 안 돼!"라고 외치더라도 이미 입술을 적시고 있을 것이다.

또한 쉬는 시간에 내뿜는 담배연기는 직장생활 중 맛볼 수 있는 '작은 여유'라며 스스로를 합리화시키기도 한다. 어쨌든 이렇게라도 해서 찾은 심리적 여유는 직장 동료와의 술자리를 약속하게 하는 카르마를 낳는다. 퇴근하는 즐거움에 더하여 가지는 술자리는 일시적인 감각적 쾌감을 보장하지만, 내장기관에 무리를 주어 인체의 정상적인 대사과정을 방해하고, 명료하게 사고할 수 있는 힘을 잠재워버린다.

결국 스스로에게 다짐했던 다이어트 계획들은 오늘도 '~이러이러한 이유에서…'라는 변명으로 물거품이 되고 만다. 게다가 어쩔 수 없는 생활 때문이라며 자위한다.

이렇게 자신의 카르마에 의해 결정된 주변 환경과 그 요인들은 내 행동의 결과에 따라 처음의 의지와는 반대로 이끌릴 수밖에 없는 안타까운 순간을 연출한다. 늘 마음먹은 바대로 의연히 실천하는 주체적인 삶을 살아야겠다고 다짐하는 데도 고착화된 삶의 굴레를 벗어나지 못하고 맴돌듯 또 하루가 지나가버린다.

카르마는 존재의 모든 면에서 삶을 이끌어간다. 감정과 지성의 활동을 좌우하여 사고의 틀을 만들어 행동으로 현실화시킨다. 위의 예시에서, 여성은 늦은 시간까지 사용했던 컴퓨터가 원인이 되어 다음날 예민하게 노출될 수밖에 없는 심리적 카르마와 피곤한 육체적 카르마를 만들어냈다. 그 카르마에 따라 주변 상황은 마치 나비효과처럼 다양한 원인과 결과를 새롭게 양산해냈다.

이처럼 카르마는 사소한 부분에서 커다란 경험에 이르기까지 개인의 사회적·육체적·정서적·심리적 성향을 조성하게 된다.

비만의 카르마 법칙에 따라 조성된 신체에 신선한 변화를 주기 위해서는 그 카르마의 사슬을 과감하게 끊어내야 한다. 그렇다면 비만의 카르마는 어떤 것일까?

우리는 다양한 방법으로 섭취하는 것을 통해서 삶을 영위한다. 입으로 음식을 먹고, 코로 에너지를 흡입하며, 눈과 귀로는 다양한 정보를 받아들여 뇌에 저장한다. 그리고 몸으로 공간을 먹는다. 그런데 섭취가 불균형하거나 잘못 섭취되었을 때 생기는 것이 육체적 비만이고 정신적 비만이다.

비만의 카르마는 육체의 지방과 독소, 노폐물 뿐 아니라 마음의 번뇌와 스트레스, 인체 내 불균형한 에너지 순환, 사회 규율 및 개인 윤리규범의 불이행, 영적인 무지 등도 해당된다고 할 수 있다.

엔자임 다이어트를 시도하기 전에 우리는 비만의 카르마를 해소하기 위해 육체적·정서적·심리적·사회적·영적인 요소에 이르기까지 종합적으로 탐구해보아야 한다. 좀 더 나은 모습을 추구하기 위해서라면 존재의 모든 부문에서 변화를 동시에 고려해야 하기 때문이다.

그리고 그 첫째가 입으로 들어가는 음식 에너지를 조절하는 것이며, 생명력의 보고라고 불리는 효소식은 육체적 다이어트를 행하는 데 중요한 의미를 지닌다.

비만 해소를 위한 라이프스타일의 개선

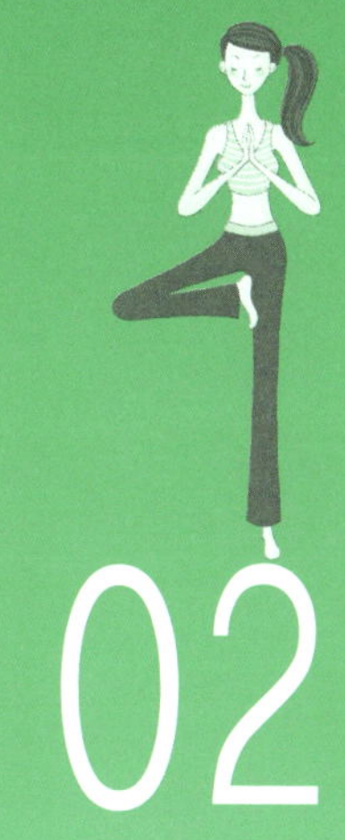

살이 찌는 원인은 무엇일까? 음식으로 섭취하는 칼로리는 높은 데 반해 움직이거나 운동을 하는 것으로 소비되는 칼로리가 그에 미치지 못하는 것이 이유다. 비만은 소비되지 않고 남은 잉여 칼로리가 지방으로 변해서 몸 이곳저곳에 쌓이는 것이다. 여기에 스트레스까지 받게 되면 지방은 더욱 급격하게 불어난다.

"못생긴 얼굴은 참을 수 있지만 뚱뚱한 몸매는 용서할 수 없다"는 말은 요즘 남성들의 여성관을 대변하는 듯하다. 사실 근대에만 하더라도 여성들은 통통하고 복스러워 부잣집 맏며느릿감이라는 말을 듣고 싶어했다. 하지만 지금은 저마다 날씬하고 섹시한 몸매를 원한다. 아름다운 여성의 이미지는 바로 날씬하고 섹시한 몸매가 기본이 된 지 오래다. 그러기에 연예계의 유행어가 'S-라인'이며, 이를 무분별하게 전달하는 매스컴의 영향이 초등학생들까지 다이어트 열풍을 일으키게 하고 있다.

사실 아름다움의 기준을 넘어 비만은 만병의 근원으로, 이 시대는 물론 앞으로도 지양해 나가야 할 요소 중 하나이다. 먹는 일처럼 행복한 즐거움은 없지만, 여기에 탐닉한 사람들 치고 비만과 질병에서 자유스러운 사람은 없기 때문이다.

비만은 단지 지방이 인체에 많이 축적되는 것을 넘어서 몸의 여러 기능들을 악화시키고 질병을 야기한다. 따라서 세계보건기구(WHO)는 비만을 '치료해야 하는 질병'으로 규정하고 있다.

이는 비만이라는 기초 질병을 통해 고혈압, 당뇨병, 중풍, 고지혈증, 심장질환처럼 혈관에 기름기가 축적되어 발생하는 질병들이 유발되고, 이외에도 관절염, 통풍, 호흡기능 장애, 불임, 월경 불순, 정력 감퇴 등과 같은 내분비기능 이상을 초래하여 장암이나 유방암 등의 암 발생 빈도를 매우 높이기 때문이다.

그렇다면 살이 찌는 원인은 무엇일까? 원인은 간단하다. 음식으로 섭취하는 칼로리는 높은 데 반해 움직이거나 운동을 하는 것으로 소비되는 칼로리가 그에 미치지 못하는 것이 이유다.

비만은 우리가 음식물을 통해 섭취한 영양소가 몸 안에서 소비되지 않고 남은 잉여 칼로리가 지방으로 변해서 몸 이곳저곳에 쌓이는 것이다. 여기에 과도한 스트레스까지 받게 되면 지방은 더욱 급격하게 불어나게 된다.

이처럼 살찌는 이유가 단순한 것처럼 살을 빼는 원리 또한 간단하다. 우리 몸에 꼭 필요한 양 만큼만 먹고, 몸을 많이 움직이는 것은 물론 스트레스를 받지 않고 긴장을 적게 하면서 편안한 마음으로 긍정적으로 사는 것이다.

하지만 다이어트는 결코 쉬운 일이 아니다. 하루아침 혹은 몇 달 만에 성패가 결정되지 않는다. 오히려 무리한 체중 감량을 목표로 다이어트를 행하는 것은 부작용을 초래할 우려가 있다. 따라서 자신이 살찌는 행동을 예전부터 지금까지 해왔듯 장기적인 계획을 세우고, 잘못된 부분을 교정하면서 서서히 다이어트를 시도하는 것이 좋다.

대개 단기간에 무리해서 살을 뺄 경우에는 체지방 뿐 아니라 근육까지 감소하게 되고, 기초대사율이 낮아져 신진대사 기능이 저하되는 문제가 발생한다. 그래서 조금만 먹어도 오히려 원래 체중을 넘어 그 이상까지 올라가게 되는 요요현상이 일어난다.

다이어트는 위에서 언급했듯이 적당량의 영양분을 흡수하고 지속적으로 운동을 해주어야 한다. 일단 식탁에서 비만의 근원이 되는 육류와 설탕과 소금을 줄이고, 잡곡류와 채소 등의 효소가 살아있는 식단으로 바꾸는 것이 좋다. 그리고 불필요한 지방을 태우기 위해 체내에 신선한 산소를 공급해야 한다. 이를 위한 가장 좋은 것이 바로 호흡법과 운동이며, 비만을 가속화시키는 스트레스를 해소하기 위해 마음을 고요하게 안정시켜주는 명상을 행하는 것이 좋다.

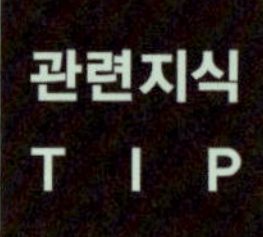

비만과 다이어트

미용과 건강을 위해서 살이 찌지 않도록 제한하는 노력을 다이어트라고 말한다. 일반적으로 다이어트를 하기 위해서는 음식 조절을 통해 열량 섭취를 줄이거나 반대로 운동이나 활동량을 늘려 열량 소비를 늘리기를 권장한다. 즉 총열량 소비량이 섭취하는 양보다 많으면 다이어트에 성공하게 된다.

하지만 단순해 보이는 다이어트 이론과 달리 실제로 체중을 감소시킨다는 것은 쉽지 않다. 이는 비만에 대한 개념 부족과 그에 따른 다이어트 방법이 체계적이지 못한 탓이다. 따라서 비만의 기준 개념에 따라 자신의 신체 상태를 정확히 점검하고, 나를 둘러싸고 있는 환경인자를 분석하여 비만의 원인을 제거하는 노력을 더해야 한다.

비만이란, 체지방량이 정상의 범위를 초과한 상태이다. 의학적으로 볼 때 비만은 아래 지표의 비만도가 120% 이상일 때를 말한다.

$$비만도(\%) = \{1 + (자기\ 체중 - 표준체중)/표준체중\} \times 100$$
$$표준체중 = \{키(cm) - 100\} \times 0.9$$

키와 몸무게를 이용하여 지방의 양을 추정하는 비만 측정법을 체질량지수 (Body Mass Index)라고 한다. 체질량지수는 몸무게를 키의 제곱으로 나눈 값으로 계산하며, 그 수치가 25% 이상일 때 비만으로 판정한다.

$$체질량지수(BMI) = \frac{체중(kg)}{신장^2(m^2)}$$

BMI	비만 여부
18.5 미만	저체중
18.5~23.4	정 상
23.5~24.9	과체중
25~29.9	비 만
30 이상	심한 비만

	정 상	과체중	비 만
여 성	20~25%	25~30 %	30% 이상
남 성	15~20%	20~25 %	25% 이상

인체 내의 체지방 비율은 시중에서 판매하는 체지방 측정계로 간단하게 측정할 수 있다. 체지방 측정계는 보통 전기저항법을 사용한다. 전기저항법은 지방이 근육에 비해 전기가 잘 통하지 않기 때문에 전기저항을 많이 받는 원리로 지방의 양을 측정하는 방법이다. 이때 성인 남성의 경우 체지방률 25% 이상, 여성은 30% 이상일 경우를 비만으로 판정하고 있다.

건강상 중요한 비만은 복부비만(Waist−Hip Ratio)이다. 허리둘레를 엉덩이 둘레로 나눈 수치가 남자 0.9 이상, 여자는 0.85 이상일 때 복부비만이라고 이른다. 하지만 체중 감량 시 복부와 엉덩이 둘레가 같은 비율로 줄어, 비율의 변화가 없을 경우 복부 둘레를 기준으로 삼는 것도 권장하고 있다.

우리나라의 경우 남성은 보통 90cm 이상, 여성은 80cm 이상의 복부 둘레를 가질 때 복부비만이라 판정한다. 복부형 비만은 장기에 지방이 많이 축적된 결과이므로, 이 비율이 높을수록 심장병·고혈압·당뇨병 등 성인병에 노출될 확률도 그만큼 커지게 된다.

복부비만	남 성	여 성
WHR = 허리 둘레/엉덩이 둘레	0.9 이상	0.85 이상
복부 둘레(cm)	90cm 이상	80cm 이상

위와 같은 계산에 따라 자신의 신체 상태를 점검했다면, 어떤 방식으로 다이어트를 해야 할지 결정해야 한다. 비만의 환경인자가 육체적인 영향을 주는지 정신적인 영향을 주는지, 나아가 영적인 영향을 끼치는 것인지까지 파악할 수 있어야 한다.

단순 비만인 경우라면 많이 먹고 적게 움직이는 것이 원인이므로 소식과 운동을 병행해야 한다. 하지만 몇 가지 질환(갑상선기능 저하증, 인슐린 종 등의 신경내분비계 질환) 및 유전 등에 원인이 있다면 증상을 없애는 것이 우선이다. 다이어트의 시작은 바로 비만의 원인을 정확히 찾아내어 이를 제거 또는 교정하는 것에서 시작한다.

    엔자임 다이어트 Enzyme Diet

다이어트와 건강,
두 마리 토끼를 잡는 비결

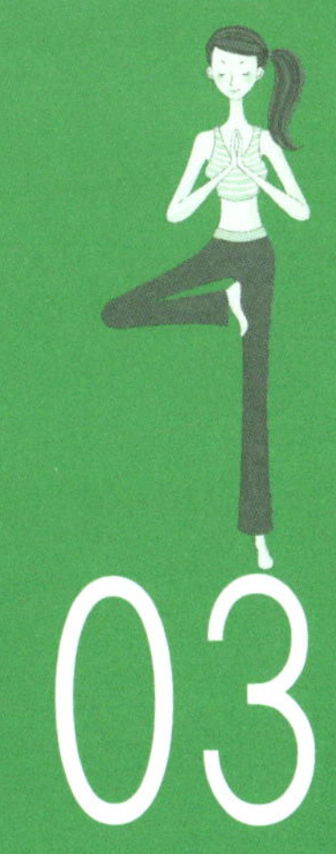

비만은 열량 섭취와 열량 소비의 에너지 대사 불균형에서 야기된다고 보며, 이는 비만환자의 환경적 요인에 따른 생활 습관에서 좌우된다. 스트레스성 폭식, 불규칙한 식사시간, 잦은 간식과 야식 등의 잘못된 식습관은 체내 효소를 급격히 소모시키므로 비만으로 가는 지름길이다.

엔자임 다이어트는 신체 내에 결여된 효소의 양을 보충해줌으로써 인체의 자연치유력을 복원시키는 것을 기본 명제로 하고 있다. 인체 내의 효소량을 증진시키기에 앞서 먼저 몸의 독소를 제거하기 위한 각종 정화법 및 해독요법을 실천하는 것이다.

그 중에 가장 좋은 것이 단식이다. 덧붙여 생명력이 깃든 음식을 섭취하는 것, 꾸준한 운동과 긍정적인 마음가짐으로 수행하는 것은 인체 내 효소의 균형을 잡고 효소 시스템을 안정시키는 데 직접적인 역할을 한다. 즉 심신의 조화를 회복하려는 노력이 효소 보충을 통한 건강한 다이어트의 성공 열쇠이다.

체중 감소의 국제 권장 표준은 운동과 식이요법을 병행하여 건강한 상태를 유지하는 것이다. 대개 비만은 열량 섭취와 열량 소비의 에너지 대사 불균형에서 야기된다고 보며, 이는 비만환자의 환경적 요인에 따른 생활 습관에서 좌우된다.

스트레스성 폭식, 불규칙한 식사시간, 잦은 간식과 야식 등의 잘못된 식습관은 체내 효소를 급격히 소모시키므로 비만으로 가는 지름길이다. 여기에 운동마저 하지 않게 되면 근육조직의 감소로 기초대사량이 떨어지게 되고, 인슐린 분비가 지나치게 왕성해져 지방을 분해하는 효소의 분비를 막게 된다.

효소 시스템이 올바르게 운영될 때는 최대의 에너지 소비를 위해 단지 소량의 칼로리만 필요할 뿐이다. 즉 효소를 보호하기 위해 구성된 균형 잡힌 식단과 식물발효액, 비타민, 미네랄 등의 건강식품을 섭취할 경우 인체는 적은 양의 칼로리로도 활발한 신진대사를 유도하여 저비용 고효율적인 몸 상태를 유지할 수 있게 된다. 여기에 꾸준한 유산소운동과 정신 수양이 더해진다면 최적의 상태로 지속적인 다이어트가 가능하게 된다.

❑ 건강한 다이어트의 요건

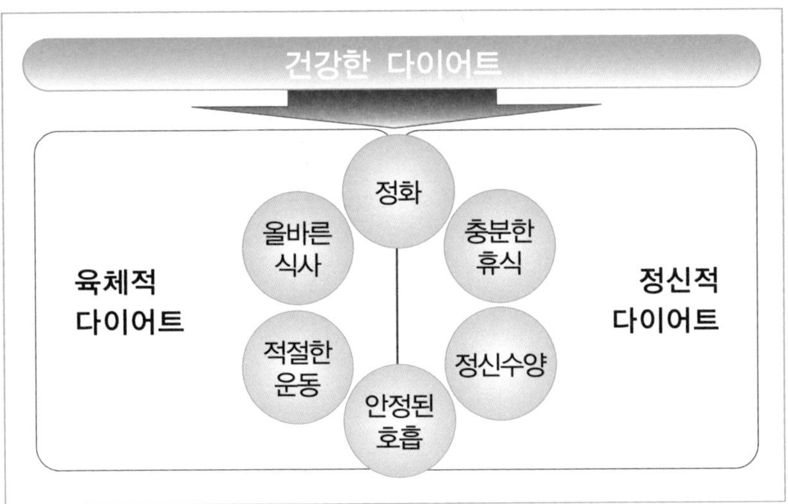

① 정화 : 효소단식을 비롯한 각종 해독요법으로 비만의 원인이 되는 노폐물 (독소) 제거

② 올바른 식사 : 미생물이 살아있는 효소식 섭취로 대사작용을 원활하게 하고 에너지 효율을 높임

③ 적절한 운동 : 적절한 운동(요가·수영·걷기 등)으로 지방 축적을 방지하고 건강 증진

④ 안정된 호흡 : 깊고 안정된 호흡으로 세포에 산소를 공급하여 영양소를 태움으로써 에너지를 발생하고 성서적인 안정을 꾀함

⑤ 정신 수양 : 정신 수양(요가·명상·기도 등)은 비만의 최대 원인인 스트레스를 조절함

⑥ 충분한 휴식 : 충분한 수면과 휴식으로 피로 누적을 막았을 때 신진대사는 원활해지고 인체기능은 제 역할을 다함

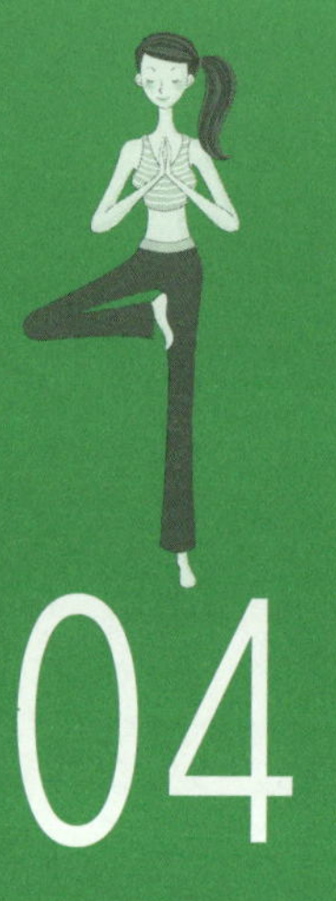

심신의 비만을 동시에 줄이는 종합적 다이어트

▶▶▶▶▶▶▶▶▶▶▶▶▶▶▶▶▶▶▶▶▶▶▶▶▶▶▶▶▶▶▶▶

종합적인 다이어트는 육체적·정서적·정신적·영적인 부분까지 우리가 먹을 수 있는 모든 것을 조절하는 것에서 시작한다. 육체적 다이어트를 위해 올바른 식습관과 몸의 독소를 배출시키는 정화법에 더하여 요가 등의 유산소운동이 필수적이다. 정서적 다이어트를 위해 호흡 수련과 기를 다스리는 수련들이 도움이 되며, 명상·기도·봉사 등은 마음의 노폐물을 다이어트 시킨다.

다이어트(diet)의 사전적 의미는 건강이나 미용을 위하여 음식의 양이나 종류를 제한하는 일, 즉 식이요법을 뜻한다. 앞서 언급했듯이, 먹는 것을 조절한다는 것은 단순히 입을 통한 음식물 섭취 조절만을 뜻하는 것은 아니다. 입으로 음식물을 섭취한다면, 코를 통해서 에너지와 기운을 섭취할 수 있으며, 그보다 훨씬 많은 것을 눈과 귀로 받아들이고 있다. 눈과 귀는 수많은 정보와 지식을 섭취하여 우리의 사고기관을 확장함으로써 지혜로운 다이어트를 가능하게 한다. 더욱이 우리의 몸은 공간을 먹고 산다. 인간은 공간을 점유하고 시간의 흐름에 따라 존재의 가치를 발현하기 때문에 공간을 '먹는' 방법은 매우 중요하다 할 수 있다.

 엔자임 다이어트 Enzyme Diet

질병은 이러한 것들을 잘못 섭취하여 심신이 조화를 잃었을 때 생기게 된다. 만약 자신이 좋아하는 것만을 먹어 '편식(偏食)' 하게 되면 육체는 영양의 불균형에 빠진다. 그리고 상한 음식이나 몸에 이롭지 못한 음식을 먹게 되면 질환에 걸리게 되고 만다.

따라서 종합적인 다이어트에서 첫째가 바로 입으로 들어가는 음식을 조절하는 데서 시작한다. 음식은 몸을 유지하는 가장 기본적인 에너지 공급 요소이기 때문이다.

다음은 인체 외부, 즉 골격과 근육을 조화로운 상태로 유지하기 위한 각종 운동법의 실천이다. 이 책에서는 엔자임 다이어트 완성에 도움을 주는 운동법으로 요가의 아사나(asana)를 제시하고 있는데, 그 외에 각종 도인체조나 유산소운동이 다이어트에 효과적이다.

특히 요가의 아사나 수련은 다양한 몸의 움직임과 자세로 공간을 먹는 방법을 가르친다. 만약 공간을 잘못 먹거나 항상 먹는 공간만 먹는 '편동(偏動)' 습관을 가지게 되면, 인체의 골격과 근육은 비뚤어지고 치우쳐져 이 역시 질환을 야기하거나 부위별 비만을 유발하는 원인이 된다.

아사나는 생활 환경과 직업에 따른 무의식적인 습관, 그릇된 자세 등에 의해 균형을 잃은 인체의 골격과 근육, 내장기관 등의 위치를 바로잡아주는 역할을 한다.

게란다상히타(Geranda-samhita)라는 요가의 경전에서는 아사나의 개수가 8400만 가지라 설한다. 이처럼 수많은 동작으로 구성된 아사나는 다각적인 동작으로 편동을 없애고 공간을 충분히 섭취할 수 있도록 하여 아름다운 몸매를 가능케 한다. 공간을 점유하고 사는 인간이기에 공간을 다양하고 충분하게 섭취할 수 있는 보조적인 운동법을 수행할 때 척추와 골반을 중심으로 균형 있는 몸 상태를 조성할 수 있게 된다.

종합적인 다이어트의 세 번째 과정은 에너지를 조절하고 보존하며 확충하는 법을 수행하여 균형 있는 에너지 섭취법을 가르치는 호흡 수련이다. 코는 우주의 기운이 인간의 기운과 조화를 이룰 수 있도록 하는 매개자의 역할을 한다.

에너지는 크게 플러스(+) 에너지와 마이너스(-) 에너지로 나뉘는데, 이를 불균형하게 섭취하여 '편식(偏食)'할 경우 육체적인 질환은 물론 정서적인 부분까지 악영향을 끼치게 된다.

예를 들어 음적(陰的)인 에너지를 더 많이 섭취할 경우에는 비활동적이고 고요하며 사색적인 성향이 강화되며, 양적(陽的)인 에너지를 더 많이 섭취할 경우에는 활동적이고 발랄하며 진취적인 성향을 가지게 된다.

호흡으로 살을 빼는 것이 가능한 이유는, 깊고 안정된 호흡에 의해 전달되는 산소가 지방을 태우는 데 효과적이기 때문이다. 특히 요가와 동아시아권의 수련법에서 제시하는 몇몇 호흡법들은 정서적인 불균형 상태를 조화롭게 유지시키고 그 순환을 원활하게 하여 몸 안의 탁한 기운을 배출시키는 역할을 한다.

마지막으로 인간은 수많은 정보와 지식을 눈과 귀를 통해서 섭취하게 된다. 눈과 귀로 들어오는 정보는 내부 심리기관에 전달되고, 이는 다시 육체의 말단 부위까지 영향을 주게 된다. 만약 눈과 귀로 어떤 정보를 잘못 전달받거나 바르지 못한 지식을 쌓게 되면, 그릇된 관념에 따른 오류를 범하거나 오해에 빠지게 된다.

또한 항상 비슷하거나 한정적인 분야에만 관심을 가져 정보와 지식을 '편식(偏識)'하게 될 경우에는 우물 안 개구리처럼 자기 관념 안에 갇히게 된다. 나아가 자기 생각에 머문 채 상대를 인정하지 않는 배타적인 성향을 조성하여, 자신의 행동을 객관적으로 검증하고 판단할 수 있는 힘을 상실할 우려가 있다.

눈과 귀는 머리에 각각 2개씩 붙어 있다. 가려서 보고 가려서 듣되 가급적이면 열린 눈과 열린 귀로 다양한 정보를 섭취할 수 있어야 한다. 다양한 정보와 지식은 다각적인 안목을 열어주며 다차원적으로 사고할 수 있는 힘을 심어주게 된다. 무엇보다 수용적이고 포용적인 넓고 열린 마음은 다이어트의 최대 적이라 할 수 있는 스트레스를 슬기롭게 조절할 수 있게 한다.

엔자임 다이어트에서 가장 중요한 부분 중 하나는 바로 음식을 섭취하는 방법인데, 긍정적인 마음 상태에서 음식을 섭취하는 것과 그렇지 않았을 때의 섭취는 육체에 미치는 영향이 판이하게 다르다. 사실 음식을 섭취하기 전에 먼저 긍정적인 마음을 섭취하는 것이 더욱 중요하다. 다이어트 중 가장 어려운 과정이 곧 마음의 각종 노폐물을 다이어트 시키는 일이다. 따라서 이 책에서는 다이어트를 위한 명상법 등을 따로 다루고 있다.

종합적인 다이어트는 육체적·정서적·정신적·영적인 부분까지 우리가 먹을 수 있는 모든 것을 조절하는 것에서 시작한다. 육체적 다이어트를 위해 올바른 식습관과 몸의 독소를 배출시키는 정화법에 더하여 요가 등의 유산소운동이 필수적이며, 정서적 다이어트를 위해 호흡 수련과 기를 다스리는 수련들이 도움이 된다.

　　정신적 다이어트는 마음을 다스릴 수 있는 각종 명상법들과 기도, 봉사 등이 포함된다 할 수 있다. 이 모든 것들을 조화롭고 균형 있게 받아들였을 때 다차원적인 우주를 닮아 탄생한 종합선물 세트인 인간이 보다 아름답고 가치 있는 삶을 영위할 수 있게 된다.

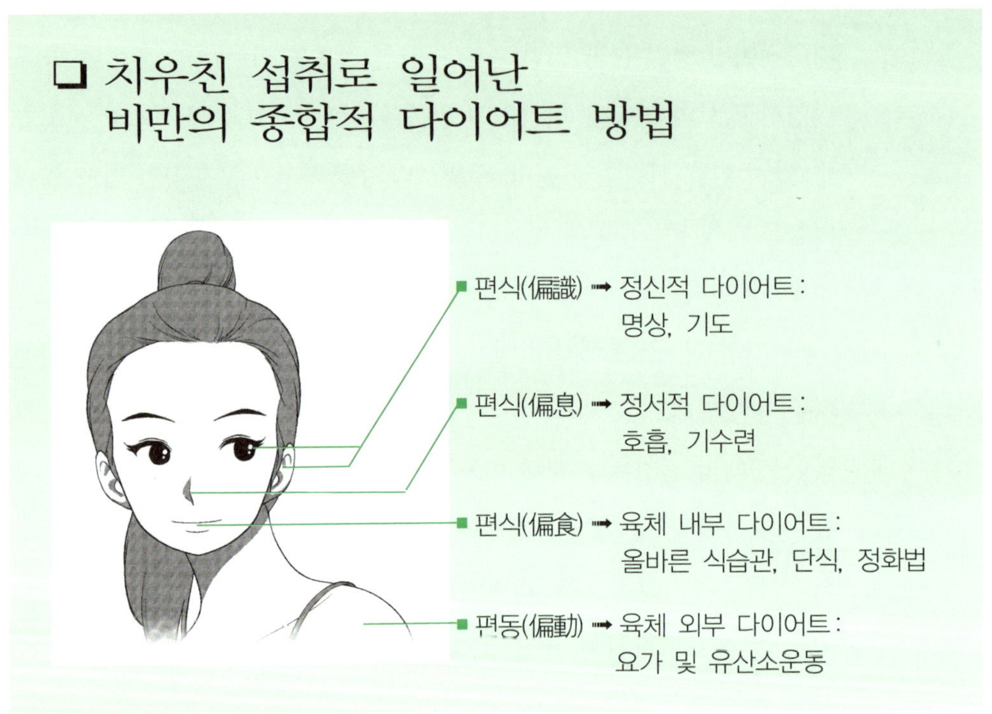

엔자임 다이어트 8단계

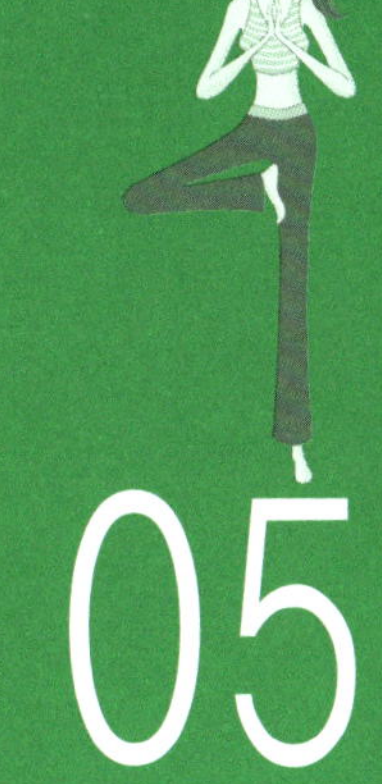

다이어트든 건강이든 긍정적인 변화를 위해서라면 육체, 기운, 감정, 마음, 음식, 습관, 사회, 환경 등을 다차원적으로 고려해야 한다. 이러한 것들은 삶 속에서 구조적·기능적·심리적·사회적으로 서로 복합적으로 맞물려 관계하고 있기 때문이다.

다이어트의 성공은 인체 어느 한 부위만 다스리는 방법으로는 쉽지 않다. 인간의 몸과 마음을 아우르는 존재의 영역 전체를 함께 고려했을 때 완전한 다이어트가 가능하다.

인간은 눈에 보이는 육체와 보이지 않는 마음, 육체 내·외부를 흐르는 기운으로 구성된 종합체이다. 또한 마음의 가장 깊은 곳에는 참 자아가 존재한다. 참 자아(순수영혼, 神性)를 중심으로 몸과 마음과 기운이 서로 조화를 이루었을 때를 건강한 상태라 한다.

인간 존재의 모든 영역은 서로 하나로 이어져 있기 때문에 완전한 다이어트를 하기 위해서는 어느 것 하나 간과해서는 안 된다. 앞서 인간의 육체적인 부분, 정신적인 부분, 육체와 마음 사이를 흐르고 있는 기(氣)에 대한 부분을 모두 다이어트 해야 함을 설명한 바 있지만, 특히 다이어트든 건강이든 긍정적인 변화를 위해서라면 육체, 기운, 감정, 마음, 음식, 습관, 사회, 환경 등을 다차원적으로 고려해야 한다. 이러한 것들은 삶 속에서 구조적·기능적·심리적·사회적으로 서로 복합적으로 맞물려 관계하고 있기 때문이다.

모든 생명체는 연결되어 있으며, 하나의 전체성이 큰 전체성과 조화를 이루어 가고 있다. 세포는 조직과 조직은 기관과 조화를 이루며, 신체는 마음과 마음은 근원의 자아와 모두 이어져 있다. 흔히 말하는 인간과 자연은 서로 연결되어 있으며 다르지 않다는 것, 이들은 모두 하나이며 하나에서 비롯되었음을 아는 것은 긍정적인 변화로 나아가기 위한 기본적인 토대라 할 수 있다.

다이어트가 되지 않는다, 다이어트를 시도하더라도 그 효과가 오래 가지 못한다는 것은, 그 노력이 인간의 전 영역 가운데서 몇 가지―이를테면 음식을 조절해보거나 몇몇 운동들을 시도한다거나 하는―정도에만 머무르기 때문이다.

육체를 건강하게 하는 다양한 방법들, 기운을 조화롭게 다스리는 다양한 방법들, 마음을 평화롭게 유지하는 다양한 방법들이 함께 행해져야 한다. 그렇다고 우리가 할 일이 갑작스레 많아지는 것은 아니다. 왜냐하면 현재의 삶 속에서 이미 행하고 있는 것들을 차근차근 점검하는 과정에서 자연스럽게 수정할 수 있기 때문이다.

현재의 모습이 죽지 않으면 새롭게 탄생하지 못한다. 한 톨의 씨앗이 땅에 떨어져 싹을 틔우고, 성장해서 꽃을 피우고 열매를 맺기 위해서는 일단 씨앗이 썩어 없어지고 배아에서 새 생명이 탄생해야만 한다. 우리의 몸과 마음이 변화할 수 있는 일정 시간 동안 이제부터 전하는 다이어트 수련 방법들을 통합적으로 행한다면 더 이상 건강한 다이어트의 성공을 남의 이야기만으로 부러워하지 않아도 된다.

인간은 보통 몸과 기운과 마음의 세 가지 영역으로 구분된다. 그리고 몸과 마음 사이에서 자아가 기운을 매개로 의지를 가지고 이들을 조절한다. 인간 존재의 각각의 영역을 다스리는 구체적인 방법을 여기에서는 8단계로 나누어 보았다.

인간이 현재의 상태를 넘어서 변화된 모습으로 성장하고 발전하기 위해서는 다음의 8단계 방법들을 병행하는 것이 보다 효과적이다.

단 계	주 제	수 련 방 법	나무에 비유	인 간 구 조	
1단계	목표 설정	다이어트 일정 계획 다이어트 의지 굳히기	뿌리	정신(의지)	자아
2단계	육체 내부 정화	효소단식, 해독요법	수액	소화기, 순환기	육체
3단계	육체 생장	식이요법(효소식)	줄기	세포조직	육체
4단계	육체 외부 정화	요가, 운동법	가지	근육, 뼈	
5단계	기운 정화	호흡법, 기수련	잎	호흡기, 순환기	기운
6단계	감정 정화	심상화, 요가니드라, 만트라, 최면 등	껍질	감성	마음
7단계	마음 정화	기도, 명상 등	꽃	이성	
8단계	참 자아 도달	명상, 기도, 봉사, 자연과 교감 등	열매	신성	참 자아

표에 제시된 각각의 단계별 방법은 인간 구조의 모든 영역과 연결된 방법들이다. 단계별로 인간의 육체와 마음, 기운과 자아(정신)를 다스리는 주제와 방법들을 제시하였으며, 이들이 인간 존재의 어느 부분에 해당하는지를 나무에 비유하여 알아보기 쉽게 설명하였다.

■ 1단계 : 목표 설정

다이어트를 하기 위해서는 먼저 다이어트에 대한 의지를 확고히 하는 데서 시작한다. 자신의 몸과 마음의 현재 상태를 점검해보고 자신에게 맞는 다이어트 일정 계획을 세운다.

한 그루의 나무가 성장해서 열매를 맺으려면 그 뿌리가 굳건히 땅에 박혀 있어야 흔들림이 없는 것처럼, 확고한 다이어트에 대한 의지는 다이어트의 성공을 위한 전제조건이 된다.

■ 2단계 : 육체 내부 정화

우리가 음식을 먹으면 소화기에서 흡수와 배설을 행하고 순환기를 거쳐 몸 곳곳에 양분을 옮기고 저장한다. 영양분이 인체에 전달되어 에너지로 사용되기 위해서는 그 통로가 잘 정비되어 있어야 한나. 특히 혈액의 흐름, 림프의 흐름, 체액의 흐름, 산소의 흐름, 기의 흐름이 원활하면 적은 양의 음식물로도 높은 에너지를 쓸 수 있게 된다. 이를 나무에 비유하면 흐르는 수액에 해당한다.

영양분을 나무 전체에 전달하는 수액의 흐름이 좋아야 튼튼한 나무가 되는 것처럼 건강한 사람은 순환이 잘된다. 흐름을 좋게 하여 순환이 잘되려면 몸의 독소를 정화시켜야 한다. 육체를 정화하는 가장 탁월한 방법은 단식법이다. 특히 효소단식은 인체의 독소와 노폐물들을 쉽고 효과적으로 배출시킨다.

■ 3단계 : 육체 생장

음식을 섭취함으로써 세포와 조직 등의 신체를 구성·유지하게 되며, 섭취된 영양분은 체내 효소에 의해 대사되어 세포에서 에너지를 발생시킨다. 따라서 양질의 영양분을 섭취하기 위해 우리는 다양한 음식들을 섭취한다. 하지만 우리의 몸을 유지하는 것은 음식물을 섭취하는 행위에 있는 것이 아니라 섭취한 음식물을 얼마나 잘 흡수하느냐에 달려 있다. 이를 가능케 하는 것이 효소이다.

따라서 좋은 음식은 효소가 살아있는 음식이다. 나무가 튼튼한 줄기를 만들어 생장하려면 대지에서 물과 양분을 흡수하고, 대기 중의 이산화탄소를 받아들여 햇빛에 의해 산소를 배출하는 광합성작용을 통해서이다. 나무의 생장에 핵심적인 역할을 하는 것이 빛이 듯 인체의 생명활동에는 효소가 그 역할을 담당한다. 효소가 풍부한 음식은 생명이 살아있는 음식이며, 이들을 섭취함으로써 생명활동은 더욱 원활해진다.

■ 4단계 : 육체 외부 정화

골격이 바르게 세워져 있고, 여기에 근육이 잘 발달해 있어야 에너지를 효율적으로 사용할 수 있게 된다. 아무리 잘 먹더라도 잘못된 행동습관을 가지고 운동을 하지 않는다면 체형이 틀어지게 되고 몸이 약해지는 것은 당연한 결과이다. 나무의 줄기에서 가지가 잘 뻗어져 나왔을 때 그 가지에 잎과 풍성한 열매가 달리는 것처럼, 올바른 운동은 생명활동을 더 활발하게 촉진시킨다.

다양한 운동법들이 있지만, 이 책에서는 요가를 중심으로 다루었다. 다이어트에 효과적인 운동은 유산소운동으로, 대표적인 유산소운동 중의 하나인 요가는 온 몸을 다양하게 움직여 신체에 조화와 균형을 찾아주기 때문이다.

■ 5단계 : 기운 정화

기(氣)는 육체와 마음을 이어주는 사다리에 해당되며 이들 각각에 영향을 준다. 흔히 기가 막히거나 기가 빠지면 건강하지 못하고, 기가 통하고 기의 나눔이 잘되면 몸도 건강하고 기분이 좋다고 말한다. 기를 다스리는 방법으로 복식호흡을 비롯한 호흡법들과 기 수련이 해당된다.

특히 기 수련과 호흡이 깊어지면 영체(靈體)의 심연에 다다를 수 있게 되며, 이윽고 몸과 마음이 조화를 이룬다. 나무에서는 잎에서 산소와 이산화탄소의 교환작용인 광합성작용을 함으로써 실질적인 생명을 주관한다. 역시 우리의 인체에서도 호흡기를 강화하여 산소의 흡입과 이산화탄소의 배출을 원활하게 하는 호흡법들과 기를 다스리는 수련이 기운을 조화롭게 운행하게 하는 방법이 된다.

■ 6단계 : 감정 정화

우리는 눈·귀·코·입·피부의 감각기관으로 갖가지 정보들을 보고,

듣고, 맡고, 맛보고, 만지는 등 5가지의 감각을 얻게 된다. 그리고 감각기관으로부터 마음으로 정보가 전달되는 과정에서 감정이 일어난다. 따라서 감정이 조절되지 않으면 정보를 있는 그대로 판단하기 어렵게 되어 정서적인 부분뿐만 아니라 육체적으로도 혼란이 야기된다.

기쁨·성냄·걱정·슬픔·놀람 등의 다양한 감정은 신경을 통해 바로 인체에 영향을 미치는데, 이들을 다스리는 것이 정신적 다이어트의 기초라 할 수 있다. 마음으로 좋지 않은 감정을 지어내게 되면 왜곡된 정보에 의해 신경은 교란되고 육체는 비대해진다.

나무에서는 외부와 내부를 연결하는 껍질이 여기에 해당된다. 나무의 속을 감싸고 있는 껍질이 튼튼해야 해충이나 외기로부터 나무를 보호할 수 있게 된다. 마찬가지로 마음이 평화롭고 영혼이 맑으려면 감정을 원만히 조절하고 그 흐름을 타야 한다. 이는 우리의 잠재의식에 내재해 있는 갖가지 심리적 독소들을 찾아내서 태우는 데서 가능하다.

감정을 다스리고 내면을 충실하게 유지하는 방법으로 이미지 트레이닝이나 심상화, 최면, 요가니드라, 만트라[呪] 등이 좋다. 이들은 자기가 원하는 목표를 미리 그려볼 수 있게 하며, 부정적인 요소를 태우고 긍정적인 요소를 잠재의식에 각인시킬 수 있게 한다. 감정을 다스리는 꾸준한 수련은 잠재의식 속에 사신이 추구하고자 하는 목표나 이상들을 가득 채우게 함으로써 이상을 현실화하는 굳건한 바탕으로 작용한다.

■ 7단계 : 마음 정화

외부의 정보가 감정을 거쳐 마음에 다다르면 우리는 이성적으로 선택하고 판단하게 된다. 하지만 자아의 힘인 정신력과 의지가 약해 마음이 맑지 못하고 복잡하다면 매순간 올바른 선택과 판단을 하는 것이 어렵게 된다. 마음을 다스리는 방법은 헤아릴 수도 없이 많지만 명상과 기도가 좋다.

끊임없는 자기 성찰과 반성은 마음을 정화시켜 정신적인 다이어트를 완성시켜준다. 즉 나무에서 꽃이 피어나는 것이다.

인체에서의 꽃은 머리에 있다. 요가의 차크라(chakra)에서는 뇌에서 수천 송이의 꽃을 피우고자 한다. 마음이 정화되고 비워지면 인간의 잠재능력을 최대한 끌어올려 이를 발현시킬 수 있는 것이다.

■ 8단계 : 참 자아에 도달

인간의 가장 깊은 곳에는 신성(神性)이 내재해 있으며 누구에게나 신성이 있다. 1단계에서 7단계까지 체계적으로 닦아나간다면 8단계는 절로 일어난다. 즉 육체·기운·마음에 있는 독소들이 모두 다이어트가 되어 비워져 있는 상태, 그 자리에서 신성은 깨어나게 된다.

수많은 수행법과 종교에서 그 곳에 다다르기 위해 노력해 왔으며, 이를 위해 기도와 명상, 자연과의 교감 등으로 자신을 다스리고 인류에 대한 봉사로써 자신들의 사회적인 의무를 게을리 하지 않았다.

이러한 방법들은 교회나 성당, 절, 산에서 수행하는 사람들의 전유물이 아니다. 모두가 우리의 다이어트를 도와주는 가장 탁월한 방법들이다. 이들을 종합적으로 체득(體得)했을 때 우리는 비로소 다이어트의 향기로운 열매를 즐겁게 맛볼 수 있게 된다.

본문에서는 8단계의 내용 중에서 1~4단계의 내용을 주로 다루었으며, 기운과 마음을 다이어트 하는 부분은 필수과정이지만 간략히 소개했다. 하지만 생명활동을 촉진시켜주는 효소는 이 모든 단계에 실질적인 영향을 준다. 각각의 단계는 따로 떨어진 개별적인 내용들이 아니라 서로 연관되어 있다. 다만 그 기초가 몸에 있으므로 효소를 이용하여 육체를 정화시키는 방법에 포인트를 두었다.

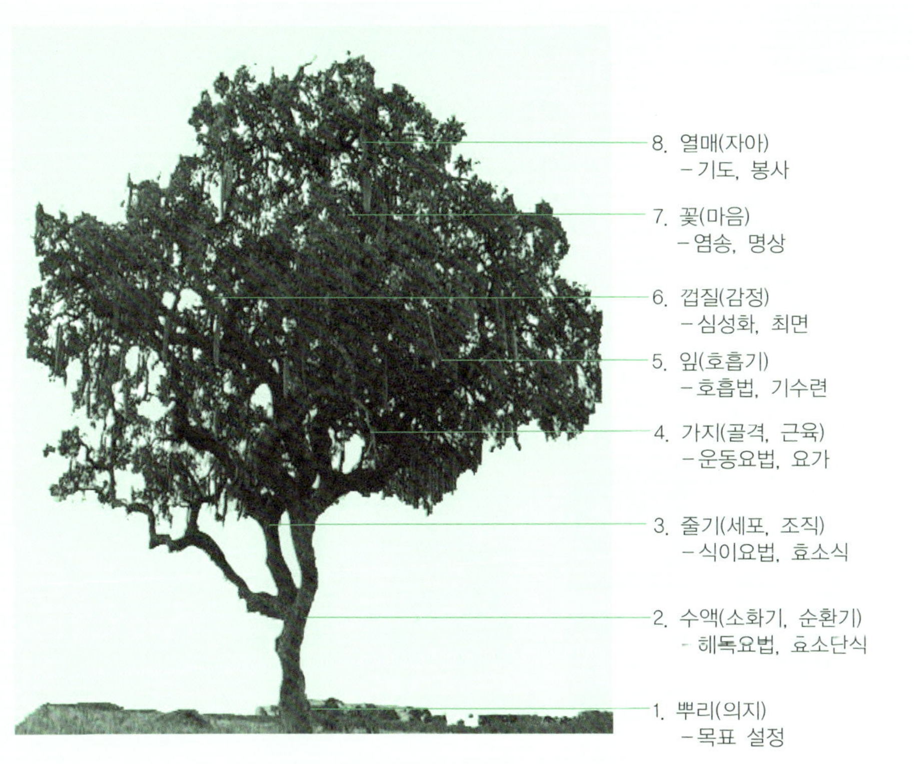

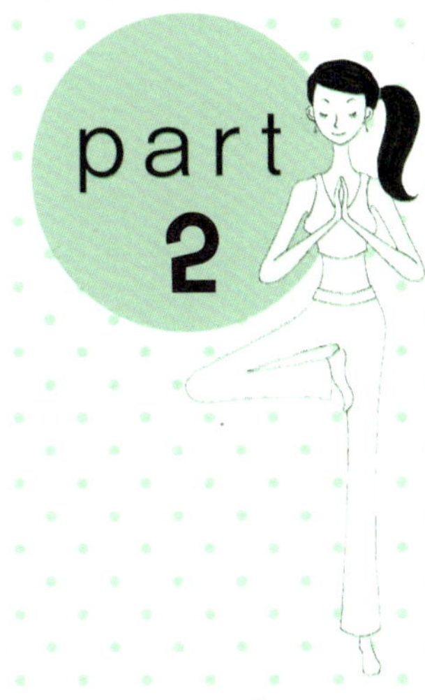

part **2**

효소를 알면 다이어트가 보인다

06

인체를 움직이는 생명력, 효소

▶▶▶▶▶▶▶▶▶▶▶▶▶▶▶▶▶▶▶▶▶▶▶▶▶▶▶▶▶▶

효소는 단백질, 탄수화물, 지방으로부터 신체를 형성하는 일꾼으로 비유된다. 신체가 그 구성 물질이 되는 원료를 가지고 있을지는 모르지만, 일꾼(효소) 없이는 아무것도 할 수 없다. 즉 효소는 생명의 창조에서부터 유지, 소멸에 이르기까지 전 과정의 생명현상을 지배하는 필수적인 물질이다.

얼마 전까지만 해도 '효소'라는 말을 들었을 때는 유기농법으로 농사를 지을 때 사용하는 영양제나 세탁할 때 쓰는 합성세제, 또는 다이어트를 보조하는 식물발효액 정도로 한정하여 이해하는 사람들이 많았다.

실제로 효소는 찌든 때(인체의 단백질, 탄수화물, 지방 등이 녹아 붙어있는 물질들)를 분해하는 기능이 있어 합성세제 안에 첨가하여 사용한다. 세제 안의 흰색가루 외에 빨강색이나 파란색 알갱이가 그것이다.

또한 효소는 친환경적인 유기농법을 실천하는 농업인들에게 최고의 자연 해충 퇴치제이자 천연비료로 이용되고 있다. 그러다 이를 사람이 먹을 수 있을까 하여 몸에 좋은 식물을 발효·숙성시킨 제품들이 식물발효액이라는 이름으로 등장하게 되었고, 이를 이용해 단식을 하거나 건강식으로 섭취했을 때 상당한 효과를 보는 사람들이 늘어나면서 널리 알려지게 되었다. 최근에는 다양한 건강 서적 등에서 효소의 효능을 소개하여 보다 폭넓은 이해를 할 수 있게 되었다.

효소가 비료로 쓰이든 합성세제로 쓰이든 건강기능식품으로 쓰이든 기여하는 역할은 매우 다양하다.

그렇다면 효소란 무엇일까? 한 마디로 말해 효소는 인체 내에서 일어나는 모든 화학반응의 촉매역할을 하는 복합단백질이다. 효소요법을 개척한 미국의 에드워드 하웰 박사는 "효소는 생명을 가능케 하는 물질이며, 효소 없이는 어떤 무기물이나 비타민, 호르몬도 그 역할을 할 수 없다"고 선언한 바 있다.

효소는 단백질, 탄수화물, 지방으로부터 신체를 형성하는 일꾼으로 비유된다. 신체가 그 구성 물질이 되는 원료를 가지고 있을지는 모르지만, 일꾼(효소) 없이는 아무것도 할 수 없다. 즉 효소는 생명의 창조에서부터 유지, 소멸에 이르기까지 전 과정의 생명현상을 지배하는 필수적인 물질이다.

예를 들어 아궁이에 불을 지펴 가마솥의 물을 끓인다면, 장작을 태워 물을 끓이는 원동력이 바로 효소라 할 수 있다. 불을 지필 수 있는 장작에 해당되는 것이 음식이며, 음식에서 나오는 탄수화물·단백질·지방·비타민·무기물 등의 영양소가 완전 연소되어 에너지를 생산할 수 있도록 돕는 것이 효소이다. 만약 불길이 약하면 장작이 불완전 연소가 되어 완전한 재가 되지 못하고 찌꺼기와 그을음이 남는 것처럼, 효소의 작용이 원활하지 못하다면 음식물이 제대로 소화·흡수되지 못하고 노폐물과 독소만을 뿜어낸다.

어떤 물질이 완전하게 태워지지 못하면 독성이 생기듯이 영양소(탄수화물·단백질·지방)의 경우도 세포에서 완전하게 연소되지 못하면 독소가 발생하여 몸 구석구석의 세포조직에 쌓이고, 각 신체기관의 기능이 약화되면서 건강을 잃게 된다. 즉 효소는 여러 가지 생명활동에 사용되는데, 그 중에 가장 많이 쓰이는 것이 인체 내의 독소와 노폐물을 배출시키는 작용이다.

생명활동은 물질대사에 의해 이루어진다. 대사작용은 음식물을 소화하고 흡수하는 작용인 동화(同化)와 에너지를 소비하고 노폐물을 배설시키는 이화(異化)의 연속 작업에 의해 이루어지며, 그 촉매작용을 효소가 담당하고 있다.

이처럼 효소는 인체 내에서 이루어지는 모든 활동에 관여한다. 그래서 하웰 박사는 "효소는 모든 생명체의 활동을 관할하는 제일 중요한 활성 단백질로 그것을 우리는 에너지, 생명력, 신경에너지, 힘이라고 부르지만 모두 효소활성과 동의어이다"라고 말한다.

우리가 말하고, 움직이고, 생각하고, 호흡하는 등 모든 활동의 원동력은 곧 끊임없이 살아 움직이는 효소작용 때문이다. 문제는 육체의 생명을 유지하기 위해 매일 많은 양의 효소를 소비하고 있다는 점이다.

건강을 유지하기 위해서라면 소모된 효소를 체외로부터 보충해주어 체내 효소량을 일정하게 유지하는 것이 관건이다. 특히 우리 몸이 스스로 만들어낼 수 있는 효소의 양은 정해져 있다. 만약 체내의 효소가 모두

　엔자임 다이어트 Enzyme Diet

소모된다면 인간의 생명력도 더 이상 유지될 수 없다고 보는 것이다.

이 책에서는 건강과 다이어트를 위한 첫째 조건으로 효소가 살아있는 먹을거리를 섭취할 것을 권장한다. 미생물이 살아있는 생식의 섭취가 그것이다. 생야채나 과일, 발효식품, 효소 자체와 효소가 풍부한 생효모를 섭취하여 소비된 효소를 보충하고 몸 안의 독소를 제거하는 것이 건강한 다이어트의 지름길이다.

✱ 효소의 형태

효소는 색상이 없고 투명하며 수정처럼 4각형, 5각형 또는 원 모양을 하고 있다. 일반적인 효소의 크기는 5∼20나노미터(1nm=100만 분의 1mm)로 전자 현미경으로 보아야만 관찰할 수 있는 극히 미세한 물질이다.

✱ 효소(enzyme)와 효모(yeast)

효소는 영어로 엔자임(enzyme=in+yeast)이다. 엔자임은 1872년 독일의 퀴네 교수가 제창한 개념으로, 그리스 어로 '효모 속에 있는 것'이라는 뜻이다. 효모(yeast)는 빵이나 술 등을 만드는 데 사용되는 미생물로, 여러 종류의 당류를 발효해서 에탄올과 이산화탄소를 생산하는 단세포 생물이다. 효모를 처음으로 관찰한 것은 현미경의 발명자 레벤후크이며, 1680년 맥주효모를 발견하였다. 그러나 효모 발효의 생물학적 의의가 알려진 것은 1861년 파스퇴르에 의해서이다. 그는 포도주 발효가 효모에 의해 일어난다는 것을 처음으로 밝혔으며, "발효에는 살아있는 효모가 필요하고, 발효현상과 생명은 불가분의 관계다"라는 사실을 증명하였다. 효모는 꽃의 꿀샘이나 과실의 표면과 같은 당의 농도가 높은 곳에 많이 생육하고 있으며, 효모 안에는 각종 효소가 함유되어 영양학적으로 우수한 식품이 될 수 있다.

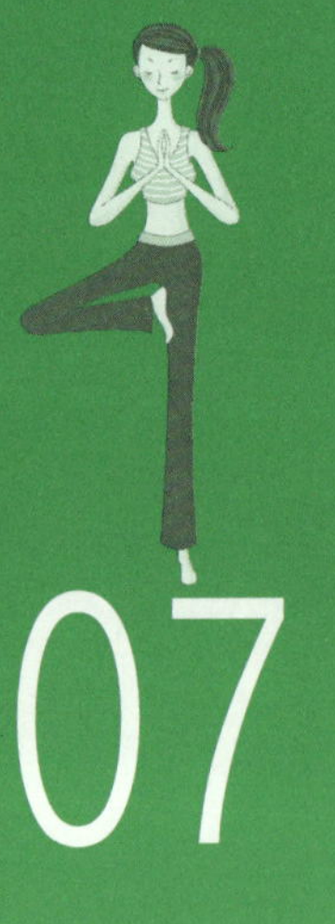

07

체내의 잠재효소와
체외의 식품효소

▶▶▶▶▶▶▶▶▶▶▶▶▶▶▶▶▶▶▶▶▶▶▶▶▶▶▶▶▶▶▶

체내효소 즉 잠재효소는 다시 음식물의 소화에 쓰이는 '소화효소'와 기관과 조직 등에 흡수된 영양소를 사용하여 다양한 생명활동을 유지하도록 돕는 '대사효소'로 나뉜다. 하웰 박사는 인체 내에 있는 효소인 소화효소와 대사효소를 통틀어 잠재효소라 일컬었으며, 인체 외부에서 음식으로 공급받는 효소를 '식품효소'라 지칭했다.

효소는 음식물을 몸 안에서 각 조직이 필요로 하는 영양소로 흡수하게 하고, 노폐물은 몸 밖으로 내보내는 등 모든 소화과정을 조절한다. 우리 몸은 섭취한 음식의 종류에 따라 선택적으로 효소를 분비하여 대사작용을 수행한다. 이처럼 우리 몸 안에서 분비되는 효소를 '잠재(潛在)효소'라고 부른다.

체내효소 즉 잠재효소는 다시 음식물의 소화에 쓰이는 '소화효소'와 기관과 조직 등에 흡수된 영양소를 사용하여 다양한 생명활동을 유지하도록 돕는 '대사효소'로 나뉜다.

하웰 박사는 인체 내에 있는 효소인 소화효소와 대사효소를 통틀어

❑ 효소의 종류

1. 잠재효소(체내효소)
    * 소화효소 : 섭취한 음식물을 소화시키는 데 작용하는 효소
    * 대사효소 : 소화를 제외한 나머지 모든 신체 생명활동을 담당하는 효소

2. 식품효소(체외효소)
    * 동물이나 주로 식물을 통해서 공급되며, 익히지 않은 생식에 함유됨

잠재효소라 일컬었으며, 인체 외부에서 음식으로 공급받는 효소를 '식품효소'라 지칭했다.

잠재효소는 우리 인체 내의 모든 조직과 세포에 의해 생산되지만, 매 식사 때마다 물질대사를 돕고, 땀과 오줌, 대변으로 배출된다. 때문에 외부에서 별도로 효소를 공급받지 못할 경우에는 잠재효소가 제대로 작용하지 않게 되어 질병을 야기할 수 있다. 소화효소와 대사효소는 끊임없이 만들어지는 것 같지만 인체 내에 있는 효소의 양에는 한계가 있기 때문이다.

특히 현대의 조리법은 음식 재료에 포함되어 있는 대부분의 효소를 파괴해버리는 화식에 길들여져 있다. 화식은 음식의 맛을 높여 혀를 즐겁게 하지만, 대신 음식물 자체에 함유된 효소가 제거되므로 이를 소화시키기 위해 인체 자체의 소화효소에만 의존하게 되는 결과를 낳는다.

소화효소의 과잉 사용은 위급 시에 생명활동을 유지하는 데 필요한

효소를 부족하게 만든다. 잠재효소는 일생 동안 정해진 양의 제조 능력만을 갖추기 때문에 계속해서 소화효소를 사용할 경우에는 소화력을 약화시키고 독소를 원활하게 배출시키지 못함으로써 질병에 대한 내성이 약화되고 만다. 따라서 식물효소를 이용하여 잠재효소의 감소를 막는 것은 건강을 위한 전제조건이라 할 수 있다.

외부의 식물효소가 체내에서 일정량의 일을 담당하게 되면 잠재효소가 담당할 일이 줄어들게 되고, 결과적으로 조직 내부의 잠재효소는 보존된다.

노화가 진행되는 과정에서 체세포와 체액의 효소는 점차 감소하게 되는데, 외부에서 효소가 살아있는 생식이나 발효식품을 공급하게 되면, 입과 위장에서의 충분한 소화과정을 통해 십이지장과 췌장에서 분비되는 소화효소의 양을 현저하게 절약할 수 있고, 그에 따라 생명 유지에 꼭 필요한 대사효소도 충분히 만들 수 있는 여유가 생기게 된다.

또한 조직 내 잠재효소를 보존하게 되면 인체는 독소를 분해하는 데 그다지 어려움을 겪지 않는다. 때문에 독소와 각종 노폐물의 영향으로부터 벗어나게 되므로, 노폐물 축적에서 비롯된 비만에서 자유로울 수 있는 것이다.

건강한 다이어트의 열쇠는 효소의 양에서 결정된다

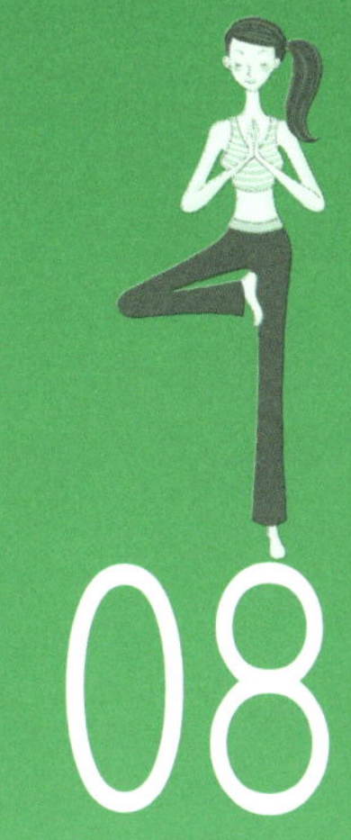

우리의 식생활은 각종 식품첨가물로 절여진 가공식품이나 정제된 당 함량 식품, 화학적 제조공법에 의해 합성된 인스턴트식품 등으로 꾸며져 있다. 이는 직·간접으로 체내의 효소를 감소시키고 소화력을 떨어뜨린다. 효소가 없는 식품의 섭취도 문제이지만 음식을 섭취하는 방법도 중요하다.

동물이든 식물이든 모든 생명이 그 생명력을 유지하기 위해서 효소는 항상 필요하다. 한 톨의 씨앗이 햇볕을 받아 적당량의 수분과 영양분을 가지고 싹을 틔울 때에도 효소는 작용하고 있다. 인간의 생명활동도 효소의 수많은 작용에 의해 좌우됨을 앞서 살펴보았다.

음식물을 체내에서 소화시키고 흡수하여 저장하고 노폐물을 배설시키는 모든 소화과정과 그 과정에서 배출되는 독소를 해독하는 일, 세포를 재생하는 모든 신진대사활동도 효소의 작용이다. 체내의 효소의 양과 그 활성화 정도는 생명활동의 활성화 정도와 비례한다.

현대의 영양학은 효소의 이러한 점에 주목하여 인체 건강에 있어서 효소식품의 역할을 중요시하기 시작했다. 기존의 영양학이 우유나 달걀, 육류 등의 동물성 단백질 식품 섭취를 필수적으로 여겼다면, 이제는 각각의 식품들이 가지는 효소활성 기능이 어느 정도인지가 더욱 중요하게 된 것이다. 만약 이러한 식품들에 효소의 활성도가 낮다거나 효소가 결핍되어 있다면, 오히려 체내에서 독소를 배출하는 요인으로 작용할 가능성이 크기 때문이다.

예를 들어 서양에서는 이미 폐기된 내용이지만 우리나라에서는 여전히 완전식품이라 불리는 우유도 산지에서 건강한 소로부터 신선한 상태로 직접 짜먹지 않는다면, 가공 및 유통과정에서 효소가 거의 사라지기 때문에 오히려 우리 몸에 좋은 영향을 미치지 않는다는 연구 결과가 속속 보고되고 있다.

하지만 여전히 우리의 식생활은 각종 식품첨가물로 절여진 가공식품이나 정제된 당 함량 식품, 화학적 제조공법에 의해 합성된 인스턴트식품 등으로 꾸며져 있다. 이는 직·간접으로 체내의 효소를 감소시키고 소화력을 떨어뜨린다. 효소가 없는 식품의 섭취도 문제이지만 음식을 섭취하는 방법도 중요하다.

음식을 수시로 섭취하거나 간식을 자주 먹게 되는 경우에도 소화효소의 낭비를 부추긴다. 이러한 식생활은 소화효소를 분비하는 체내기관들에 대해 과도한 효소의 생성을 강요하게 된다. 소화기관에서 만들어지는 효소의 양은 한정적인데, 위와 같이 음식으로부터 섭취될 수 있는 효소는 거의 전무하므로 소화기에 무리가 따를 수밖에 없다.

장기간에 걸친 소화기관의 혹사는 기능 이상뿐만 아니라 기질장애에까지 이르게 한다. 따라서 노화가 진행될수록 잠재된 효소의 저장량은 점점 고갈되는데, 이는 인체가 생성해낼 수 있는 효소에는 한계가 있다는 가설에서 비롯된다. 인체에는 효소은행의 잔고가 있으며, 소화효소의 과도한 소모로 한정된 효소 잔고가 줄어들게 할 수 있다.

그 결과 소화에 문제가 생기고 독이 생기며 만병의 원인으로 작용하게 된다. 따라서 같은 식사를 하더라도 효소 잔고가 얼마 남지 않은 노인들은 젊은이에 비해 소화와 흡수에 있어 많은 장애를 겪게 된다. 효소의 활성이 일어나지 않아 효소를 더 이상 생산할 수 없는 시점에 이르면 생명이 끝난다.

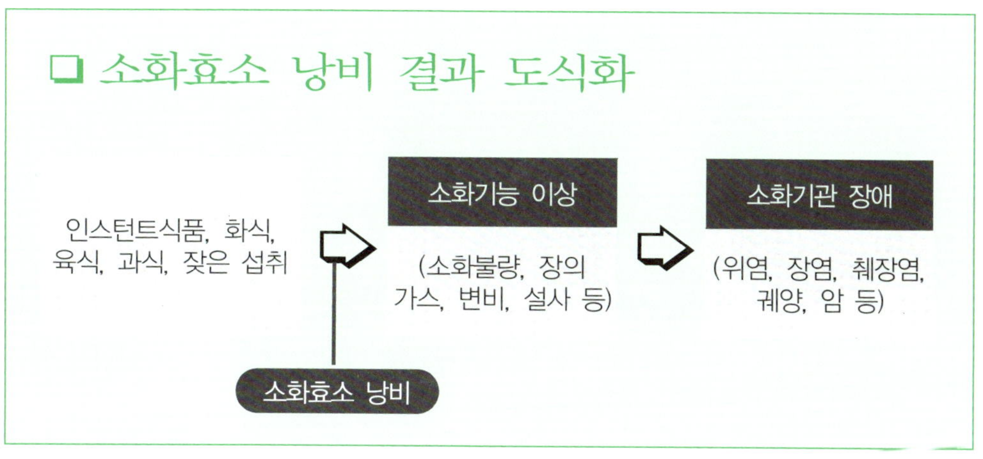

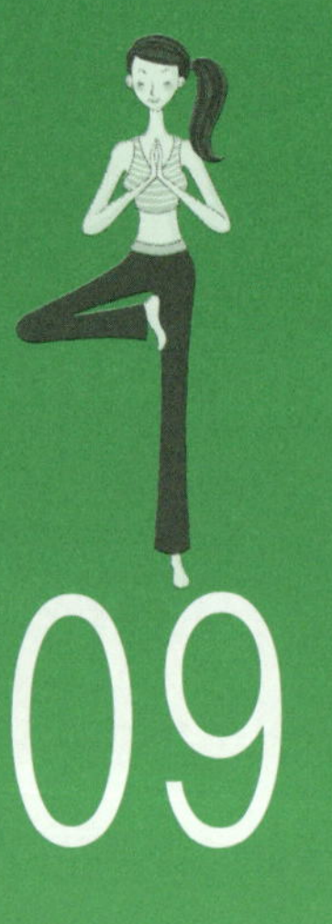

먹을거리 + 효소 =
몸 + 에너지

다음의 대표적인 일곱 가지 분류는 먹을거리를 소화시키는 효소들의 작용이다. 녹말을 분해하는 아밀라아제, 섬유소를 분해하는 셀룰라아제, 유제품을 분해하는 락타아제, 지방을 분해하는 리파아제, 곡물을 분해하는 말타아제, 단백질을 분해하는 프로테아제, 당을 분해하는 수크라아제. 이들 효소에 의해 분해된 영양분은 몸에 흡수되어 에너지를 발생한다.

신기하게도 우리가 먹는 음식은 하루가 되지 않아 몸에 흡수되어 에너지를 내고, 나머지는 말끔하게 반죽이 되어 밖으로 빠져나온다. 모든 생명현상은 자체의 화학적인 작용으로 원래의 모습이 변화되면서 에너지를 만들어낸다.

인체에서 일어나는 모든 화학반응은 생체 안에 3000종 이상 존재하는 효소 없이는 일어날 수가 없다. 만약 몸 안에 효소가 없다면 밥 한 끼를 소화하는데 몇 십 년이 걸릴지도 모른다. 효소의 작용으로 불과 한두 시간 안에 탄수화물과 단백질이 포도당과 아미노산으로 분해되어 몸에 흡수되고 힘을 얻게 된다.

인체는 숨을 쉬기 위한 호흡기관, 음식을 먹고 소화시키고 찌꺼기를 배설하는 소화기관, 생성된 영양소를 전신에 공급하는 순환기관, 종족을 보존하기 위한 생식기관, 생각하고 사유하기 위한 두뇌기관, 몸 전체를 지탱해주기 위한 골격기관의 6개 기관으로 이루어져 있다.

그 중에서 소화기관은 음식물을 섭취하고 소화시켜 영양분을 흡수하여 에너지를 생성해냄으로써 우리 몸을 유지하도록 한다. 또한 소화의 과정에서 만들어지는 여러 가지 노폐물을 몸 밖으로 내보내는 일련의 전 공정기관을 소화기관이라 할 수 있다.

즉 입에서 출발하여 혀➡ 목구멍➡ 식도➡ 분문➡ 위➡ 유문➡ 십이지장➡ 공장➡ 회장➡ 맹장➡ 상행결장➡ 횡행결장➡ 하행결장➡ S상결장➡ 직장➡ 항문에까지 이르는 전 과정과, 십이지장으로 연결되는 담관을 통해 들어오는 담즙과 췌장효소를 보내주는 기관까지의 전부가 소화기관에 해당된다.

인체 내에서 그리고 소화를 시키는 과정에서 효소는 모든 화학적인 활동이나 반응을 수행하는 다양한 단백질 분자로 알려져 있다. 그 중에 소화효소는 침샘, 위, 십이지장, 췌장, 소장에서 만들어진다. 이들은 영양소를 소화할 뿐 아니라 흡수·수송·대사와 배설에 이르는 일련의 소화과정을 담당한다.

다음의 대표적인 일곱 가지 분류는 먹을거리를 소화시키는 효소들의 작용이다.

① 녹말을 분해하는 아밀라아제(Amylase)

② 섬유소를 분해하는 셀룰라아제(Cellulase)

③ 유제품을 분해하는 락타아제(Lactase)

④ 지방을 분해하는 리파아제(Lipase)

⑤ 곡물을 분해하는 말타아제(Maltase)

⑥ 단백질을 분해하는 프로테아제(Protease)

⑦ 당을 분해하는 수크라아제(Sucrase)

□ 인체의 소화구조

　음식을 먹을 때 입에서는 으깨는 행위를 하게 된다. 수없이 씹는 작용은 소화액에 접할 음식의 표면적을 넓게 하므로 씹는 시간이 길어질수록 음식과 효소의 접촉시간이 길어져 소화가 더 잘된다. 이때 입 안에서는 침이 분비되는데, 침에는 아밀라아제라는 소화효소가 들어 있다. 이 아밀라아제는 녹말을 엿당으로 분해하여 소화시킨다.

　다음으로 음식은 식도를 통과하여 위에 도착하게 된다. 위에서는 위액이 분비되는데, 위액에는 펩신과 염산이 들어 있다. 펩신에 의해 분해

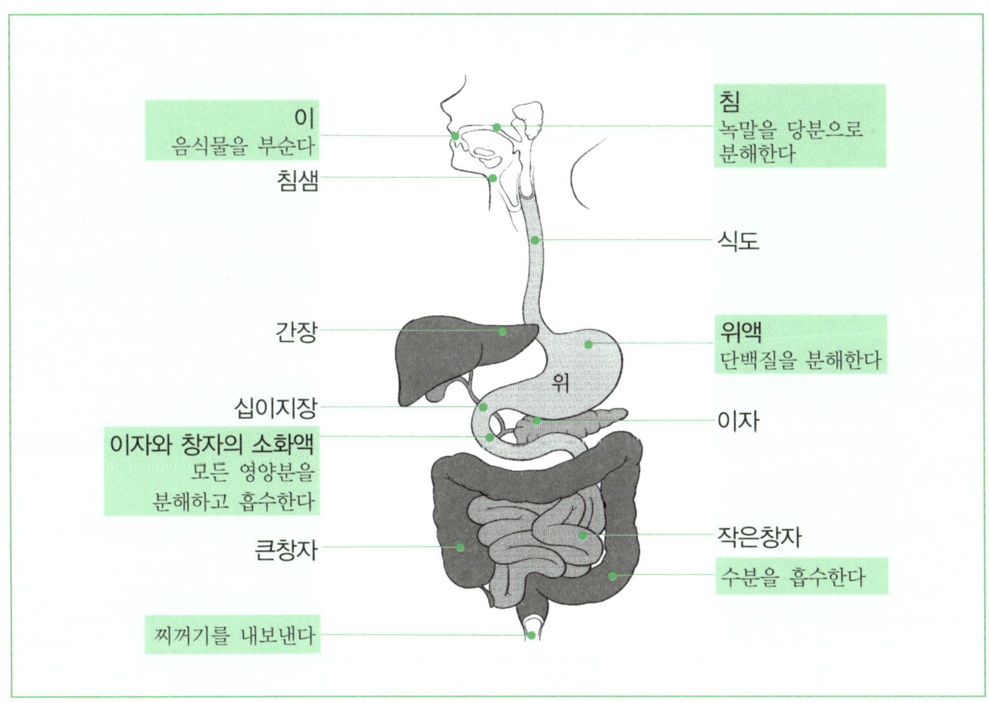

소화샘	소화액	소화효소	소화작용
침샘	침	아밀라아제	녹말 ➡ 엿당
위	위액	펩신	단백질 ➡ 펩톤
이자	이자액	트립신 리파아제 아밀라아제 말타아제	단백질 ➡ 펩톤 지방 ➡ 지방산, 글리세롤 녹말 ➡ 엿당 엿당 ➡ 포도당
장샘	장액	말타아제 펩티다아제 수크라아제 락타아제	엿당 ➡ 포도당 펩톤 ➡ 아미노산 설탕 ➡ 포도당, 과당 젖당 ➡ 포도당, 갈락토오스

된 단백질은 펩톤으로 분해된 후 아미노산이 된다. 이때 염산은 펩신의 작용을 도우며 음식물 속의 세균을 죽여 부패를 방지한다.

위벽 근육의 수축운동에 의해 반죽된 음식물이 소장으로 이동되면 이자액, 쓸개즙, 장액에 의해 탄수화물, 지방, 단백질이 모두 소화된다. 이자액은 이자(췌장)에서 만들어져서 십이지장으로 분비되는 약한 염기성의 액체로 트립신, 리파아제, 아밀라아제, 말타아제 등의 효소가 들어 있어 3대 영양소를 모두 분해한다. 지방은 리파아제 효소에 의해 지방산과 글리세롤로 분해가 되고, 아밀라아제에 의해 녹말이 엿당으로, 말타아제에 의해 엿당이 포도당으로 분해된다.

간에서는 쓸개즙을 만들어 쓸개에 저장하였다가 소장으로 분비하는데, 쓸개즙에는 소화효소가 없지만 지방의 소화를 돕는 역할을 한다. 그리고 장샘에 의해 분비된 장액에는 말타아제·펩티다아제·수크라아제·

락타아제 등의 효소가 각각의 음식물을 분해한다.

그래서 탄수화물은 포도당(침·이자액·장액에 의해)으로, 지방은 지방산과 글리세롤(이자액에 의해)로, 단백질은 아미노산(위액·이자액·장액에 의해)이 되어 영양소의 최종 소화 산물이 생겨나게 된다. 이렇게 흡수된 영양소는 각각의 형태로 이용되고 저장된다.

포도당의 일부는 글리코겐의 형태로 간에 저장되고, 나머지는 온몸의 조직세포로 운반되어 에너지원으로 쓰이며, 세포로 운반된 아미노산은 다시 단백질로 합성되어 원형질의 재료가 된다. 지방산과 글리세롤은 지방으로 재합성되어 암죽관으로 흡수되며, 온몸의 조직세포로 운반되어 에너지원으로 쓰이거나 피하지방으로 저장된다.

＊ 영양소의 최종 소화 산물
① 탄수화물 : 포도당(침·이자액·장액에 의해)
② 지방 : 지방산, 글리세롤(이자액에 의해)
③ 단백질 : 아미노산(위액·이자액·장액에 의해)

＊ 흡수된 영양소의 이용과 저장
① 포도당 : 포도당의 일부는 간에 글리코겐의 형태로 저장되고, 나머지는 온몸의 조직세포로 운반되어 에너지원으로 쓰임
② 지방산과 글리세톨 : 지방산과 글리세롤은 지방으로 재합성되어 암죽관으로 흡수되며, 온몸의 조직세포로 운반되어 에너지원으로 쓰이거나 피부 아래 등에 저장
③ 아미노산 : 세포로 운반된 아미노산은 다시 단백질로 합성되어 원형질의 재료가 됨

마지막으로 대장으로 내려간 소화된 음식들은 더 이상의 소화작용 없이 주로 소장에서 흡수된다. 그리고 남은 물을 흡수하거나 얼마간의 무기질 등을 흡수한다. 그리고 남은 찌꺼기는 배출되기 위해 쌓이게 된다. 대장에서는 수많은 미생물에 의해 찌꺼기가 분해되어 가스가 발생하며, 이것이 굳어져 대장의 연동운동에 의해 항문을 통해 몸 밖으로 배출된다.

이처럼 모든 소화과정에 있어서 효소는 각각의 먹을거리의 종류에 따라서 특성적으로 반응한다. 탄수화물, 단백질, 지방, 미네랄, 비타민 등 수많은 종류의 영양소가 있더라도 수천 종의 효소에 의해 각기 진행되는 화학반응은 인체의 생명력을 발휘할 수 있도록 하는 중심 역할을 한다.

식물효소 섭취로 음식물을 말끔히 처리하자

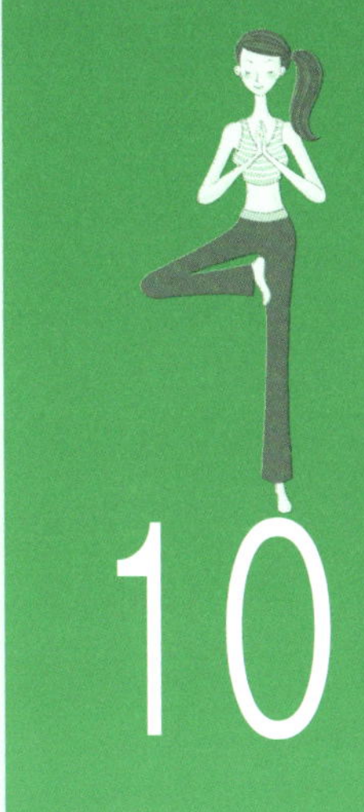

다이어트의 기본은 효소가 많이 함유된 신선한 식품을 섭취하는 것이다. 효소는 음식물을 분해시키며, 신진대사를 높이고 혈액순환을 활발하게 한다. 다만 우리 몸에서 분비되는 체내효소는 평생 동안 만들어지는 분량이 한정되어 있기 때문에, 체내의 소화효소가 무작정 낭비되지 않도록 주의해야 한다.

다이어트를 시도하다 보면 음식의 유혹에 잘 견디느냐 그렇지 못하냐에 따라 성패가 갈리는 경우를 종종 겪거나 보게 된다. 혀가 좋아하는 맛있는 음식들은 완전히 가공된 식품들이 대부분이다. 아쉬운 점은, 패스트푸드나 첨가물이 함유된 식품들은 충분히 조리되는 과정에서 효소가 거의 사라지게 되므로 비민 해소에 전혀 도움이 안 된다는 점이다.

일단 체내에서 지방합성을 억제하는 일은 어떤 음식이 섭취·흡수되는가에 달려 있으므로, 처음부터 지방합성이 되지 않는 조건을 만드는 것이 우선이다. 지방 분해를 돕는 운동을 한다거나 정화 프로그램에 참여하는 것은 사실 그 다음 문제다. 어쨌든 음식 조절은 다이어트를 하는 사람에게 있어 가장 골치 아픈 문제 중의 하나이다.

다이어트의 기본은 효소가 많이 함유된 신선한 식품을 섭취하는 것이다. 효소는 음식물을 분해시키며, 신진대사를 높이고 혈액순환을 활발하게 한다. 다만 앞장에서 언급했듯이, 우리 몸에서 분비되는 체내효소는 평생 동안 만들어지는 분량이 한정되어 있기 때문에 체내의 소화효소가 무작정 낭비되지 않도록 주의해야 한다.

음식을 조리해서 먹는 요즈음의 식생활 패턴은 음식에 함유된 효소들을 파괴시킨다. 이는 음식이 위에 도달하기까지 효소가 없는 상태로 머무르게 하므로 소화를 더디게 하며, 섭취한 음식이 전분이나 지방일 경우에는 소장에 이르러서야 소화가 진행되기 시작한다. 이처럼 소화효소의 분비를 높여 장에 부담이 되는 식품(화식·육식·인스턴트식품 등)을 지속적으로 섭취할 경우에는 외부로부터 식물효소의 보충이 필요하다.

날것의 과일과 야채, 식물성 효소식품은 신체 내에서 소화효소에 의해 소화되기 전에 이미 자체적인 효소활성으로 음식물을 앞서 분해시킨다. 만약 전분을 익혀 먹지 않는다면 입안의 적절한 온도와 습도에 의해 전분 자체의 식물효소에 활성이 일어난다. 침샘에 있는 전분 분해효소에 의해 음식이 장에서 소화되기 전에 이미 분해가 진행되는 것이다. 이는 인체 내의 효소 부하량을 덜어주므로 음식물의 대사를 위해 효소가 소모되는 대신 인체의 생명활동의 증진을 위해 효소가 쓰이는 것이다.

이처럼 효소를 충분하게 섭취하는 것은 다이어트 성공의 필수조건이다. 체지방이 많은 사람들은 기존의 식단에 생명이 살아있는 음식을 첨가하고 효소 보조식품을 섭취하는 것이 좋다.

체내효소를 유지시키고 다이어트를 돕는 효소식품

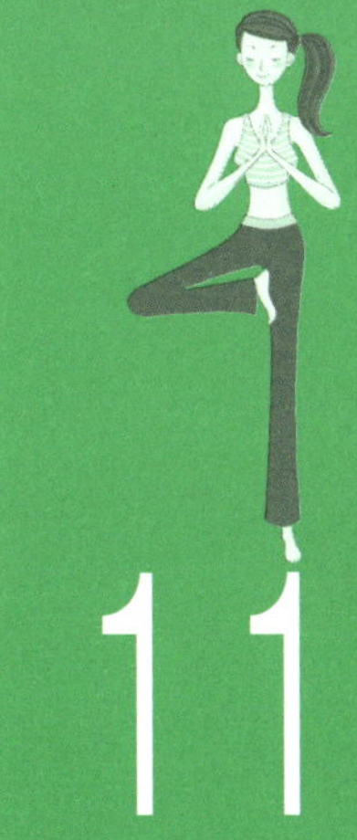

효소가 살아있는 채로 식품을 섭취하고자 할 경우에는 야채나 과일 등 날로 섭취하는 것에서 가능하다. 날 음식이 익힌 음식보다는 효소의 함유가 훨씬 많지만, 미생물 오염의 위험을 제기하는 사람도 있을 것이다. 하지만 이러한 위험은 품질 좋은 식품의 선택으로 최소화할 수 있게 된다.

요즈음 요가수련원이나 휘트니스 센터 등에 가보면 의외로 날씬한 사람들이 대부분이다. 의욕적으로 다이어트를 실천할 수 있다는 것은 일단 신진대사가 활발하여 마음이 가볍다는 증거다. 반면 대다수의 비만환자들은 살이 찌는 과정에서 신체의 대사기능이 떨어지게 되면서 만성 피로를 호소한다. 이렇게 되면 몸도 무겁지만 마음도 무거워져 의욕까지 저하되기 일쑤다.

살이 찌고 있다는 것은 인체 내에서 해독과 배설이 제대로 되지 않는다는 반증이다. 이는 곧 혈액순환 장애와 대사작용 장애로 이어지고, 섭취한 음식의 찌꺼기와 노폐물들이 다시 인체에 쌓이게 되는 악순환을 거듭한다. 살이 찌는 것도 괴로운 일이지만 몸의 활력이 떨어지니 마음까지도 무거워진다.

음식을 먹었을 때 이를 분해하는 역할을 하는 효소의 대부분은 췌장에서 만들어진다. 췌장이 손상되었거나 과식할 경우, 또는 분해하기 힘든 음식의 섭취로 소화되지 못한 상태로 배설되어 문제가 야기될 경우에 효소식품을 섭취함으로써 도움을 받을 수 있다.

위와 같은 소화기의 문제는 체내효소 부족의 증거이므로, 외부의 식물효소를 섭취하는 것으로 부족한 양을 상쇄시킬 수 있다. 물론 체내효소가 부족하지 않더라도 식물효소의 섭취는, 효소를 분비하거나 소화를 담당하는 장기들이 음식물을 분해하는 과정에서 소모되는 에너지를 아낄 수 있으므로 소화기의 휴식을 돕는다.

효소를 추가로 보충하기 위한 효소요법은 좋은 식습관과 관련이 있다. 신선한 과일이나 채소, 견과류, 종자가 공급원이 되는 식물효소법과 췌장효소를 사용하여 소화와 관련된 질환들의 치료를 돕는 췌장효소법이 주로 사용된다.

따라서 돼지나 소의 기관에서 추출한 췌장효소나, 파인애플·파파야와 같은 식물에서 추출한 알약이나 주사 형태의 효소 보충제를 섭취하거나 다양한 식물들을 설탕과 혼합하여 발효·숙성시킨 식물발효액으로 보충하기도 한다.

효소요법에서 주로 사용되는 식물발효액은 발효·숙성 과정에서 식물이 지닌 아미노산, 비타민, 미네랄 등의 갖가지 영양소와 식이섬유소가 녹아들어 있다.

이처럼 식물 자체에 함유되어 있는 여러 가지 효소들은 식물이 가지고 있는 영양소의 체내 흡수를 돕는다. 외부의 식물효소를 섭취함으로써 인체 내의 효소는 보존이 가능하게 되어 다른 생명활동에 관여하게 되므로 건강한 다이어트를 가능하게 한다.

효소가 살아있는 채로 식품을 섭취하고자 할 경우에는 야채나 과일 등을 날로 섭취하는 것에서 가능하다. 날 음식이 익힌 음식보다는 효소의 함유가 훨씬 많지만, 미생물 오염의 위험을 제기하는 사람도 있을 것이다. 하지만 이러한 위험은 품질 좋은 식품의 선택으로 최소화할 수 있게 된다. 산과 들이나 바다에서 자생하는 식품이나 유기농으로 재배되어 농약과 화학비료의 해악이 없는 것을 선택하는 지혜가 필요하다.

공기와 접촉하지 않아 산화되지 않은 신선한 음식의 섭취는 더 많은 효소나 영양소를 얻을 수 있게 한다. 또한 섬유질이 높은 날 음식은 수분 흡수 효과도 가지고 있어 위장기관의 소화액을 흡수하는 데 더욱 효과적이어서 소화기능의 활성화를 돕는다. 그러나 날 음식을 섭취할 때에는 긍정적인 마음으로 잘 씹어 먹어야만 적절한 분해과정을 통해 흡수 효율을 높일 수 있다.

신선한 야채나 과일을 효소가 파괴되지 않는 방법으로 즙을 내어 먹는 것 역시 효소를 섭취하는 방법이 된다. 주스나 녹즙을 만들어 먹을 때는 몇몇 종류를 혼합하여 간편하게 섭취할 수 있으므로 먹는 즐거움 또한 배가된다.

효소의 중요성을 알고 있었던 우리의 선조들은 일찍이 간장, 된장, 고추장, 청국장, 김치, 식혜 등 발효식품 속의 효소들을 잘 이용하여 왔었다. 엄밀히 말해서 발효식품이 효소액이라 할 수는 없지만 이러한 식품들은 세균이나 곰팡이, 효모, 효소로 가공되며 음식구조에 점차적인 화학적 변화를 가져다준다.

발효식품들은 영양분이 소화되기 쉬운 형태로 분해되므로 인체에 매우 유익하다. 또한 보존기간이 자연적으로 길기 때문에 발효되지 않은 식품들에 비해 비타민 등의 영양분을 훨씬 더 오래 지니게 된다. 주의할 점은 발효식품들 역시 데워서 먹거나 끓이게 되면 효소의 활성이 사라지게 되므로 조리하여 섭취할 경우 주의해야 한다.

 엔자임 다이어트 Enzyme Diet

❑ 효소가 듬뿍 담긴 식사의 효과

① 각종 영양소의 소화와 흡수가 잘된다.

② 노폐물과 독소를 체외로 배출시킨다.

③ 지방을 분해하여 다이어트에 효과적이다.

④ 각종 소화기질환이 치유된다.

⑤ 림프순환이 활발해져 면역력이 높아진다.

⑥ 피가 맑아지므로 혈액순환이 잘된다.

⑦ 백혈구의 활성화로 염증이 제거된다.

⑧ 적은 양의 식사로도 체력이 떨어지지 않는다.

⑨ 항산화물질이 풍부하여 노화를 방지한다.

⑩ 체질을 개선하여 각종 만성질환을 치유한다.

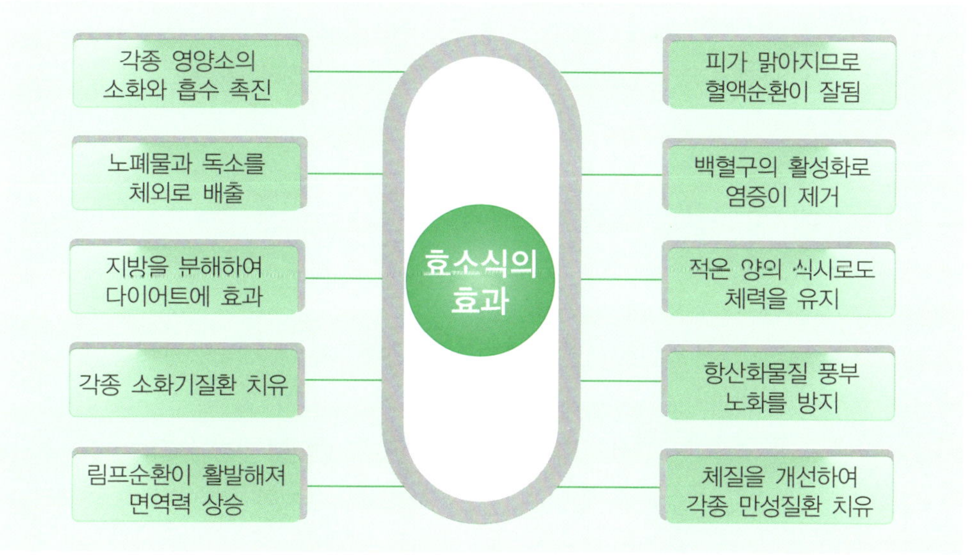

❏ 발효와 부패

발효(醱酵)는 효소를 발생시키는 과정을 말한다. 넓은 의미로는 미생물이나 균류 등이 가지고 있는 효소를 이용해 유기물을 분해하는 과정을 가리키며, 좁은 의미로는 산소를 사용하지 않고 에너지를 얻는 당 분해과정을 말한다. 사람은 탄수화물과 같은 유기물을 섭취하면, 산소를 이용한 호흡으로 유기물을 이산화탄소와 물로 분해하여 에너지를 얻는다. 그렇지만 땅 속 깊은 곳이나 호수의 밑바닥 등 산소가 부족한 환경에 사는 생물들은 무산소 호흡으로 에너지를 얻을 수 있다. 발효는 바로 이러한 무산소 호흡의 하나이다. 발효와 부패는 비슷한 과정으로 진행되지만 분해 결과, 인간에게 유용하게 사용되는 물질이 만들어지면 발효라 하고, 악취를 내거나 유해물질을 생성하는 경우에는 부패라고 한다. 모두 미생물에 의한 유기물의 분해과정에서 일어나는 현상이지만, 인간에게 있어 유용한 경우에 한하여 발효라고 부르며, 넓은 의미에서는 발효도 부패에 포함된다.

대표적인 발효식품에는 김치·식혜·간장·된장·고추장·청국장을 비롯하여 청주·맥주·포도주 등의 각종 주류와 식초·낫토(納豆)·빵·치즈·요구르트 등이 대표적이며, 홍차·보이차·우롱차 등도 발효의 과정을 거친 것이다.

❏ 궁합에 맞는 효소식품

✻ 군고구마에는 시원한 동치미

동지섣달에 입김을 불면서 군고구마를 먹을 때는 동치미가 최고다. 고구마에는 아마이드라는 성분이 소화를 방해하는 경우가 있는데, 고구마에 동치미를 곁들이면 소화가 잘된다. 동치미는 소금 절임의 과정에서 무, 파, 고추, 마늘, 생강 속에 들어 있던 녹말 분해효소가 동치미 국물 속으로 용해되어 녹말을 덱트린·맥아당·포도당으로 분해한다. 고구마의 주성분인 녹말을 동치미 국물이 시원하게 분해시켜 주는 것이다.

✳ 고기를 재어둘 땐 배와 무를 넣는다

고기를 부드럽게 하여 소화를 돕는 역할을 하는 것이 연육제이다. 배와 무는 단백질과 지방을 분해하는 효소가 들어 있어 불고기를 재어두면 육질이 부드럽고 소화하기도 쉬워져 연육제로 사용된다. 전통적으로 불고기 요리를 할 때 배나 무즙을 갈아 넣은 이유이다. 배·무를 비롯해 연육제로 흔히 사용되는 것은 파인애플·키위·무화과 등이 있다.

✳ 족발 먹을 때는 새우젓과 함께!

음식점에서 족발을 시켜 먹을 때 어김없이 나오는 것이 새우젓이다. 새우젓은 발효과정에서 단백질 분해 효소인 프로타아제와 지방 분해 효소인 리파아제가 분비된다. 돼지고기의 단백질과 지방을 분해시키는 데 새우젓이 안성맞춤이다. 물론 함께 먹으면 맛도 좋고 소화도 잘된다.

✳ 스테이크 위에 파인애플은 왜?

레스토랑에서 스테이크를 먹을 때 스테이크 위에 파인애플이 올려져 있는 것을 볼 수 있다. 파인애플 역시 단백질을 분해하는 효소인 블로멜라인으로 고기의 육질을 부드럽게 만들어준다. 스테이크를 먹는 중에 또는 다 먹고 나서 신선한 파인애플을 먹으면 소화가 촉진된다.

✳ 일식집의 필수 생강

초밥이나 생선회에 필수적으로 나오는 것이 생강과 양파·마늘장아찌 등이다. 생강의 디아스타아제 효소와 프로테아제 효소는 단백질 분해를 활성화시켜 생선회의 소화를 돕고, 마늘·양파와 더불어 항균작용을 한다.

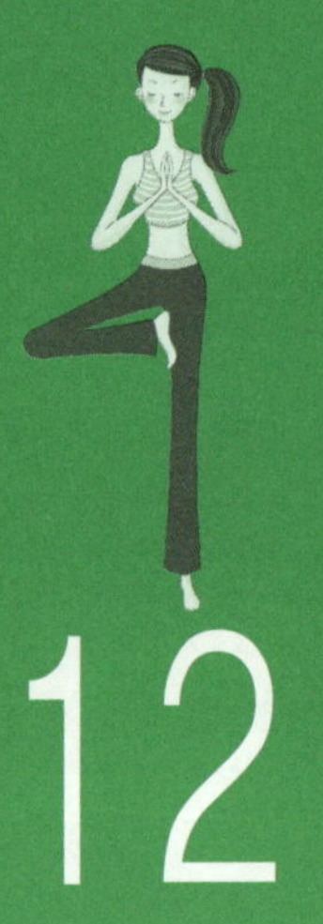

효소 없이는
지방을 분해하지 못한다

▶▶▶▶▶▶▶▶▶▶▶▶▶▶▶▶▶▶▶▶▶▶▶▶▶▶▶▶▶▶▶▶

섭취한 음식물을 체내로 흡수하는 과정에서 효소는 각각의 영양분을 선택적으로 분해·흡수시킨다. 대표적으로 아밀라아제는 설탕·유당·과당 등 모든 탄수화물을 분해하고, 프로테아제는 단백질을, 리파아제는 지방을 분해한다. 만약 체내 효소의 양이 부족하거나 특정 영양소를 분해하는 효소가 활성화되지 못한다면 해당 음식물을 쉽게 분해하지 못하므로 체내에 축적된다.

보통 음식의 종류에 따라서 비만과 체중 감량의 문제는 다르게 나타난다. 하지만 섭취한 음식이 우리의 몸을 구성하고 에너지로 쓰이는 것은 여러 종류의 음식물들을 먹는 양보다 체내로 무엇을 흡수하였느냐에 달려 있다. '나를 구성하는 것은 내가 먹은 것이 아니라 내가 흡수한 것'이기 때문이다.

그런데 음식물을 체내로 흡수하는 '동화작용'이 에너지를 사용하여 노폐물을 배설시키는 '이화작용'보다 활발하게 되면 비만에 이르게 된다. 인체는 일생 동안 동화작용과 이화작용을 거듭하는 대사(代謝)과정을 반복하며 삶을 이어가는데, 대사활동을 일으키는 체내 화학반응의 원동력이 곧 효소이다.

섭취한 음식물을 체내로 흡수하는 과정에서 효소는 각각의 영양분을 선택적으로 분해·흡수시킨다. 대표적으로 아밀라아제는 설탕·유당·과당 등 모든 탄수화물을 분해하고, 프로테아제는 단백질을, 리파아제는 지방을 분해한다. 만약 체내 효소의 양이 부족하거나 특정 영양소를 분해하는 효소가 활성화되지 못한다면 해당 음식물을 쉽게 분해하지 못하므로 체내에 축적된다.

특히 비만은 지방이 에너지로 태워지지 못하고 체내에 쌓이는 과정에서 일어나는 현상이다. 지방을 연소시키는 리파아제 효소가 없다면 지방이 동맥과 모세혈관에 정체되어 콜레스테롤 수치가 높아지고 신체의 각 기관에 축적된다. 비만환자의 세포조직에는 보통 사람의 세포조직보다 리파아제의 활성이 낮게 나타나며, 지방세포에서의 효소 결핍이 발견된다.

미국의 에그너포크 박사는 지방의 축적과 리파아제 효소의 작용을 북극곰의 예로 설명한다.

북극곰은 동면에 들어가기 전에 막대한 양의 지방을 체내에 축적한다. 동면 중에 곰은 축적했던 지방을 에너지로 활용하여 겨울 내내 먹지 않고도 생명을 유지한다. 지방을 에너지로 환원시키는 리파아제 효소의 활성화는 겨울잠을 자는 동안 곰의 체중을 점점 줄이는 대사활동을 진행시키는 것이다.

이처럼 체내의 리파아제 효소는 과잉 축적된 지방질을 적당한 속도로 분해해서 태워준다. 다만 다른 영양분과 달리 지방의 소화는 소장으로 음식물이 이동하여 췌장에서 분비되는 리파아제에 의해 분해되기 전까지는 진행되지 않는다. 췌장은 탄수화물·단백질·지방을 분해시키는 소화효소를 분비하는 기관인데, 췌장의 기능이 원활하지 못하면 지방대사가 일어나지 않아 살이 찌게 된다.

현대의 음식 조리법(섭씨 48℃ 이상의 요리, 전자레인지 사용)은 췌장에 무리를 가하여 췌장의 기능을 약화시키는 경우가 많다. 그리고 대부분의 가공·판매되는 음식들(통조림, 살균제품들, 유통과정에서 신선도가 떨어진 음식들, 각종 인스턴트식품)은 체내의 소화효소만으로는 분해하는 데 역부족인 경우가 많다. 제대로 분해되지 못한 음식들은 부패하게 되며, 여기에서 발생하는 독소는 혈류에 흡수되어 피를 탁하게 만들고 순환을 더디게 하여 노폐물을 정체시키게 된다.

췌장이 건강하고 효율적으로 유지될 수 있을 때 지방 및 기타 영양소들을 더욱 더 잘 분해할 수 있게 된다. 식물효소는 다양한 방법으로 췌장의 부담을 덜어주는 역할을 한다.

생 과즙, 야채, 과일, 새싹, 식물발효액 및 효소 보충제 등에 들어 있는 효소는 소장으로 음식물이 도착하기 전에 이미 입과 위장에서 잘 소화될 수 있도록 돕는다. 음식물이 소장에서 췌장효소에 의해 음식물들을 쉽게 분해할 수 있도록 사전에 어느 정도 역할을 하는 것이다. 소화에 대한 부담이 적어진 췌장은 더욱 건강한 상태로 제 기능을 발휘하게 된다.

『효소영양학』의 저자인 에드워드 하웰 박사는 사람과 초식동물의 췌장 무게의 차이에 대한 실험에서, 초식동물의 몸무게에 대비한 췌장의 무게는 인간의 것과 비교해서 절반도 되지 않는다고 말한다.

초식동물이 섭취하는 음식에 자연적으로 존재하는 효소가 초식동물의 소화활동을 상당량 덜어주고 있기 때문에 커다란 췌장이 필요 없다. 반면 인간이 섭취하는 음식에는 식물효소가 부족하여 타액선이 매우 활동적이고 췌장이 비대해져 있음을 밝히고 있다. 열에 의한 변성과 효소가 결핍된 음식은 효소 분비기관에 비정상적인 긴장을 초래하고 당뇨와 비만 등의 질환율을 높인다.

몇몇 동물 실험에서 효소가 결핍된 식습관은 신체를 정상보다 훨씬 빨리 성숙하게 만든다. 그래서 효소가 없는, 익힌 음식을 먹인 동물은 생식을 하는 동물에 비해 훨씬 더 무겁다.

돼지를 사육하는 농부는 돼지를 시장에 내다팔기 전에 돼지를 살찌우는 방법으로 삶은 감자를 먹인다고 한다. 농부들은 생감자를 먹인 돼지보다 삶은 감자를 먹인 돼지가 더 빨리 비대해져서 수익을 더 높일 수 있다는 것을 알고 있는 것이다.

part 3

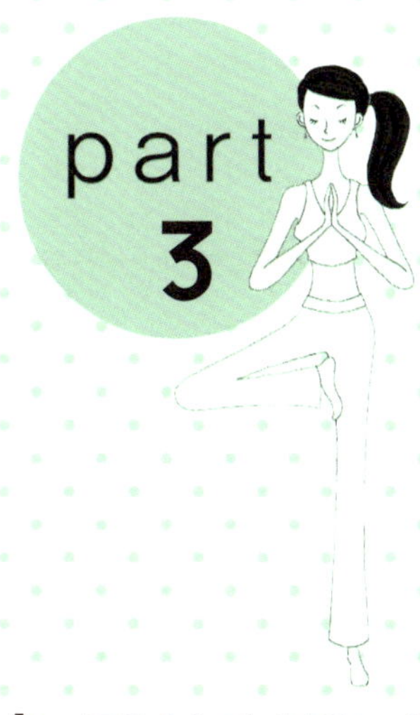

내가 먹은 것이 나를 이룬다

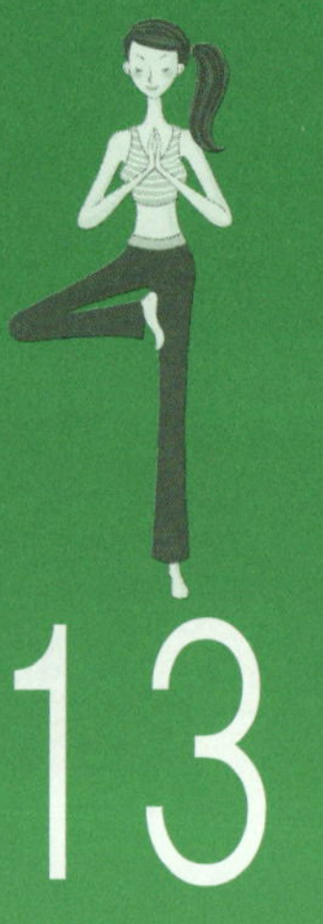

대자연이 주는
먹을거리를 섭취하자

▶▶▶▶▶▶▶▶▶▶▶▶▶▶▶▶▶▶▶▶▶▶▶▶▶

인간에게 있어 자연이 베푼 은혜인 식물의 섭취는 가장 좋은 영양소가 되고, 때로 가장 좋은 약으로 작용하기도 한다. 온 천지에 흔한 햇빛·공기·물·흙이 소중하듯, 가장 흔한 식물이 가장 좋은 영양소를 갖추어 모든 동물이 쉽게 먹고 건강하게 살 수 있도록 이루어진 것이 생태계다.

모든 동물과 식물의 먹을거리는 대자연 속에서 창조되었다. 그 기본이 햇빛과 공기와 흙과 물이다. 모든 동물의 먹을거리인 식물은 적합한 토양과 수분과 공기의 환경적 조건에서 햇빛을 받아 광합성작용으로 생장한다. 동물은 생태계의 순환에 의해 만들어진 식물을 먹음으로써, 식물이 스스로 창조한 영양소를 전달받게 된다.

육식동물도 결국 식물이 창조해낸 영양을 섭취한 다른 동물의 영양을 그대로 흡수해 성장하게 된다. 따라서 생명의 원천인 우주의 기본적 토대—햇빛과 공기와 흙과 물의 중요성은 그만큼 큰 것이며, 이는 인간이 만들어낼 수 있는 것이 아니라 대자연의 생명 창조 과정에서 나타난 것이기 때문에 더욱 소중하다.

따라서 인간의 섭생법(攝生法)을 다루기에 앞서 이렇듯 가장 근본적인 생태적 요소를 고려해야 하는 것은 당연하다. 오염되지 않은 토양에서 자란 식물과 깨끗한 물과 공기를 섭취하고, 안정된 대기권 아래에서 적절한 태양광선을 쬐고 살아가는 생태적인 생활이 가장 우선시되어야 할 조건이다.

이러한 자연의 바탕 위에서만 여러 미생물과 식물과 초식동물, 육식동물이 제대로 어울려 살 수 있다. 특히 생태계의 먹이사슬에서 가장 상위 단계에 속하는 인간은 이러한 환경요인과 더불어 초식과 육식을 함께 하고, 여기에 화학적인 요소가 첨가된 식품들까지 고루 섭취하고 있는 복합적인 동물이다.

하지만 생태계의 근간을 이루고 있는 생물을 살펴보면, 그 근간은 육식동물이 아니라 초식동물이 차지하고 있는 것을 발견할 수 있다. 수십억 년에 이르는 지구의 발전 과정에서 이에 적응하지 못한 수많은 동물들이 멸종되어 왔다. 특히 대표적으로 육식동물이 점차 멸종되어가는 양상을 보이는 것은, 자연과 가장 가까운 식물을 섭취하는 것이 인류의 건강과 생존에 보다 바람직하다는 것을 암시하는 것이다.

식물은 공기 속의 산소, 이산화탄소, 질소, 수소 등의 원소와 물과 물속의 무기질과 햇빛으로 영양소를 공급받아 효소의 활동으로 자신의 몸을 성장시킨다. 또한 이산화탄소를 흡수하고 산소를 생성하며, 물을 정화하고, 수분을 증발시켜 구름을 만들며, 마침내 땅으로 돌아가 토양에 영양을 공급한다.

따라서 인간에게 있어 자연이 베푼 은혜인 식물의 섭취는 가장 좋은 영양소가 되고, 때로 가장 좋은 약으로 작용하기도 한다. 온 천지에 흔한 햇빛·공기·물·흙이 소중하듯, 가장 흔한 식물이 가장 좋은 영양소를 갖추어 모든 동물이 쉽게 먹고 건강하게 살 수 있도록 이루어진 것이 생태계다.

특히 인간 육체의 선천적인 특성상 육식보다는 식물을 위주로 한 채식을 해야 하는 것은 명백하다. 이는 치아구조나 창자의 길이 등과 같은 인체구조가 초식에 알맞게 되어 있는 데서 알 수 있다. 인간의 장기는 초식동물의 그것처럼 매우 긴 반면 육식동물의 장기는 초식동물과 인간의 그것보다 훨씬 짧다.

장기가 길다는 것은 음식물이 체내에 저장되는 시간이 그만큼 길어지는 것을 뜻하는 것인 바, 육식동물들은 장기가 비교적 짧기 때문에 소화에서 배설까지 신속하게 처리되어 아무런 문제가 일어나지 않는다.

반면 인간은 초식동물처럼 기다란 장기를 소유하고 있기 때문에 육식을 하면 육식동물보다 배설되는 시간이 길기 때문에 변비가 생기는 것은 물론, 고기가 부패하면서 내뿜는 프토마인이라는 독소 등이 질병의 원인이 된다.

채식의 이로움에도 불구하고 단백질 결핍에 대한 우려가 채식에 대한 거부반응으로 나타나기도 한다. 하지만 견과류나 콩류, 신선한 우유, 두부, 간장 등은 우수한 고단백질로서 동물성 단백질을 훌륭하게 대체할 수 있기 때문에 영양적인 불균형을 우려할 필요는 없다.

모든 식물과 동물, 사람들은 자연의 섭리에 순응하는 삶을 살 때 건강하게 된다. 육식동물은 주로 초식동물을 먹고, 초식동물은 식물을 먹는 것이 자연의 섭리이다.

그런데 초식동물인 소에게 육골분을 먹여서 발생한 병이 광우병이며, 이는 자연을 거스르는 식사법이다. 따라서 가장 올바른 식사법은 대자연이 주는 먹을거리, 특히 들이나 산에서 흔하게 자라는 쌀과 밀, 야채와 과일, 산야초 등을 자연의 섭리에 맞게 섭취하는 것이다.

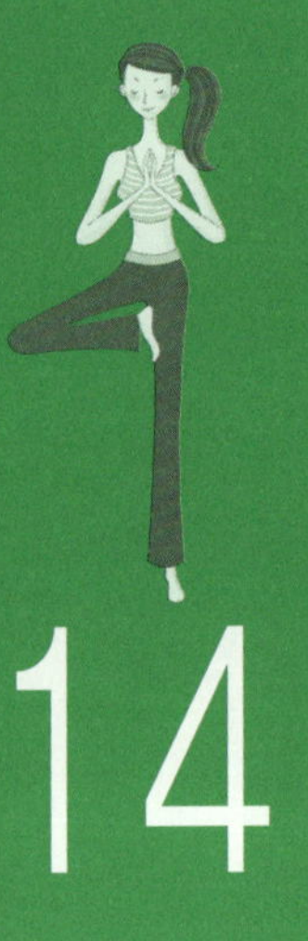

생명이 숨 쉬는 음식, 죽은 음식

생명이 있는 모든 곳에는 효소가 있다. 따라서 모든 음식물에는 원래 효소가 풍부하다. 하지만 우리가 먹는 음식에는 효소가 없는 '죽은 음식'이 많다. 이것은 음식이 오래되어 효소 활성이 떨어져 신선하지 못한 경우이거나, 음식을 불에 가열해서 조리해 먹는 화식(火食)의 패턴 때문이라 할 수 있다.

동일한 종류와 상태의 화초를 심은 화분 두 개를 준비해 보자.

한쪽에는 끓이지 않은 수돗물을 주고, 다른 쪽에는 끓여서 식힌 물을 매일 주면 어떻게 될까? 끓인 물을 준 화초는 점점 시들다가 죽어버리고 만다. 이것은 살아있는 물과 죽은 물의 효소 활성 차이 때문이며, 죽은 물에는 효소가 전혀 남아있지 않기 때문에 생물이 살 수 없음을 보여주는 결과다.

마찬가지로 우리의 몸도 효소의 활성 정도에 의해 건강과 질병이 좌우된다 할 수 있다. 인체의 효소량이 낮아지면 대사활동도 떨어지고 몸속의 독소가 배출되지 않아 에너지 수준이 저하된다.

생명이 있는 모든 곳에는 효소가 있다. 따라서 모든 음식물에는 원래 효소가 풍부하다. 하지만 우리가 먹는 음식에는 효소가 없는 '죽은 음식'이 많다. 이것은 음식이 오래되어 효소 활성이 떨어져 신선하지 못한 경우이거나, 음식을 불에 가열해서 조리해 먹는 화식(火食)의 패턴 때문이라 할 수 있다.

효소에 대한 관심이 사람들의 식생활, 곧 음식을 만들고 조리하는 데서 생기는 문제점으로부터 비롯되었다는 것은 하나의 아이러니다. 우리가 먹는 음식의 90% 이상이 굽거나 튀기거나 익히는 화식으로 조리되고 있지만, 이러한 식문화 때문에 인간은 도리어 야생동물이 걸리지 않는 각종 질병에 노출되고 만 것이다.

인류의 조상이 강을 중심으로 문명을 이루어 정착하기 시작하면서 나타난 음식문화가 바로 화식이다. 불을 사용하면서 인류는 보다 편안한 삶을 누릴 수 있게 되었지만, 불을 사용한 조리법이 개발되면서 미각이 좋아하는 방향으로 식 패턴이 바뀌어 갔다. 익혀서 먹는 관습이 인류의 건강에 악영향을 주었으리라는 역사적인 비례 관계를 따지는 것은 사실상 어렵겠지만, 효소 영양학의 관점에서 이러한 화식의 관습이 생식보다는 건강에 좋지 않다는 것이 밝혀지고 있다.

불을 사용하기 이전 초기 인류의 조상은 음식물을 익혀 먹지 않았다. 따라서 몇몇 문헌들은 초기의 인류 수명이 현재 인류의 수명에 비해 오히려 더 높았음을 밝혀주고 있다.

현존하는 우리나라의 역사 문헌 가운데 가장 오래 된 『부도지(符都誌)』에서는 1만 4000년 전 파미르 고원에서 시작된 한민족의 역사가 기술되어 있는데, 그 사실성 여부를 떠나서 일단 그들의 음식문화는 '땅에서 순수하게 나온 젖'이라는 의미인 지유(地乳)를 섭취하여 품성이 순수하고 기혈이 맑았다는 내용이 나온다. 성경에 나오는 인물들이나 우리나라 단군 이전 인물들이 지금은 신화 속에서나 있을 법한 수명을 누리고 살았던 것으로 기록되어 있지만, 어쩌면 생명이 살아있는 식품을 지혜롭게 섭취함으로써 가능하지 않았을까?

어쨌든 자연계에서는 오로지 인간만이 화식을 하고 있다. 인간을 제외한 모든 동물은 생식을 함으로써 야생의 동물들에게는 질병이 없다. 하지만 인간이 키우는 애완동물은 인간과 같은 질병에 노출되어 있다. 이는 가공된 사료를 먹거나 인간이 먹다 남은 조리된 음식을 주기 때문이다. 덕분에 동물병원은 갈수록 성황을 이루고 있다.

음식을 익히면 수용성 비타민(비타민 B, C)의 97%가 파괴되고, 지용성 비타민(비타민 A, D, E, K)은 40%까지 파괴된다. 여기에 탄수화물, 지방, 단백질, 미네랄은 열에 의해 변성되어 영양 가치가 크게 떨어지고 만다. 효소 또한 체온과 비슷한 37℃ 정도의 온도에서 가장 활성화되지만, 매우 열에 약하여 48℃를 넘기면 파괴되기 시작하며 65℃가 되면 모두 사라진다.

살아있는 음식 재료가 온도에 접하게 되면 효소는 파괴된다. 현대의 저온살균법은 부분적으로 음식에 해로운 효소를 없애는 것이지만, 대부분의 주스와 우유는 열처리 공정에서 효소가 파괴되며, 아침 대용식으로 먹는 곡물 시리얼이나 끓여서 만든 음식에는 효소가 전혀 없다.

가열 처리되기 전의 음식은 가열 후의 음식에 비해 훨씬 많은 효소를 함유하고 있기 때문에 소화되는 과정에서 잠재효소의 분비량이 적어진다. 이는 노년이 되어서도 인체 내의 효소 분비능력을 유지할 수 있게 하여 노화와 질환의 발병속도를 현저히 늦출 수 있는 원동력이 된다.

인간은 자신이 먹은 것을 흡수하여 자신을 만든다. 생명이 살아 숨쉬는 음식을 먹었다면 생명과 가까워지고, 생명이 없는 죽은 음식을 먹었다면 죽음과 가까워질 것이다. 따라서 우리가 음식을 선택할 때 가장 단순하고도 분명한 판단 기준은 섭취하고자 하는 음식이 생명이 살아있는 음식인지 죽은 음식인지를 구분하기만 하면 된다.

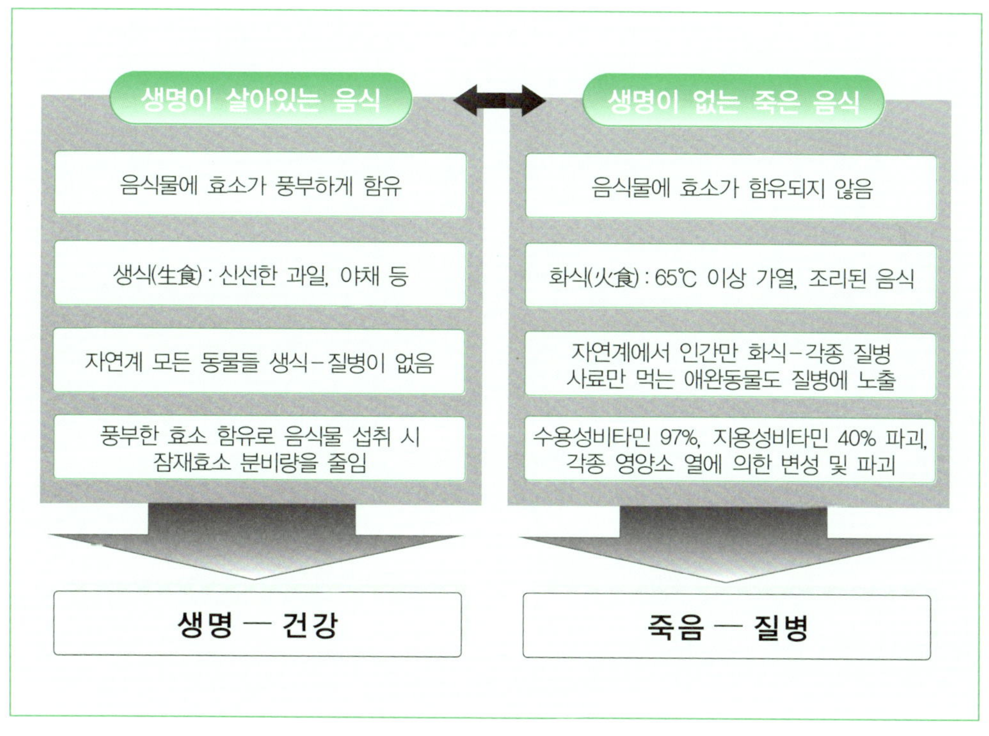

☐ 고양이의 화식, 생식 10년 실험

미국의 과학자 프란시스 포텐저(Francis Pottenger) 박사는 호르몬제 개발을 위해 고양이를 대상으로 실험하던 중 고양이에게 익히지 않은 날 음식을 주자 고양이의 건강이 눈에 띄게 좋아지는 것을 발견하였다. 이후 박사는 900마리의 고양이를 대상으로 3대에 걸쳐 10년간 생식과 화식의 비교 실험을 수행했다.

생식을 한 고양이는 날로 건강해졌으며 세대를 넘어가면서 건강한 새끼를 출산했다. 반면 화식을 한 고양이는 폐렴, 부종, 설사, 근시, 갑상선질환, 신장염, 고환염, 난소염, 불임, 관절염, 중풍 등 많은 퇴행성질환을 앓았을 뿐만 아니라, 그 영향이 대를 이어 내려가며 점점 더 악화되었다. 화식을 한 고양이들은 결국 4대째에 이르러 모두 죽어버려 10년 동안의 실험은 끝이 났다.

무엇을 먹어야 하나?

몸에 좋은 음식은 신선하고 영양도 풍부하며 다이어트에 도움이 된다. 평소의 식사에서 조금만 더 신경을 쓰면 건강한 다이어트가 가능하다. 특히 ① 도정하지 않은 통곡식은 완전식품이다. ② 먹이사슬에서 낮은 단계의 식품은 독소가 적다. ③ 가공과정이 적은 자연식을 먹자. ④ 스트레스 제로 음식이 심신을 건강하게 한다.

적어도 다이어트를 결심한 사람이라면, 당분간 음식은 먹기 위해서 사는 것이 아니라 단지 살기 위해서 먹어야 하는 것으로 생각해야 한다. 다이어트를 시작하겠다고 다짐한 날부터 먹는 것 때문에 겪는 고통은 이만저만이 아닐 것이다. 하필이면 다이어트를 시작한 날 가족들은 외식을 하자고 요구할지도 모른다. 게다가 주위 친구늘은 패스트푸드점이나 아이스크림 가게에서 약속을 잡는 경우가 많다.

그런 과정에서 다이어트에 대한 다짐은 어디론가 사라져버리고, 그때부터는 오직 맛있는 음식을 먹기 위해 사는 예전의 모습으로 돌아가 버리게 된다. 하지만 걱정하지 않아도 된다. 다이어트 식단과 건강을 위한 식단은 일치하기 때문이다. 먹는 즐거움과 인생의 즐거움은 비례한다고 생각하더라도, 아래에 제시하는 음식을 중심으로 섭취한다면 다이어트가 오로지 고난의 여정만은 아님을 느낄 것이다. 몸에 좋은 음식은 신선하고 영양도 풍부하며 다이어트에 도움이 된다. 평소의 식사에서 조금만 더 신경을 쓰면 건강한 다이어트가 가능하다.

■ 도정하지 않은 통곡식은 완전식품이다

씨눈과 껍질이 온전히 붙어 있는, 정백하지 않은 곡물을 통곡식이라 부른다. 자연 상태에 가까운, 도정을 덜한 통곡식에는 탄수화물뿐 아니라 효율적으로 에너지를 만들어주는 비타민, 미네랄, 칼슘, 단백질, 마그네슘, 식이섬유 등이 풍부하다. 하지만 도정과정에서 쌀은 왕겨(껍질)를 벗기고 배아(씨눈)까지 제거되어 대부분의 영양소와 효소가 사라진 백미가 된다.

쌀이 본디 지니고 있는 영양소의 95%를 제거하고 먹는 쌀밥은 배는 부르게 할지언정 혈당치를 높이고 중성지방의 수치를 높여 비만과 당뇨의 원인이 된다. 밀가루도 마찬가지이며, 특히 수입된 정백 밀가루는 유통을 위해 방부제까지 섞어 놓은 것이므로 가격이 좀 더 비싸더라도 우리 밀을 먹어야 한다. 통곡으로는 현미, 현미찹쌀, 오트밀, 차조, 차수수, 기장, 통보리, 율무, 두류 등을 들 수 있다.

■ 먹이사슬에서 낮은 단계의 식품은 독소도 적다

먹이사슬에서 낮은 단계는 곡식이나 야채, 과일을 말한다. 특히 과일은 효소가 가득 차 있는 훌륭한 먹을거리임이 분명하다. 이와 같은 식물들은 이미 자체가 지닌 효소만으로도 소화효소의 손실 없이 스스로 소화 흡수하는 데 충분하다. 영양소 또한 풍부해서 노화를 방지하며, 각종 성인병에 대해 좋은 방어 역할을 하는 것으로 알려져 있다. 이들은 먹이사슬에서 낮은 단계에 있기 때문에 축적된 독소에 덜 노출되어 있다.

반면 먹이사슬에서 상위에 위치한 식품은 대부분 과다한 지방질과 동물성 단백질, 고칼로리 저섬유질이다. 이들의 과다 섭취는 인체의 콜레스테롤을 증가시킴으로써 혈액순환에 방해가 되며, 잉여 에너지는 지속적으로 축적되어 비만을 거쳐 각종 질병을 유발하게 된다.

단백질을 섭취하더라도 가능하면 식물성을 취해야 한다. 콩이나 두부 등에는 식물성 단백질이 풍부하기 때문에 콩을 위주로 한 식품을 섭취하는 것이 좋다. 미국의 버슨(Berson) 박사는 거의 완벽한 비율의 알맞은 비타민과 미네랄 섭취보다 차라리 다채로운 식사를 하도록 권하고 있다. 점심과 저녁 식사에 최소한 3가지 색깔 이상의 야채와 과일을 먹는다면 거의 최상의 영양 섭취를 한다고 볼 수 있겠다. 최적의 식이요법은 다양한 야채, 과일, 곡식을 더 많이 먹는 것으로 구성해야 한다.

■ 가공과정이 적은 자언식을 먹자

인체에 있어 가장 좋은 음식은 자연식이다. 생명 에너지가 그대로 보존되어 있는 신선한 음식은 생명력을 강화시킨다. 하지만 대부분 식탁에 오르기까지 중간 단계에서 가공되고, 정제되는 절차를 거치는 과정에서 생명 에너지는 사라진다. 특히 화학적인 공정을 거쳐 제조된 음식은 우리 몸에 악영향을 끼치게 된다. 대부분의 인스턴트식품은 자극적이며 염분 및 동물성 단백질과 지방이 많은 반면 비타민이나 무기질은 부족해서 영양 불균형을 가져오게 된다.

그리고 가공하는 과정에서 나쁜 균뿐만 아니라 유익한 균과 미생물, 효소들이 함께 사라진다. 알코올, 카페인, 담배, 정백설탕, 인공첨가물(착색제, 보존제) 등의 자극성 있는 식품, 지나치게 짜거나 달고 매운 음식, 방부제나 인공 조미료가 들어있는 식품, 오래 저장되거나 냉동된 식품은 건강에 해로우므로 지양해야 할 음식들이다.

■ 스트레스 제로 음식이 심신을 건강하게 한다

식물이든 동물이든 모든 생명체는 감정을 가지고 있다. 적어도 좋고 싫음을 분별할 수 있음은 다양한 실험 결과가 증명해준다. 소나 돼지, 닭 등 유통되는 거의 모든 종류의 육류는 대량생산을 위해 사육 단계에서부터 좁은 울타리에 갇혀 사람이 주는 가공 사료만 먹고 자라므로 각종 질병에 노출되어 있다.

이러한 가축에는 당연히 항생제·성장촉진제 등이 과다 투여되고, 불결한 사육 공간은 가축들에게 심한 스트레스를 준다. 이를 섭취할 경우 그들의 스트레스와 탁기가 그대로 인간에게 전달되어 좋은 영향을 줄 리 만무하다. 또한 농산물들이라 할지라도 원산지에서 소비자에게 오기까지 그 중간 유통 단계에서 신선도 유지를 위해 과다한 방부제와 농약 살포는 필연적이다.

생산 단계에서도 햇볕, 비바람, 해충 등의 외부 자극을 막기 위한 하우스 재배 농산물은 항산화 작용과 면역력, 항암작용 등에 도움이 되는 식물화학물질이 적게 들어 있어 노지 재배 농산물에 비해 이롭지 못하다. 효소와 식물화학물질이 풍부한, 자연의 기운을 듬뿍 머금은 농산물을 섭취하기 위해서는 친환경적 조건에서 제철에 재배된 것들을 선택하면 된다.

❑ 잘못된 음식 상식

* 우유

건강한 소에게서 나온 신선한 우유에는 단백질, 지방, 비타민, 칼슘 등 영양소가 풍부하므로 완전식품으로 알려져 있다. 하지만 우유는 가공되는 과정에서 저온 및 고온으로 살균하는 방법을 많이 쓴다. 이때 거의 모든 효소는 사라지고 만다. 그리고 우유의 지방질을 균질화하기 위해 휘젓는 과정에서 생우유의 유지방은 산소와 결합해 녹슨 지방이라 할 수 있는 과산화 지방으로 바뀐다. 무엇보다 한국인은 유당 분해효소가 부족하여 우유를 소화하지 못하는 유당 불내증을 가지고 있는 경우가 많다. 시판되는 우유는 가공하기 전 신선한 우유가 가지고 있는 유익함을 대부분 상실한 변질된 식품이다.

* 달걀

달걀 역시 우수한 동물성 단백질을 공급함으로써 완전식품으로 불린다. 다만 건강한 닭이 난 알이라는 가정 하에서이다. 대부분의 축산물은 대량생산 과정에서 각종 항생제, 생장촉진제 등을 투여함으로써 질병의 위협을 피해간다. 닭이 섭취한 내용물은 바로 알에 흡수된다. 대부분 시중에서 유통되는 알들은 자연 상태에서 벌레와 곡류를 섭취한 닭에서 나온 알이 아니다.

다이어트를 하고자 한다면 달걀은 하루 1개 이상은 먹지 않는 것이 좋다. 달걀 1개에 함유된 동물성 단백질은 하루 콜레스테롤 섭취량의 2/3에 해당되며, 소화효소의 과도한 분비를 야기하기 때문이다.

✻ 통조림

효소가 풍부하게 함유되어 있는 과일은 건강에 좋다. 그렇다면 과일 통조림은 어떨까? 결론부터 말하자면 과일 통조림이나 캔에 들어 유통기간이 긴 주스는 과일의 유익한 성분이 파괴된 제품이다. 통조림은 유통기한을 늘리기 위해서 끓는점까지 가열된다. 상당수의 비타민이 파괴되며 모든 효소는 죽고 만다. 과일은 신선한 상태로 섭취하는 것이 좋다.

✻ 소금

우리가 일반적으로 먹는 소금은 천일염에서 염화나트륨만 추출한 정제염으로 다양한 미네랄이 사라진 염화나트륨이다. 대부분의 가공식품들은 맛을 내기 위해 염화나트륨의 수치가 높다. 인체의 세포는 칼슘, 마그네슘, 나트륨, 칼륨 등 4개 전해질의 밸런스를 근본으로 해서 이루어진다. 보통 인체는 칼륨이 많고 나트륨이 적다. 따라서 나트륨이 많고 칼륨이 적으면 고혈압, 암 등의 질병을 유발할 수 있는 원인이 되기도 한다. 정제염 대신 환원력이 높은 구운 소금이나 죽염을 사용하면 좋다.

어떻게 먹어야 하나?

◀◀◀◀◀◀◀◀◀◀◀◀◀◀◀◀◀◀◀◀◀◀◀◀◀◀◀◀◀◀◀◀◀◀

다이어트는 일정한 식사시간을 지키는 데서 시작한다. 일반적으로 식사는 배고플 때 하거나, 또는 하루 세 끼를 습관적으로 한다. 하루 중 인체의 오장육부가 활동하는 시간이 다르기 때문에, 음식물을 소화하고 흡수하는 시간이 아닐 때 음식을 섭취하는 것은 오히려 심신에 해로운 영향을 끼치게 된다.

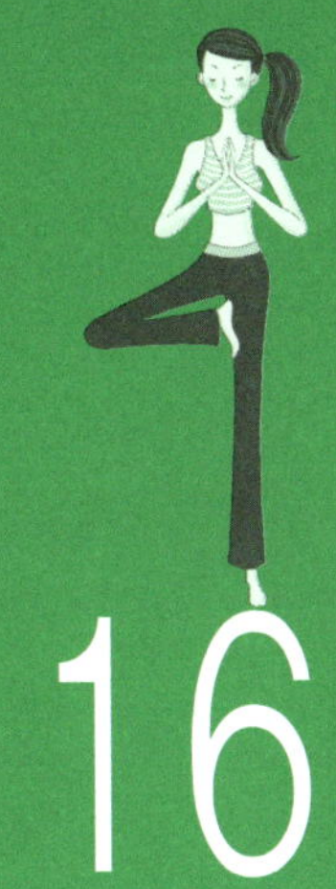

다이어트를 시도하는 사람들이 가장 많이 하는 말 중의 하나가 "나는 별로 먹지도 않는 데 살찐다"는 말이다. 이때는 자신이 무엇을 먹는지를 고민하기보다 어떻게 먹고 있는지 '먹는 방법'에 대해 점검해 보아야 한다. 즉 '얼마나 많이 먹는가?', '얼마나 오래 먹는가?', '얼마나 자주 먹는가?', '어떤 마음으로 먹는가?' 등이다.

지혜롭게 먹는다는 것은 균형 있는 식단을 유지하는 것과 더불어 '소식하는 습관', '천천히 먹는 식습관', '규칙적인 식습관', '맛있게 긍정적으로 먹는 식습관'이 수반되어야 한다.

다이어트의 실패는 주로 음식의 칼로리만을 따져 열량이 낮은 음식만 골라 열심히 먹는 데서 비롯된다. 여기서 제시하는 식사 습관을 실천하여 생활화 할 수 있다면 건강과 다이어트는 물론 윤택하고 행복한 삶을 유지하는 데도 큰 도움이 된다.

■ 얼마나 많이 먹는가의 기준은 무엇일까?

건강하게 다이어트를 하기 위해서는 소식하는 습관을 가져야 한다는 것은 누구나 다 아는 사실이다. 다만 소식의 개인적인 기준이 저마다 다르다는 데 문제가 있다. 인도의 아유르베다 의학에서는 위의 절반만을 음식물로 채우고 나머지는 비우라고 말한다. 약간 배고플 정도로 먹었을 때 활동도 편하고 오히려 에너지가 넘친다.

어쨌든 과식과 폭식은 소화효소가 음식물을 분해하는 데 부담을 주며, 위와 장에 무리를 주어 식사 후 졸음이 오는 등 피곤함을 느끼게 한다. 특히 내장이 감당 못할 정도의 섭취는 위장과 간의 에너지를 빼앗아 내장기능을 떨어뜨리고, 소화되지 못한 몸속의 음식 찌꺼기는 장에 독소를 발생시키며 숙변의 원인이 된다. 이는 배설기능을 약화시킬 뿐만 아니라 여성들의 가장 큰 고민인 아랫배의 비만을 불러온다.

더욱이 숙변은 혈액을 산성화시키고, 내장의 기능을 떨어뜨려 질병을 유발한다. 『올림픽 3관왕의 자연식』이라는 책을 저술한 I. F. 로우즈 씨는 그의 책에서, "좋은 식품을 소식하면 완전 소화되어 에너지를 충분하게 공급해주는데, 과식하면 음식물이 발효되는 과정에 독소가 생겨 피로하게 된다. 비타민 등 귀중한 요소만 충분히 섭취하면 소식을 하더라도 건강을 보존할 수 있다."라고 말한다.

하지만 먹어도 배가 고픈 걸 어떻게 하랴? 이와 같은 음식에 대한 공복감은 인체에 필요한 영양소가 아직 보충되지 않아 몸에서 원하는 영양소가 남아있기 때문에 일어나는 반응으로 볼 수 있다. 따라서 비타민과 미네랄·효소 등이 갖추어져 있지 않은 식품을 섭취할 경우 계속되는 공복감으로 과식을 불러올 수 있다.

그리고 지속적인 스트레스를 받을 경우 공복감과 포만감을 조절하는 식욕중추의 균형이 깨져 감정적인 배고픔에 따라 과식을 행하게 된다. 이러한 과식은 효소가 풍부한 음식과 스트레스를 조절하는 수행으로 예방할 수 있다. 또한 약간 배고플 정도로 적당하게 먹는 식습관은 섭취된 음식물을 효소에 의해 완전 연소하게끔 하여 내장기능을 정상화시키고 지방이 축적되는 것을 억제한다.

■ 적절한 식사시간은 어느 정도일까?

우리나라 사람들은 급한 성질만큼이나 빨리 식사를 하는 경우가 많다. 하지만 식사할 때는 늘 꼭꼭 씹어서 천천히 해야 한다. 식사를 빨리하면 충분히 씹지 않아서 소화·흡수가 잘되지 않기 때문에 소화계 질환의 원인이 되며, 필요 이상의 음식을 섭취하게 한다.

위장에서 포만감을 느끼는 시간은 음식을 섭취한 후 20~30분이 지나서야 혈액 속의 포도당 수치가 올라감으로써 나타나는데, 빠른 식사는 포만감을 느낄 여유를 주지 않기 때문에 과식의 직접적인 원인이 된다.

따라서 음식을 한 번 넘길 때 최소한 40회 이상은 꼭꼭 씹어 음식물이 걸쭉해졌을 즈음 삼키는 것이 좋다. 그러면 입 속에서 아밀라아제, 프티알린과 같은 소화효소가 대량으로 분비되어 음식물을 1차적으로 소화시킨 후 장으로 내려 보내므로 제대로 소화시킬 수 있게 된다. 이러한 습관을 가질 때 위장병을 비롯한 각종 소화기관의 질병을 예방할 수 있으며, 혈액도 깨끗하게 정화되어 산성체질이 개선될 수 있다.

다이어트는 일정한 식사시간을 지키는 데서 시작된다. 일반적으로 식사는 배고플 때 하거나 또는 하루 세 끼를 습관적으로 한다. 하루 중 인체의 오장육부가 활동하는 시간이 다르기 때문에 음식물을 소화하고 흡수하는 시간이 아닐 때 음식을 섭취하는 것은 오히려 심신에 해로운 영향을 끼치게 된다.

인간이 배설하는 시간은 대장이 활발하게 움직이는 오전 5시에서 7시까지이며, 이때는 음식을 먹더라도 간단하게 먹는 것이 좋다. 그리고 소화하는 능력이 가장 활발한 시간은 보통 오전 7시부터 오후 3시까지로, 이때 위장이나 소장 등의 장기가 가장 왕성하게 활동하게 된다. 따라서 아침은 가볍게, 점심은 든든히, 저녁은 적게 먹어야 한다.

만약 저녁을 늦게 먹고 자게 되면 다음날 몸이 붓거나 머리가 탁하게 되어 하루 종일 피곤을 느끼게 되며 살찌는 원인이 되기도 한다. 왜냐하면 오후부터는 소화기관의 활동보다는 신장이나 간 등이 활동할 시기이기 때문에, 이때 들어오는 음식은 소화기관의 활동을 재촉하여 신장과 간의 기능을 떨어뜨리는 결과를 낳는다.

대부분의 비만과 소화기관의 질환, 신장병, 당뇨, 우울증, 피로 등은 늦은 식사에 원인이 있는 경우가 많다. 특히 취침 전에 식사를 하면 인슐린이 대량 분비되는데, 인슐린은 탄수화물과 단백질을 모두 지방으로 전환시킴으로써 이때 먹는 음식은 모두 살로 가게 된다.

잠이 오지 않는다는 이유로 취침 전에 따뜻한 우유나 술을 마시는 습관을 가진 사람이 있는데 이 역시 바꿔야 한다. 다만 공복감에 잠들기 힘들다면 효소가 풍부한 과일이나 식물발효액, 물 등을 섭취하는 것이 도움이 된다. 이들은 30~40분 만에 장에 다다르기 때문이다. 물론 이들을 먹고 나서도 1시간쯤 뒤에 잠자리에 드는 것이 좋다.

■ 제 시간에 규칙적으로 식사하는 습관

규칙적인 식사 습관은 간식을 줄이는 데도 도움이 된다. 다이어트에 장애가 되는 식습관 중의 하나가 잦은 간식이다. 만약 점심을 먹고 2시간 정도 지난 후에 간식으로 빵이나 쿠키를 먹는다고 하자. 이들 탄수화물은 효소에 의해 분해되어 포도당(글루코스)으로 바뀐다. 따라서 식사 직후엔 혈액 속 포도당의 양, 즉 혈당수치가 높아진다.

혈당이 높아지면 이를 본래 상태로 되돌려 놓기 위해 자동적으로 췌장에서 인슐린이 분비되는데, 인슐린은 일차적으로 포도당을 장기나 근육 등의 세포에 보내 에너지원으로 사용한다. 그리고 남은 양을 지방으로 전환해 인체에 축적한다.

게다가 인슐린은 체지방이 분해되어 에너지원으로 사용되는 것을 방해하는 포스포디에스테라제 효소의 활동을 돕기도 한다. 그런데 보통 음식물을 먹게 되면 인슐린이 분비되어 2시간 정도 활동을 유지한다. 즉 잦은 간식은 인슐린의 작용에 의해 지방을 축적하여 다이어트에 전혀 도움이 되지 않는다.

■ 어떤 마음으로 음식을 먹는가

마지막으로 주의해야 할 식습관이다. 음식도 에너지인 프라나(prana)로 채워져 있어 우리의 의식에 민감하게 반응한다. 내가 어떤 생각을 가지고 먹느냐에 따라 음식을 구성하는 분자의 배열을 달리할 수 있다.

『물은 답을 알고 있다』의 저자인 에모토 마사루는 물을 여러 잔 떠놓고는 '사랑한다', '감사한다' 등의 말을 해주는 실험을 했다. 사랑과 감사라는 말을 들은 물들은 예쁘고 정형적인 육각수의 형태를 띠는 반면, 부정적인 언어를 들은 물들의 결정은 이와 정반대의 모습들이었다. 동물이나 식물을 기를 때도 편안한 음악을 틀어주거나 긍정적인 마음으로 대할 때보다 건강하게 생장하는 사례를 기억할 것이다.

인체의 70%는 물로 구성되며, 우리가 먹는 음식물도 수분이 차지하는 비율이 높다. 특히 효소가 살아있는 식품은 이를 먹을 때의 마음에 따라 음식의 결정이 달라져 몸에 미치는 영향에도 차이가 있게 된다. 따라서 음식은 감사하는 마음으로 맛있게 먹는 것이 좋다. 다이어트를 하고자 한다면 음식을 먹을 때 '이 음식은 다이어트를 도와줄 거야'라고 생각하는 것이 좋다. 만약 '이 음식을 먹으면 살찔 거야'라는 생각을 가지고 먹는다면 전전긍긍하면서 먹게 되고 생각대로 살로 가게 된다.

우리는 음식을 먹을 때 음식만 먹는 것이 아니라 마음도 함께 먹는다. "사람은 빵만으로는 살 수 없다"라는 말은 단순히 음식만으로 육체를 영위하는 것이 아니라 마음먹는 부분에 대한 중요성을 상기시키는 문구라 할 수 있다. 마음속으로 무언가를 소망하고 강한 동기를 가지고 의미를 부여한다면 생각한대로 이루어진다. 음식을 먹을 때도 마찬가지다.

정신적인 다이어트를 위한 요가의 식이요법

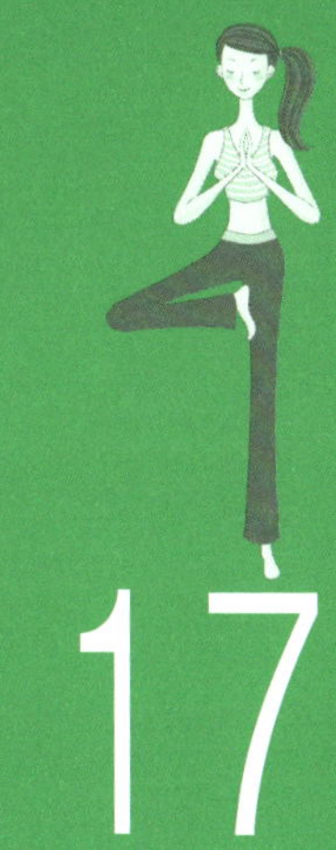

효소나 산소, 당이 부족할 경우 인체기관의 대사는 느려지고 정신적인 피곤함과 우울증 등을 야기할 수 있다. 이때 호르몬을 분비하는 대표적인 내분비선인 뇌하수체는 비대해진다. 호르몬 조절에 타격을 입을 경우 인체의 밸런스가 깨지며 정서적으로도 불안정하게 된다. 뇌하수체는 영적 에너지의 기관들로 분류되기도 하므로, 효소가 살아있는 음식은 정신적으로도 긍정적인 영향을 미친다.

음식은 인간의 몸과 마음을 구성하며 육체적인 에너지를 발생시키고 마음의 섬세한 부분에 영향을 미친다. 우리는 육체를 유지해주는 기본적인 영양을 섭취하는 과정에서 음식이 마음과 영적인 부분에 어떻게 영향을 주는지 파악하는 것도 중요하다.

효소가 풍부하여 다이어트에 도움이 되는 곡식이나 열매, 채소 등과 같은 신선하고 깨끗한 자연식은 우리의 몸을 튼튼하게 하고 유연하게 할 뿐만 아니라 마음을 맑고 깨어 있게 유지시킨다. 효소가 가득한 음식에는 에너지가 깃들어 있으므로 몸과 마음이 조화와 활기로 넘치게 한다.

이 같은 관점의 연장선에서 요가는 음식을 세 가지 속성으로 분류하여 영양적인 면과 함께 정신적인 면에 미치는 영향을 동시에 고려한다. 맑고 가볍고 사랑과 빛의 속성을 가진 사트바(Sattva), 행동과 열정으로 안정감이 결여된 운동의 속성인 라자스(Rajas), 어둠과 게으름의 성질로 무지와 집착에 빠지게 하는 탁한 속성인 타마스(Tamas)의 세 가지 속성이 그것이다. 이러한 속성은 음식에도 적용되어 음식이 가지는 속성에 따라 몸과 마음에 동시에 영향을 준다고 생각한다.

사트바 적인 음식은 마음에 고요함과 평온함을 가져오고 영적 성장을 위해 좋은 음식이다. 과일, 채소, 콩류, 곡식류, 꿀, 깨끗한 물, 가공되지 않은 신선한 우유 등 효소가 풍부한, 생명이 살아있는 음식들이 사트바 적인 음식으로 분류된다.

이들은 모두 화학비료와 농약, 방부제가 혼합되지 않은 깨끗한 토양과 맑은 물, 신선한 공기에서 얻어진 것들이어야 한다. 이와 같은 음식들은 맛있고 신선하며 순하여 몸에 영양을 주는 것은 물론 정신적으로도 마음을 고요하고 맑게 깨어 있도록 하여 몸과 마음을 균형 있고 조화로운 건강 상태로 이끌어준다. 사트바 적인 섭취방법은 순수하고 감사하는 마음으로 음식을 먹는 것이다.

라자스 적인 음식은 신체의 활동을 증대시키고 역동적으로 만들며 몸을 살찌우는 작용을 한다. 이러한 음식은 커피와 차, 달걀, 초콜릿 등 자극성이 강한 음식으로 일반적으로 뜨겁고, 쓰고, 시고, 건조하고, 짜며, 양념이 많이 가미되어 있다.

라자스 적인 섭취 방법은 급하게 빨리 먹거나 과식하는 것도 포함된다. 라자스 적인 음식을 섭취함으로써 마음 역시 활발하게 움직이고 열정과 흥분 상태가 계속되게 하여 마음이 고요한 평정 상태를 유지하기 어렵게 한다.

타마스 적인 음식은 몸을 무겁게 만들고 마음을 혼탁하고 흐리게 만든다. 이러한 음식은 익혀진 고기나 생선, 각종 인스턴트식품들로 효소가 전혀 없는 죽은 음식들이다. 이들은 굳어 있거나 오래되어 신선하지 않고, 과하게 익히거나 탄 음식이다.

타마스 적인 음식을 섭취할 경우 신체에 에너지는 부족하게 되고 질병에 대해 저항력이 떨어지게 된다. 또한 감정은 성냄과 분노로 인한 어둠으로 가득 차 있으며, 잘못된 욕구의 분출은 인체의 생명력을 약화시키는 원인으로 작용하기도 한다.

이처럼 요가에서는 일반적으로 생각하는 영양학적인 관점에 더하여 음식을 정신적이고 영적인 관점으로도 바라본다. 몸의 건강뿐만 아니라 마음을 맑고 편안하게 유지하고자 한다면, 사트바 적인 음식들을 사트바 적인 방법으로 섭취하도록 하면 된다.

하지만 우리가 일반적으로 생각하는 마늘·양파·생강 등 항암작용을 하고, 인체에 긍정적인 역할을 하는 몇몇 식품들은 마음을 역동적으로 만들어 라자스 적인 식품에 포함되기도 한다.

예를 늘어 전통적으로 불교에서 오신채(五辛菜)라 하여 금기시하던 마늘·파·부추·달래·흥거 등과 같이 자극이 심한 채소들은 항암·항균 작용을 하고 정력을 돋우며 몸의 독소를 정화하는 기능이 있다.

하지만 이것들은 교감신경을 자극하여 마음과 때로는 육체를 흥분시키는 작용을 하기 때문에 육체나 마음의 불안정을 야기하는 라자스 적인

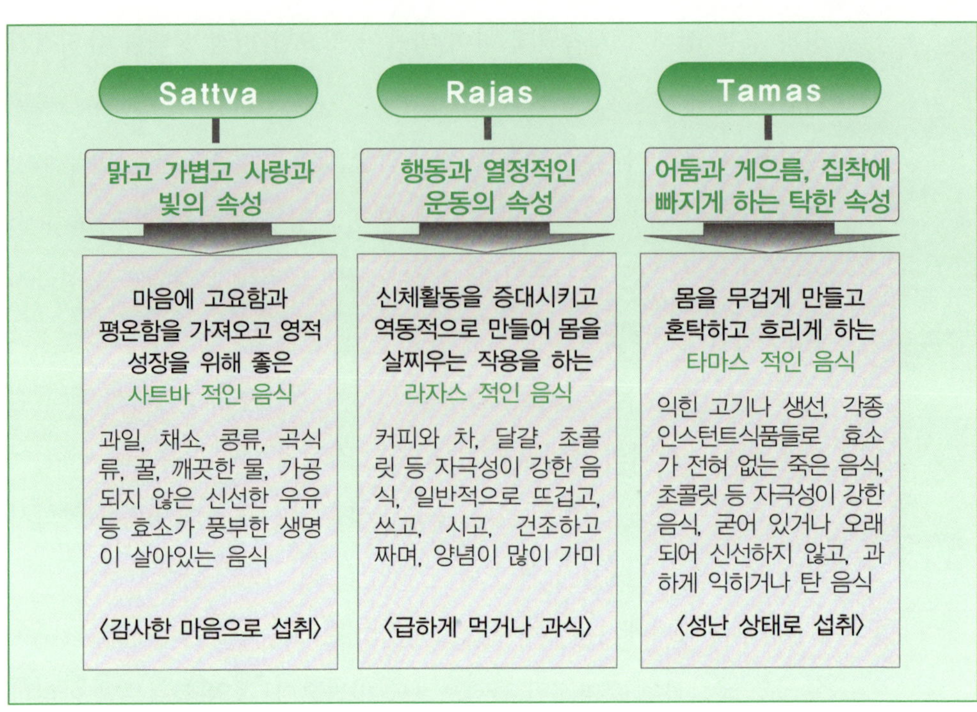

식품으로 분류한다.

정신건강에 도움이 되는 음식들도 역시 효소가 풍부한 음식임을 알 수 있다. 실제로 효소나 산소, 당이 부족할 경우 모든 인체기관의 대사는 느려지고 정신적인 피곤함과 우울증 등을 야기할 수 있다. 이때 호르몬을 분비하는 대표적인 내분비선인 뇌하수체는 비대해진다.

호르몬 조절에 타격을 입을 경우 인체의 균형이 깨지며 정서적으로도 불안정하게 된다. 뇌하수체는 모두 영적 에너지의 기관들로 분류되기도 하므로 효소가 살아있는 음식은 정신적으로도 긍정적인 영향을 미친다.

건강한 다이어트를 위한 식단

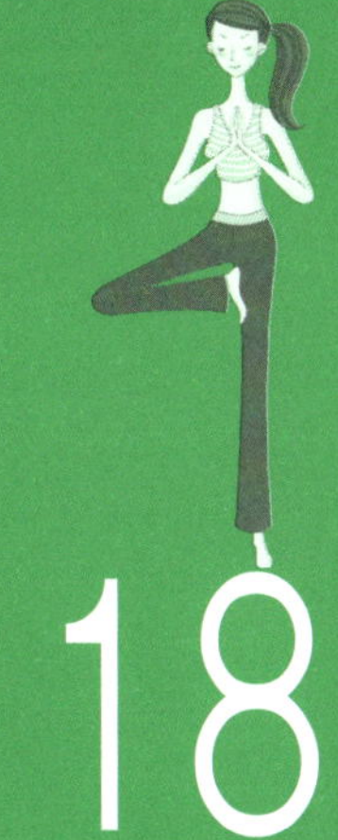

◀◀◀◀◀◀◀◀◀◀◀◀◀◀◀◀◀◀◀◀◀◀◀◀◀◀◀◀◀

아침에는 과일이나 채소, 식물발효액, 물 등으로 가볍게 식사하거나 단식을 하고, 점심에는 곡류 및 전분류·나물류·해조류 및 김치·된장 등 발효식품과 그것으로 만든 국과 찌개와 함께 야채·과일·샐러드로 든든하게 적당량 식사하고, 저녁은 현미 잡곡밥 또는 생식가루·발효식품·과일·채소·식물발효액 등 약간 배고플 정도로 식사하고, 잦은 간식은 피한다.

하루 2~3끼 식사의 식단을 짜는 기준은 간단하다. 효소가 살아있는지 여부와 식재료의 신선도이다. 매 끼니마다 효소가 살아있는 음식을 맛있게 섭취한다면 건강한 다이어트는 그다지 어렵지 않다.

■ 하루 식단 예시

식단 구성은 3장에서 제시한 내용을 토대로 나이와 성별, 생활 습관을 고려해서 개인에게 필요한 영양소와 식단 구성의 목적에 따라 만든다.

- **아침**: 가볍게 식사하거나 단식 — 과일, 채소, 식물발효액, 물
- **점심**: 든든하게 적당량 식사

── 주식 : 곡류 및 전분류(현미 잡곡밥, 감자, 고구마 등), 나물류,

해조류 및 김치, 된장 등 발효식품과 그것으로 만든 국과 찌개

── 부식 : 야채, 과일, 샐러드

- **저녁** : 약간 배고플 정도로 식사

── 주식 : 현미 잡곡밥 또는 생식가루, 발효식품, 과일, 채소, 식물

발효액

- **간식** : 잦은 간식은 피한다 ── 신선한 유제품, 견과류, 과일류

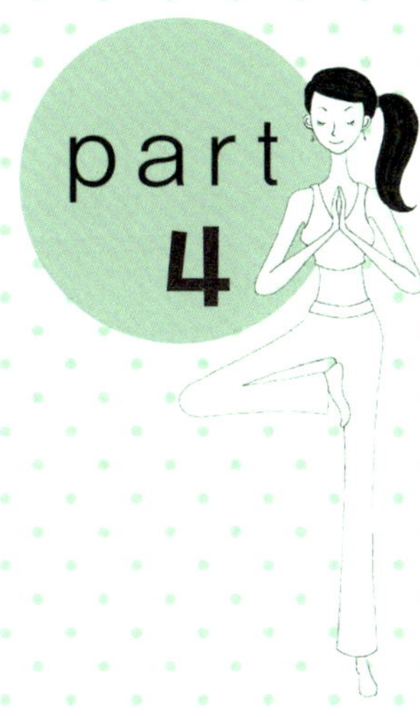

part
4

가장 효과적인 다이어트 : 먹지 않고 운동하기

수많은 다이어트 방법과 정보들이 있다. 아마 이 책을 읽고 있는 독자들도 다이어트 방법에 대해서 웬만큼은 알고 있다. 그래서 다이어트에 대한 조언을 듣거나 정보를 얻게 되면 "그래, 당연하지. 나도 알고 있어!"라고 말할지도 모른다. 그리고는 한마디를 덧붙일 것이다. "근데 그거 하기 쉬워?"

우리는 다이어트 방법을 알고 있다. 거의 대부분 많이 먹어 살쪘고, 운동을 하지 않았기 때문에 살이 찐다. 그래서 가장 효과적인 다이어트 방법은 "먹지 않고 운동하기!" 바로 그것이다. 그렇다. 아주 당연한 말이다. 다만 그 방법이 실천 가능하냐는 것이다. 그것도 쉽게…….

"안 먹으면 힘이 빠질 거야! 영양이 불균형하기 때문에 영양실조에 걸릴지도 몰라. 안 먹고 살 뺀 내 친구는 요요현상 때문에 살이 바로 더 쪄버렸어! 안 먹으면 힘들 텐데 여기에 운동까지 하라고?"

4~5장의 주요 내용은 '먹지 않고 운동하는 방법'에 대한 것이다. 먹지 않아도 힘이 거의 들지 않는 효소단식과 수많은 운동법 중에 몸에 무리를 주지 않고 마음을 다스리는 데 도움을 주는 요가에 대한 내용이다.

음식 조절을 위한 효소단식과 심신 수련 프로그램인 요가를 함께 했을 때 몸과 마음에 쌓여 있던 각종 노폐물을 정화시킬 수 있게 된다. 즉 육체적·정서적·정신적 다이어트가 완성된다.

효소단식의 가장 큰 장점은 쉽다는 것이다. 하루 동안 먹는 양이 얼마 되지도 않는 데 힘이 들지 않는다. 오히려 몸이 가벼워서 힘이 나기도 한다. 그래서 요가와 같은 운동 등을 할 수 있다. 요가는 평소 쓰지 않는 근육들을 사용하면서 신체 곳곳을 움직여 다이어트에 효과적이라고 한다. 적어도 몸매 관리만큼은 요가만한 것이 없다.

힘이 들지 않고, 영양 불균형도 없으며, 운동으로 기초대사량이 떨어지지 않아 요요현상도 없기 때문이다. 단지 해보겠다는 마음만 가지면 언제 어디서나 할 수 있는 프로그램이 바로 효소단식과 요가 수련을 겸한 '엔자임 다이어트'다.

다이어트는 스스로를 변화시키고자 하는 마음가짐에서 시작된다. 프로그램을 정했다면 일정을 계획해서 이를 계기삼아 나를 업그레이드시킬 수 있게 된다.

> **✻ 성공적인 다이어트**
> = 마음가짐(변화에 대한 의지) + 엔자임 다이어트 프로그램(효소단식, 요가, 명상) + 계기 설정(일정 계획)

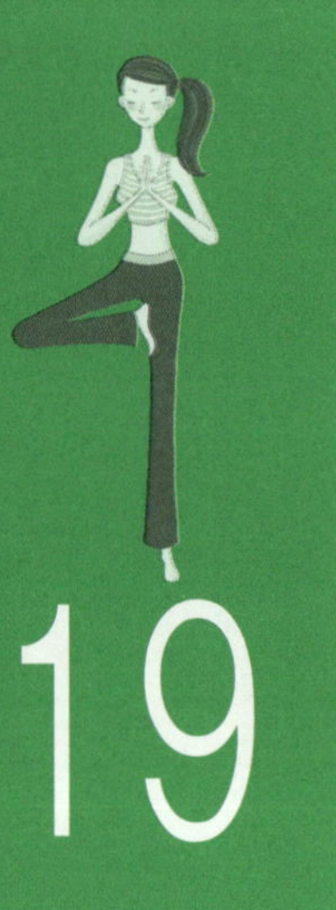

효소단식으로
내장기관에 휴가를!

▶▶▶▶▶▶▶▶▶▶▶▶▶▶▶▶▶▶▶▶▶▶▶▶▶▶▶▶▶▶

효소단식의 경우, 단식이 끝난 후 회복식 과정에 섭취하게 되는 생과일이나 야채의 맛에 어렵지 않게 적응함에 따라 일반식으로 훨씬 쉽게 복귀할 수 있다. 단식 후 이어지는 과식이나 폭식을 방지하는 데 훨씬 수월하다. 그래서 일상생활 중에도 힘들이지 않고 할 수 있는 단식이 효소단식이다.

하루 종일 다람쥐 쳇바퀴 돌아가듯 바쁘게 움직이는 일상생활에서 가끔은 모든 것을 잊고 쉬고 싶을 때가 있다. 마찬가지로 우리의 소화기관도 때때로 쉬게 해줄 필요가 있다. 일 년 열두 달 쉬지 않고 일하는 곳이 소화기관들이기 때문이다. 그런데 주인을 잘못 만나면 소화기관의 일들은 갈수록 늘어나게 된다. 동물성 단백질을 과다 섭취하고, 각종 인스턴트식품을 시도 때도 없이 넣어주는 주인은 그저 제 밥그릇 챙기기에만 바쁘다.

체내의 소화효소가 과도하게 소모되어 더 이상 주어진 작업을 못하겠다며 소화불량이라는 파업에 돌입해야만 주인은 잠시 정신을 차리는

 엔자임 다이어트 Enzyme Diet

듯하다. 하지만 지혜롭지 못한 주인은 그래도 살겠다고 뭔가를 계속 넣어주어 내장기관에 쉴 틈을 주지 않는다. 기업으로 따지면 악덕 기업주에 다름 아닐 것이다.

한정된 노동력에 끊임없이 늘어나는 작업량은 결국 제때 작업을 처리하지 못해 한쪽에 산더미처럼 쌓이고 작업 라인은 정체를 거쳐 마비되고야 만다. 작업량이 줄거나 외부에서 임시직이라도 충당되지 않는 한 밀린 작업은 늘 그대로 묵혀둘 수밖에 없다.

우리 몸에서 음식을 분해하는 일꾼의 역할을 담당하는 것이 바로 효소다. 소화효소의 부족은 섭취한 음식을 제때 분해시키지 못해 장 속에 적체된 내용물을 부패시키고 유독가스를 발생시킨다.

훌륭한 기업일수록 사원들에 대한 복지정책이 잘 되어 있고, 각종 휴가를 통해 여유 있게 제 능력을 발휘하도록 해준다. 인체의 내장기관들이 파업을 통해 질환을 야기할 때 최고의 타결 조건은 '단식'이라는 휴가를 보내주는 것이다. 그리고 그들의 업무량을 분담시킬 '식품효소'라는 외부의 일꾼들에게 업무를 분담케 하면 작업 효율은 급속히 회복된다. 주기적으로 소화기관들에게 단식이라는 휴가를 선물하고 효소가 살아있는 식품을 공급하는 것은 내장기관들을 잘 다스릴 수 있는 주인의 기본 도리요 현명한 경영선략이라 할 수 있다.

소화기관에 휴식을 주는 단식은 예부터 소화기장애의 치료법으로 행해졌다. 단식으로 내장기관을 완전히 청소할 수 있기 때문이다. 단식은 자연의 이치에 따라 모든 동물들이 행하는 자연요법이다. 사람이 병에 걸리면 식욕이 떨어지듯이, 야생 동물들도 몸이 좋지 않으면 본능적으로 단식을 한다. 단식을 통해서 질병으로부터 자연적인 회복이 가능하다는 것이다. 즉 먹고 싶지 않다는 것은 더 이상 소화효소를 소비하지 말고 대사효소의 기능을 회복시키라는 생명체가 부르짖는 호소이다. 이때는 먹지 않는 것이 심신의 부조화를 개선하는 최선의 방법이다.

평상시 인체의 효소 체계는 소화효소의 분비를 유지하기 위한 극도의 스트레스 상태에 있다. 여유를 찾을 수 있는 시간은 단식을 하는 동안과 효소가 살아 있는 식품을 섭취한다거나 식물발효액 등의 효소 보충제를 사용할 때이다.

단식을 하게 되면 침샘과 위액, 췌장액에 있는 소화효소는 모두 휴가를 떠나 즉시 감소하게 된다. 대신 신체의 생명활동을 담당하는 대사효소의 활동이 활발해지면서 신속하게 병에 걸린 세포를 치유하고 노폐물을 제거하는 작업을 시작한다. 그 과정에서 장이 더 아프거나 메스껍거나 무기력증, 어지럼증과 같은 신체 반응이 일어나기도 한다. 이는 소화불량으로 처리되지 못한 독소와 노폐물들을 효소가 분해하는 과정에서 일어나는 명현반응이라 할 수 있다.

단식 중 효소의 활발한 대사작용은 육체적인 노폐물을 정화시키는 것뿐만 아니라 감각기관의 미세한 변화를 관찰할 수 있게 하여 일상생활에서 놓쳐버린, 무의식의 세계에서 진행되는 생명의 신비를 느낄 수 있게 한다.

그런데 문제는 단식을 어렵게 생각하는 데 있다. 사실 물 단식은 시작 후 첫 며칠 동안 상당한 피로감을 느낄 수도 있고, 몸의 좋지 않은 부분이 좋아지는 과정에서 생기는 명현현상이 심하게 나타나기도 한다.

하지만 효소단식은 다르다. 적어도 물 단식보다 훨씬 쉽다고 말한다. 그리고 몇몇 실험과 논문에 의해 밝혀진 바에 의하면 육체적 효과는 오히려 더 좋다. 효소단식의 경우, 단식이 끝난 후 회복식 과정에 섭취하게 되는 생과일이나 야채의 맛에 어렵지 않게 적응함에 따라 일반식으로 훨씬 쉽게 복귀할 수 있다. 단식 후 이어지는 과식이나 폭식을 방지하는 데 훨씬 수월하다. 그래서 일상생활 중에도 힘들이지 않고 할 수 있는 단식이 효소단식이다.

❑ 효소단식의 효과

* 단식 중 체내에 축적된 영양소를 자가 흡수하고 완전 연소시킴으로서 체내에 쌓여 있던 **독소가 지속적으로 배출**된다.
* 체내의 모든 장기를 휴식하게 하여 음식물을 소화시키는 데 쓰이는 소화효소의 소비가 줄어들어 **인체의 생명력이 증대**된다.
* 음식물 소화과정에 사용되는 에너지가 극도로 적어지며, 여유분으로 남아 저장된 에너지와 영양 성분들이 자가 조절 시스템(면역력 상승, 세포 성장, 노폐물 제거 등)에 쓰이게 되어 **자연 치유력이 높아진다**.
* 혈청 내 지방이 줄어들어 농도가 묽어진 피는 각 세포로 산소 공급을 더 많이 하게 되며, 체내 구석구석에 **백혈구를 더 원활하게 공급**할 수 있게 된다.
* 혈액이 맑아지고 흐름이 좋아지면 백혈구와 림프구가 활성화되어 항염, 항균, 항바이러스 작용이 활발하게 이루어져 **면역력이 높아진다**.
* 지방이 에너지를 낼 수 있는 분자들로 전환되는 과정을 활발하게 하여 **지방의 연소를 돕는다**.

＊ 효소단식과 지속적인 효소식은 세포 속 독소(LDL 콜레스테롤, 병원균, 곰팡이, 각종 플러그, 중성지방 등)를 제거하여 건강한 세포로 교체되면서 체질이 개선된다.

＊ 주위 환경에 대한 자각과 민감도가 증가되며, 뇌 속까지 정화되면서 감각이 깨어나고 기억력과 집중력이 좋아진다.

＊ 자신의 내면을 성찰할 수 있는 여유를 갖게 되고, 정신적·영적인 성숙과 깨달음으로 이끈다.

위와 같은 이유로 효소단식은 소화기질환(소화불량, 위염, 장염, 궤양, 변비, 설사, 치질 등), 심혈관질환(고혈압, 고지혈증, 동맥경화, 협심증 등), 피부질환(여드름, 아토피, 알레르기, 만성 피부염 등), 비만·당뇨·관절염·감염성 질환, 정신질환, 두통 등을 포함한 여러 증상에 신속한 효과를 볼 수 있는 이상적인 방법이다.

배부른 단식, 효소단식

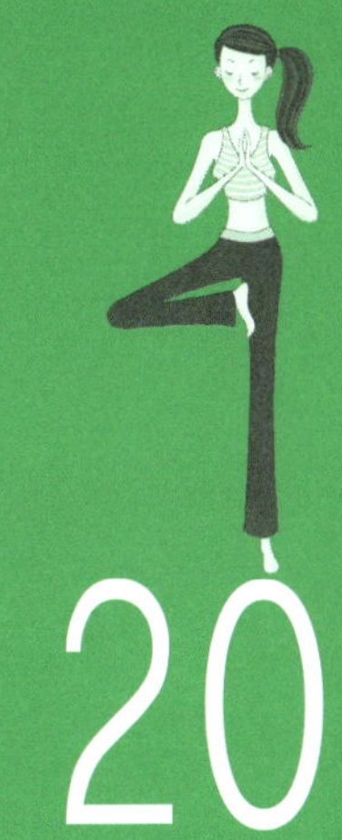

효소단식은 체내 에너지 소모를 최소한으로 줄이면서 에너지를 발생시킬 수 있으므로 일상생활에 전혀 지장을 주지 않는다. 적극적인 다이어트를 위해서라면 체내에 축적된 체지방을 감소시켜야 한다. 체지방은 배설되는 것이 아니라 태워서 줄여야 하므로 운동을 통해서 체지방을 분해시키도록 해야 한다.

음식의 양을 평상시보다 줄이거나 먹지 않을 때 배고픔을 느끼는 것은 당연하다. 그 상태가 지속되면 몸에 기력이 소진되어 움직이는 것도 귀찮고, 영양의 불균형이 초래되어 건강마저 나빠질 거라 생각한다.

과연 그럴까? 무작정 음식만 줄이거나 끊게 되면 그럴지도 모른다. 하지만 외부에서 식물효소를 투입해 주었을 경우 상황은 달라진다.

우리가 일반적으로 생각하는 '안 먹으면 죽을지도 몰라'라는 두려움이 한낱 기우임을 알 수 있게 된다. 예부터 못 먹어서 죽은 사람은 있어도 안 먹어서 죽은 사람은 없었다. 오히려 안 먹어서 살아나는 사람이 더 많을 것이다. 게다가 효소단식은 아예 안 먹는 것이 아니라 인체의 신진대사를 촉진하여 생명활동을 돕는 식물효소를 공급하는 것이다.

안 먹으면 큰일 날 것이라는 생각들은, 현대 영양학에서 음식물에 들어 있는 영양소와 칼로리의 하루 필요량을 계산하여 영양소와 열량 중심의 식단을 마련하는 데서 비롯되었다. 60조 개가 넘는 세포들이 활동하는 데 필요한 에너지를 음식의 칼로리 중심으로 따짐으로써, 일정량의 칼로리를 섭취하지 않으면 힘을 낼 수 없다는 생각이 바탕에 깔려 있다.

에너지는 음식에 들어 있는 각종 영양소들이 분해되어 얻어지는데, 분해를 도와주는 여러 효소와 그 작용을 돕는 보조 효소가 없다면 에너지는 결코 얻어지지 않는다. 즉 생명력의 중심인 효소만 잘 섭취해도 에너지가 생겨 힘을 쓸 수 있다. 따라서 식사의 기본은 어느 정도의 영양소와 칼로리를 섭취하느냐보다 어느 정도의 효소를 섭취할 수 있느냐를 먼저 고려해야 한다.

일반적인 물 단식은 전문가의 지도 아래 정확하게 행해져야 한다. 물 외에 아무것도 먹지 않을 경우에는 인체에 포도당이 부족해져 체액이 산성화되며, 포도당을 주원료로 사용하는 뇌와 심장에 자극을 주어 어지럽거나 기력이 소진되는 현상이 일어날 수 있기 때문이다. 심한 공복감과 체력 소진은 오히려 우리 몸이 열량 소모를 최소한으로 하고 비축된 지방을 아껴 쓰도록 하는 항상성을 발휘하게 한다.

나아가 근육에 비해 가벼운 체지방을 먼저 태우는 것이 아니라 유지하는 데 상당한 에너지를 필요로 하는 근육을 먼저 분해해 에너지로 이용한다. 즉 영양소의 흡수율을 높이고 기초대사량을 떨어뜨림으로써 단식을 마치고 정상적인 식사를 할 때 줄어들었던 체중이 더 늘어나는

❏ 요요현상의 메커니즘

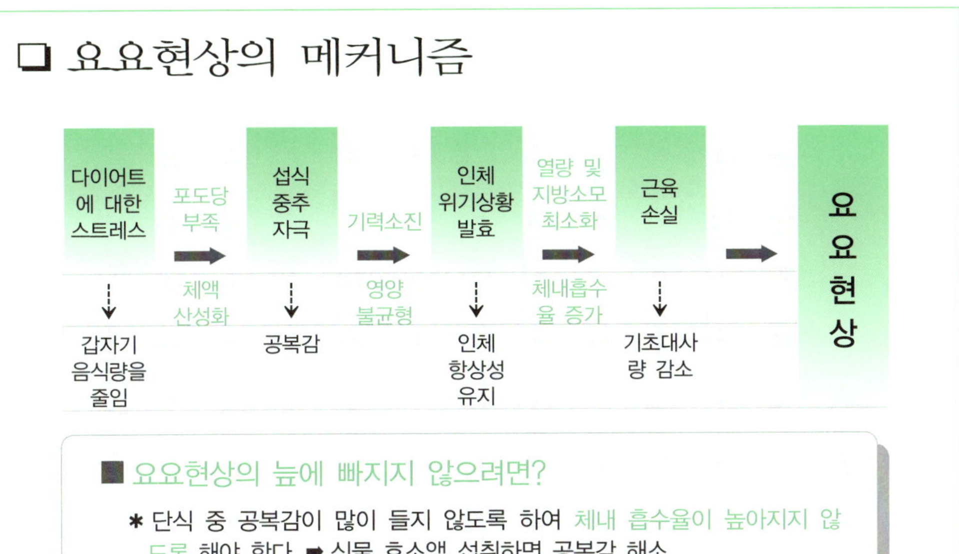

요요현상의 원인으로 작용하게 된다. 요요현상의 늪에 빠지지 않으려면 단식 중 공복감이 많이 들지 않도록 하고, 체내 흡수율이 높아지지 않도록 해야 한다. 무엇보다 근육이 손실되면 기초대사량이 감소하므로 체지방을 소모시킬 수 있는 운동을 하여 기초대사량이 줄어들지 않도록 해야 한다.

효소단식의 장점은 평소 섭취했던 조리된 음식들을 끊었는 데도 배고프지 않고 힘이 빠지지 않는다는 것이다. 일반적으로 효소단식 때 많이 사용하는 식물발효액(식물발효 추출물)은 산과 들에서 자생하는 산야초, 유기농 채소와 과일, 청정 해역의 해조류 등을 항아리 등에서 장기간 발효·숙성시킨 식품이다. 또는 신선한 과일이나 야채, 녹즙, 효소가 살아

있는 주스를 섭취하기도 한다.

식물을 발효·숙성시켜 이를 단식 중에 섭취하게 되면 단식기간 중 건강을 유지할 수 있는 비타민이나 미네랄, 살아 있는 효소를 비롯하여 여러 영양소가 공급된다. 이들은 흡수가 용이한 주스 형태로 공급되므로 소화효소가 분비되는 소화과정이 거의 생략된 채 체내로 흡수된다. 그동안 소화를 위해 쓰이던 에너지는 체내 독성과 노폐물을 제거시키고 자연치유력을 향상시키는 데 사용되며, 지방에 쌓여 있는 독소 제거작용도 더 완만하고 부드럽게 일어난다.

효소단식 중에는 식물효소로 섭취되는 칼로리와 영양소가 평소에 비해 훨씬 적은 양인 것처럼 보이지만, 우리 몸은 스스로 다양한 경로를 통해 필요한 에너지를 공급한다. 미국 노스웨스트(Northwest) 자연요법 클리닉 의사인 스티븐 베일리(Steven Bailey)는 단식 첫 이틀 동안은 간에 저장된 당이 포도당으로 전환되어 몸이 필요로 하는 에너지원으로 쓰인다고 말한다. 이것이 모두 고갈된 후엔 체내 지방이 에너지원으로 쓰이게 된다고 한다.

그리고 평상시 조리된 음식물은 체내에서 불완전 연소되어 오히려 노폐물을 쌓이게 하지만, 식물효소의 섭취는 포도당이 효소의 작용으로 더욱 잘게 부수어져 세포 내 미토콘드리아에서 완전 연소될 수 있도록 한다.

미토콘드리아 내에서 일어나는 TCA 회로의 분해 합성작용은 효소와 보조효소, 산소에 의해 일어나며, 영양소를 완전 연소시켜 에너지를 생성시키기 때문에 최소의 영양소로 최대의 에너지 효율을 일으킬 수 있다.

   엔자임 다이어트 Enzyme Diet

이처럼 효소단식은 체내 에너지 소모를 최소한으로 줄이면서 에너지를 발생시킬 수 있으므로 일상생활에 전혀 지장을 주지 않는다. 하지만 적극적인 다이어트를 위해서라면 체내에 축적된 체지방을 감소시키는 것에서 가능하다. 체지방은 배설되는 것이 아니라 태워서 줄여야 하므로 운동을 통해서 체지방을 분해시키도록 해야 한다. 효소단식은 운동할 수 있는 충분한 에너지를 발생시키기 때문에 힘들이지 않고 운동을 할 수 있게 한다.

❑ 효소단식 제품(식물발효액) 구입 요령

효소단식 때 필요한 식물발효액은 인터넷이나 유기농 매장에서 어렵지 않게 구입할 수 있다. 다만 업체가 크다고 해서 우수한 제품을 만드는 것은 아니므로, 몇 가지 고려사항을 알고 제품을 구입하면 좋다.

첫째, 자연 상태의 재료를 사용했는지 여부이다. 하지만 모두 자연 상태의 식물로 제조한다고 선전하므로 판매하는 사람의 마인드와 철학이 중요하다. 인간과 자연에 대한 사랑과 정성으로 빚어진 제품은 그러한 에너지가 그대로 제품에 녹아 있게 된다.

둘째, 숙성기간이 너무 짧으면 안 된다. 보통 단식용으로는 2년 이상 숙성시킨 제품이 좋다. 액이 너무 걸쭉하다면 숙성시간이 짧은 것이다.

셋째, 1~2종으로 된 것보다 다양한 재료가 들어 있는 제품이 단식용으로는 좋다.

넷째, 새콤달콤한 맛이 있는 제품이 숙성이 잘된 제품이다. 이상 발효가 되거나 발효가 너무 된 제품들은 술처럼 알코올 성분이 많거나 식초처럼 매우 시다.

☐ 인체의 에너지 생성과정과 효소의 역할

음식물 →	효소 세포(미토콘드리아) 산소	신진대사(분해·합성) ⟶ TCA 회로	ATP(에너지)+노폐물

* 음식물 : 탄수화물, 단백질, 지방, 비타민, 미네랄, 물, 섬유질 기타
* 효　소 : 음식물의 분해와 합성 등 인체의 모든 신진대사가 일어나도록
  하는 족매물질
* 산　소 : 영양소를 태워 에너지를 발생시킨다
* TCA(tricarboxylic acid) 회로 : 탄수화물, 지방, 단백질 등 영양소가 대사
  되면 최종적으로 TCA 회로의 순환과정에서 완전 산화된다. 그
  결과 ATP(에너지)를 생산한다
* ATP(adenosine triphosphate) : 에너지의 화폐, 에너지를 저장하고 있는
  분자의 이름으로 ATP가 분해되면서 에너지가 만들어진다

생명이 있다는 것은 항상 에너지를 발생시켜 소모하고 있다는 것을 의미한다. 모든 생명체는 음식을 섭취하여 에너지를 만들어낸다. 하지만 그 과정이 조금은 복잡하고 다양하다.

음식으로 섭취된 영양소는 호흡작용(산소)과 소화작용(효소)에 의해 분해·합성되어 탄수화물은 포도당으로, 지방은 지방산과 글리세롤로, 단백질은 아미노산 등의 구성 성분이 된다. 이들은 더욱 더 작게 분해되

어 미토콘드리아에서 아세틸코엔자임A(acetyl-CoA)으로 변환되어, 최종적으로 TCA 회로와 전자전달계를 거쳐 완전히 산화 분해된다. 이 과정에서 이산화탄소와 물 그리고 최종 목적물인 에너지(ATP)를 생성하여 생명이 유지된다.

쉽게 말해서 우리 몸의 세포들은 에너지를 소모하면서 생명을 유지한다. 이 세포들이 스스로 에너지를 생산하기 위해서는 물과 산소 그리고 포도당 등이 필요하다. 호흡으로 산소를 얻고 탄수화물을 대사하여 포도당이 얻어지면, 이것이 혈관을 타고 세포들에 전달된다. 포도당이 더 잘게 부수어져 세포 안의 미토콘드리아에 들어가면 이를 태워서 에너지가 얻어진다.

비유하자면, 잘게 부수어진 포도당은 땔감이고, 미토콘드리아는 아궁이라 할 수 있다. 그리고 여기에 불을 지피기 위해 산소가 필요하게 된다. 땔감을 아궁이에 넣고 산소를 불어넣어주면 불길(효소)이 일어 열(에너지)을 발생시킨다. 이처럼 여러 가지 에너지원이 대사되어 이산화탄소와 물, ATP로 산화되는 반응(TCA 회로—땔감을 아궁이에 넣어 에너지를 만드는 과정)은 모두 효소군(群)에 의해 일어난다.

만약 체내에 산소가 부족하다면 우리 몸은 TCA 회로를 작동하지 못하게 되며, 효소가 없다면 음식물을 섭취해서 에너지로 만드는 모든 과정이 아예 중단되고 만다. 즉 효소는 생명활동을 가능케 하는 생명력의 근원이다.

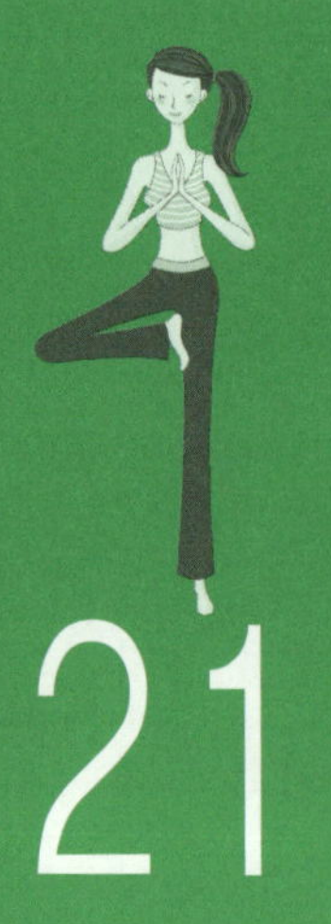

단식과 유산소운동을 병행하면 효과는 10배

▶▶▶▶▶▶▶▶▶▶▶▶▶▶▶▶▶▶▶▶▶▶▶▶▶▶▶▶▶▶

효소단식과 요가를 함께 했을 때 효과는 매우 탁월하다. 오직 단식만 했을 때에 비해 효소단식 중 행하는 요가는 체중과 체지방율의 감소를 더욱 촉진시킨다. 더욱이 근육과 기초대사량은 적게 감소되거나 오히려 오르는 경우도 있다. 물론 요요현상에서 자유롭기 때문에 단식의 성공률도 더 높다.

그다지 힘들지 않게 효소단식을 수행하는 동안 필수적으로 병행해야 할 일이 있다. 바로 운동이다. 운동은 기혈의 순환과 림프순환을 원활하게 하고, 장의 연동운동을 도와 축적된 노폐물들을 밖으로 배출한다. 특히 전신을 사용하여 움직이는 운동들은 체내의 산소 순환을 돕고 이산화탄소와 독소의 배출을 돕는다. 운동으로 순환이 잘되면 효소를 활성화시키는 데 필요한 영양소의 공급이 쉬워지고 효소의 활동에는 가속도가 붙게 된다.

하지만 단식 중의 운동은 너무 무리해서 할 필요는 없다. 지나친 운동은 활성산소를 발생시켜 몸을 녹슬게 하므로 노화를 부추기고 몸에 무리를 주기 때문이다. 단식 중에는 관절과 근육들이 부드럽게 풀려 있는 상태이다. 다시 말하면 평상시보다 조금은 약해져 있는 상태인 것이다. 이때 관절을 무리하게 사용하는 운동이나 과도한 근력운동은 오히려 관절을 상하게 하거나 근육의 피로를 가중할 우려가 있다. 따라서 단식 중의 운동은 자신의 몸에 맞는 적당한 수준의 운동을 해야 한다. 특히 근육과 관절을 부드럽게 풀어주는 요가나 수영, 걷기 등이 도움이 된다.

요가나 수영, 걷기 등은 대표적인 유산소운동이다. 운동을 수행할 때 산소를 소비하느냐 하지 않느냐의 차이에 따라 유산소성운동과 무산소성운동으로 나뉜다. 이때 에너지원인 탄수화물·단백질·지방의 3대 영양소가 산소와 결합하여 모두 에너지로 사용되는 운동이 바로 유산소운동이다.

유산소운동들은 대부분 천천히 하는 특성을 가진다. 대표적으로 요가는 천천히 느린 동작을 반복하기 때문에 에너지원이 산소와 결합한 후 에너지를 생산해낼 수 있는 충분한 시간을 가질 수 있다. 특히 운동과정 중에 병행되는 깊은 호흡은 부교감신경을 자극해 마음을 안정시키고 면역력을 높인다. 호흡을 통한 온몸으로의 산소 투입은 전신의 근육과 세포들이 유기적으로 움직여 지방을 소모시키는 데 필수적인 도움을 준다.

운동 강도가 클수록 에너지 대사과정은 무산소성에 의존하게 되는데, 무산소운동은 에너지원으로 탄수화물을 사용하는 데 비하여, 유산소운동인 요가는 몸에 무리가 되지 않는 범위의 강도로 행하면서 에너지원으로 지방을 사용하는 차이가 있다.

운동으로 사용하는 모든 에너지가 지방으로 소비되기 위해서는 중·

저 강도의 운동을 30분 이상 지속해야 하는데, 요가나 걷기 등은 강도가 크지 않으므로 운동의 지속 시간을 늘릴 수 있게 된다. 따라서 장시간의 무리 없는 운동으로 체지방을 태우기 때문에 다이어트에 효과적이다.

현장에서 효소단식과 요가를 함께 지도했을 때 효과는 매우 탁월하다. 오직 단식만 했을 때에 비해 효소단식 중 행하는 요가는 체중과 체지방율의 감소를 더욱 촉진시킨다. 더욱이 근육과 기초대사량은 적게 감소되거나 오히려 오르는 경우도 있다. 물론 요요현상에서 자유롭기 때문에 단식의 성공률도 더 높다.

보통 체질을 정화하기 위해 행하는 단식을 빨래에 비유한다. 물 단식이 단순히 빨래를 물로 계속해서 헹구는 작업이라면, 효소단식은 빨래에 세제를 풀어서 찌든 때를 분해하는 것에 비유한다. 여기에 요가나 유산소운동, 복부 마사지와 관장 같은 몇몇 대체요법들을 더불어 행하는 것은 빨래를 세탁기에 돌려 비벼 빠는 효과가 있으므로, 묵은 때까지 모두 분해시켜 빼주는 과정인 것이다.

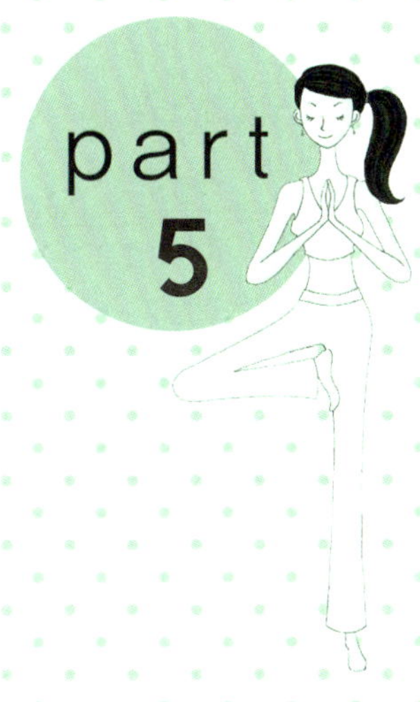

part 5

효소단식 실전 프로그램

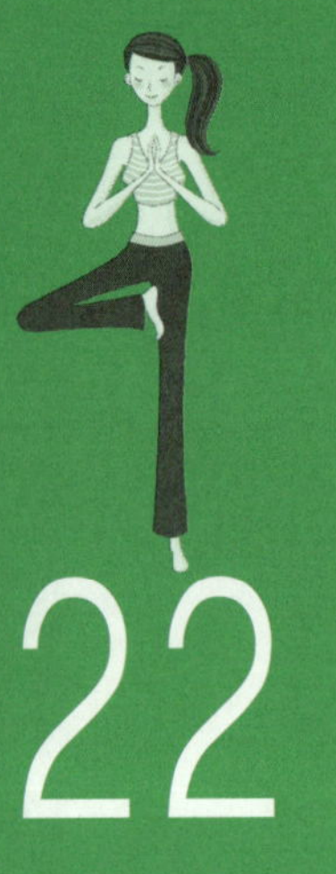

효소단식의 준비

▶▶▶▶▶▶▶▶▶▶▶▶▶▶▶▶▶▶▶▶▶▶▶▶▶▶▶▶▶▶▶▶

일주일 이상의 단식을 계획할 경우에는 2~3주 전부터 자극적인 음식은 피하고 편식하지 말며, 7일 이전부터는 채소와 과일, 식물발효액 등 효소가 살아있는 질 좋은 음식을 골고루 먹는다. 준비단식 기간에는 식사량을 조금씩 줄여나가서 단식 바로 전날에는 간단한 죽이나 평상시 식사량의 절반 이하를 섭취한다.

단식은 ① 준비단식(감식), ② 본단식, ③ 정리단식(회복식)의 3단계로 나눠서 실시된다. 평소 먹는 음식을 완전히 끊는 단계가 본단식인데, 본단식의 준비를 위해 음식을 서서히 줄여나가는 준비단식, 본단식 이후 서서히 음식을 늘려나가는 정리단식으로 구분된다.

일반적으로 단식이라고 하면 음식을 완전히 끊는 단계만 생각하지만 단식보다 더 중요한 것은 단식한 다음 회복식 과정이므로, 단식은 이 모든 단계를 하나로 생각해서 온전히 지켜나가야 한다.

효소단식에서는 본 단식기간의 절반을 준비단식의 기간으로 잡으면 되고, 본단식 기간의 2배 이상을 정리단식의 기간으로 삼으면 된다. 예를

 엔자임 다이어트 Enzyme Diet

들어, 7일 효소단식을 계획했다면 3일 정도 준비해서 7일간 단식을 한 다음 14일 이상을 정리단식의 기간으로 삼으면 된다.

효소단식의 준비는 어렵지 않다. 하지만 준비단식을 소홀히 할 경우 단식기간에 공복감이 심하게 오거나 장이 아플 수 있다. 따라서 단식에 대한 의지도 떨어질 수 있으므로 철저히 지키는 것이 좋다.

준비단식에는 다음과 같은 일들이 수반되어야 한다. 먼저 단식법을 실행해 보았던 이들의 경험을 공유하고 단식에 대한 사전 지식을 숙지해야 하며, 이에 따라 정확한 일정표를 작성한다. 단식을 실행함에 앞서 단식의 목표를 뚜렷이 세워야 한다. 체중을 감소시키기 위한 목적이거나 질병을 치료하는 목적을 넘어서 정신과 영혼의 성장을 도모할 수 있는 좋은 기회이므로 목표를 정해서 꼭 이루겠다는 마음가짐이 중요하다.

또한 가족이나 주위 사람들에게 단식 이유와 기간을 이야기해둠으로써 단식 중에 주변 사람들로 인한 방해가 없도록 미리 대처해야 한다. 단식을 시작할 때 먼저 체중과 비만도(BMI), 복부비만 정도를 측정하거나, 체지방 측정계가 있다면 정기적으로 체지방 측정을 하여 몸의 변화를 관찰하는 것도 좋다.

그 밖에 피부를 통한 노폐물 배출에 대비해 깨끗한 내의를 여러 벌 준비하여 매일 갈아입는 데 지장이 없도록 해야 하며, 술과 담배, 인스턴트식품 등은 준비단식에 들어가면서 완전히 끊도록 한다. 특히 금욕을 실천해야 하며, 영양제나 의약품 등은 전문가와 상의 후 가급적 사용하지 않아야 한다. 여성의 경우 생리일을 피해서 행하는 것이 바람직하나 단식 중 생리에 대해서 걱정할 필요는 없다.

일주일 이상의 단식을 계획할 경우에는 2~3주 전부터 자극적인 음식은 피하고 편식하지 말며, 7일 이전부터는 채소와 과일, 식물발효액 등 효소가 살아 있는 질 좋은 음식을 골고루 먹도록 한다. 준비단식 기간에는 식사량을 조금씩 줄여나가서 단식 바로 전날에는 간단한 죽이나 평상시 식사량의 절반 이하를 섭취한다.

단식 2~3일 전에는 구충제를 복용하도록 한다. 특히 구충은 꼭 해야 한다. 단식 동안에 위산의 분비가 적어지면 회충이 담낭 등으로 올라가 위험이 초래될 수도 있기 때문이다. 준비단식 때도 식물발효액을 꾸준히 섭취함으로써 음식량 감소에서 오는 공복감이 들지 않도록 한다.

☐ 단식을 해서는 안 될 사람들

* 마른 체질의 사람 : 마른 체질의 사람이 처음으로 단식에 도전할 때에는 효소단식이더라도 7일 이상 할 경우에는 주의가 필요하다. 빈혈, 신경과민, 불안감, 기력 저하가 우려되기 때문이다. 15일 이상의 장기 단식을 하고자 한다면 7일 단식과 회복식을 1차로 하고, 다시 2차 7일 단식으로 나누어서 시도하도록 한다. 다만 효소단식에 대한 경험이 풍부하다면 상관이 없다.
* 악성 종양, 암, 신장병, 백혈병 등의 중환자
* 간질병, 우울증, 정신병자
* 당뇨병이 상당히 진행된 환자
* 심한 기관지 천식 환자 및 진행성 결핵
* 심장이 약한 노인이나 중증의 심질환자
* 심한 위궤양, 십이지장궤양, 궤양성 대장염 환자
* 임산부 및 기타 심한 질병을 앓고 있는 환자

단식 중 주의 및 금기사항

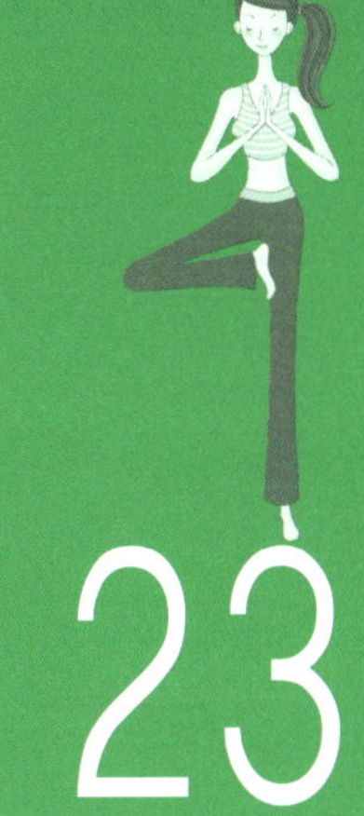

효소단식을 할 때에는 자신의 건강 상태와 질병 정도를 고려하여 단식기간을 결정해야 한다. 장기적인 단식이 심신을 정화하는 데는 보다 탁월한 효과를 나타내겠지만, 스스로의 건강 상태를 고려하지 않은 상태에서의 단식은 오히려 위험을 초래할 수 있으므로 자신에게 적절한 기간을 선택하는 일은 중요하다.

효소단식은 일상생활을 하면서 얼마든지 할 수가 있다. 무작정 굶는 것이 아니라 식물발효액을 마시면서 하는 단식은 배가 고프거나 체력이 떨어지지 않기 때문에 직장인이라도 어렵지 않게 할 수 있다. 하지만 정신적인 변화를 원하거나 주변 환경이 단식을 방해할 염려가 있다면 일상의 스트레스로부터 벗어난 자연 환경 속에서 하는 것도 좋다.

요즘에는 일상생활에서 벗어나 요가와 명상 등을 수련하면서 효소단식을 할 수 있는 프로그램인 단식체험 여행(Fasting Tour) 상품이나, 아름다운 자연 환경에서 자연을 호흡하며 효소단식을 하는 다이어트 여행(Diet Tour) 상품들이 있으므로 여기에 참여하는 것도 도움이 된다.

효소단식을 할 때에는 자신의 건강 상태와 질병 정도를 고려하여 단식기간을 결정해야 한다. 장기적인 단식이 심신을 정화하는 데는 보다 탁월한 효과를 나타내겠지만, 스스로의 건강 상태를 고려하지 않은 상태에서의 단식은 오히려 위험을 초래할 수 있으므로 자신에게 적절한 기간을 선택하는 일은 중요하다.

단식 초기에는 인체의 모든 기능이 동요되어 2~3일간 고통이 수반되기도 한다. 미국 최초의 주거형태 요양소인 Meadowlark 클리닉의 설립자인 루미스(Loomis) 박사에 의하면, 단식 시작 후 3일 정도는 불수의 신경계가 전반적으로 흥분되고, 뇌파의 전기 활성도가 상승하며, 백혈구가 증가한다고 한다.

이때부터 주요 해독작용이 일어나면서 단식 중 가장 힘든 기간이라 보면 된다. 사람에 따라서 고통이 나타나는 시기가 다르지만, 단식을 시작해서 처음 3일의 시간만 넘기면 식욕이 저하되고 저혈당 상태가 되어 평온하게 단식을 수행할 수 있다.

단식 시작 4일 후부터 2주 이내에는 에너지가 넘쳐나는 것을 느끼며 정신도 맑아지고 충만감이 커진다. 이는 개인에 따라 차이가 있으며 신체 내 독성의 축적 정도와 평소 복용하고 있는 약물의 가짓수에 따라 심신이 변화되는 정도와 기간이 달라진다. 몸에 독성이 없다면 인체가 본연의 자연 상태로 돌아가는 시간이 단축될 수 있게 된다.

효소단식 중 체중은 하루 평균 0.5~1kg이 줄게 된다. 이 기간 동안 체중이 25% 가량 줄어도 생명에는 아무런 지장이 없다. 단지 몸무게의 40% 이상 체중이 줄게 되면 위험하다. 25% 이상 체중이 감소한다는 것은, 인체에 필요한 단백질의 분해작용이 시작된 것이며, 이때는 단식을 푸는 것이 건강에 좋다.

❏ 효소단식 기간에 지켜야 할 점

① 단식의 모든 문제는 독단으로 판단하지 말고 반드시 단식 전문가와 상의하도록 한다.

② 평상시의 생활을 그대로 유지하도록 한다. 단, 과도한 움직임이나 과로는 피하되 자주 움직여주는 것이 더 좋다.

③ 하루 250~300ml의 식물발효액을 일정량의 물에 자신의 입맛에 맞게 희석하여 수시로 섭취한다.

④ 효소와 함께 하루 2~3ℓ 이상의 물을 수시로 음용한다. 효소와 물은 긍정적인 마음으로 아주 맛있게 먹는다. 만약 구토가 심하거나 마시고 싶지 않을 때는 무리해서 마시지 않도록 하며, 죽염을 섭취하며 마시는 방법을 취할 수도 있다.

⑤ 단식 중 운동을 게을리 할 경우 지방이 아닌 근육 손실로 이어져 기초대사량 저하로 오는 요요현상이 우려되므로 유산소운동을 꾸준히 해야 한다.

⑥ 요가나 체조 등은 아주 고단하지 않는 한 꾸준히 행해야 한다. 특히 신체 골격이나 근육의 불균형이 있다면 요가 수련으로 바로 잡도록 한다. 운동은 체지방의 효과적인 연소와 단식에서 오는 무력감을 극복할 수 있게 하므로 반드시 행해야 한다.

⑦ 자연과 더불어 산책한다. 단식 중에 누워서 쉬는 것은 오히려 해롭다. 혈액이나 조직을 완전히 정화시키기 위해서는 운동이 반드시 필요하다.

⑧ 단식기간 중 노폐물이 매일 변으로 나오는 데, 거르는 날은 복부 마사지를 깊게 한다. 손으로 복부 마사지를 하기 힘들다면 핸드볼 공과 같은 둥근 물건을 두고 엎드려 복부를 자극하는 것도 도움이 된다.

⑨ 갑작스런 움직임은 현기증이나 빈혈을 일으킬 우려가 있으므로 천천히 움직여야 하며, 오래 앉아 있다가 급히 일어설 때는 주의를 요한다.

⑩ 운동과 더불어 몇몇 요가 호흡이나 복식호흡을 실시하도록 한다. 깊은 호흡은 산소를 충분하게 공급하여 몸에 누적된 독소를 몰아내고 새로운 활력을 준다.

⑪ 차분한 마음으로 명상의 시간을 갖는다. 명상으로 삶을 뒤돌아보는 여유를 가질 수 있으며, 스스로의 몸과 마음을 보다 세밀하게 관찰할 수 있는 계기가 된다. 또한 정신이 맑아짐으로 영적인 진화를 도모하는 계기가 될 수 있다.

⑫ 하루에 한 번씩 가볍게 샤워를 한다. 인체에서 발산되는 각종 노폐물을 미지근한 물로 가볍게 씻어내는 것이 중요하다. 이때 샴푸나 비누 등의 화학적 제품은 사용하지 않는 것이 좋으며, 온탕이나 냉탕에서 오랫동안 머물러 있지 말고 짧게 샤워를 마치는 것이 좋다.

⑬ 단식 중 입 냄새 제거를 위해 틈틈이 미지근한 물로 입안을 헹군다. 이때 치약을 사용하는 과도한 칫솔질은 잇몸에 좋지 않은 영향을 줄 수 있으므로 부드러운 칫솔을 사용하거나 손가락을 이용해 가볍게 한다.

⑭ 단식 중에 의사가 지시하는 특별한 치료약이나 건강식품을 복용하는 것은 가능하나 효소 이외에는 가급적 먹지 않도록 한다.

⑮ 사람을 만나거나 손님을 너무 오래 접촉하는 일은 되도록 피한다. 자신은 잘 느끼지 못하지만 단식 중에는 몸에서 특이한 체취가 발산되어 상대방이 불쾌하기 쉽고, 본인 또한 후각이 예민해져 있어 상대방의 입 냄새나 체취에 반응해 지치게 된다.

⑯ 단식 중 성생활은 금해야 하며, 끝난 이후에도 단식기의 3배 이상 기간 동안에는 삼가는 것이 좋다.

⑰ 하부 소화기의 적극적인 정화를 위해 관장 등 기타 대체요법을 실행하는 것도 도움이 된다.

⑱ 춥다고 해서 방을 너무 뜨겁게 하거나 난로 등을 이용해서 직접 몸을 덥게 하지 않도록 한다.

⑲ 단식 중 나타나는 명현현상(설사, 무기력, 발진, 지병 악화 등)은 좋지 않던 부분이 개선되는 과정에 나타나는 현상이므로 안심하고 계속하는 것이 좋다.

⑳ 단식 중에 단식일기장을 준비해서 몸의 변화(체중, 체지방, 신체 사이즈)와 감정적인 느낌, 마음의 상태를 매일 기록하도록 한다.

☐ 단식 시 일어나는 명현반응과 대처 방법

단식 중에는 몸이 긍정적으로 변화하는 과정에서 다양한 명현반응이 일어난다. 하지만 효소단식은 물 단식에 비해 명현반응이 심하지 않다. 아래는 효소단식을 포함한 일반적인 단식 시 일어나는 증상과 대처 방법이므로 미리 숙지해 둘 필요가 있다.

① 단식 중에는 허기진 느낌, 즉 공복감이 일어나는데 이는 당연한 현상이다. 하지만 평소 식생활이 불안정했거나 폭식 습관이 있었던 경우, 그로 인해 비위의 기능이 나빠져 있는 경우, 또는 예비 단식을 소홀히 했을 경우에는 공복감이 더 심하게 나타날 수 있다. 그런데 공복감은 단식 시작 2~3일 정도에 나타날 뿐 이후에는 사실상 심리적 공복감에 시달리게 된다. 이때는 먹는 생각에 집착하기보다 먹지 않아야 한다는 자기 암시를 하거나 가벼운 운동과 명상을 통해서 극복할 수 있다.

② 단식을 하게 되면 모든 신체기관의 생리작용에 변화가 일어나는데, 그 과정에서 무기력하거나 신경이 예민해지는 현상이 많이 발생하게 된다. 하지만 이 역시 단식 중에 있을 수 있는 당연한 반응이므로 걱정할 필요는 없다. 이때는 요가나 체조, 산책 등으로 신체 곳곳을 움직여주는 것이 좋다. 기운이 없다고 가만히 누워 있거나 잠만 자게 되면 오히려 몸이 더욱 처지게 되므로 지칠수록 더욱 몸을 움직여주

어야 한다.

③ 단식 중에는 체중이 하루 평균 0.5~1kg 이상 빠질 수도 있다. 체중이 줄어드는 것은 잉여 영양분이 분해되고 체내의 노폐물이 빠져나가는 현상이다. 반면 오히려 체중이 잘 안 빠지는 현상은 체지방 조직이 심하게 굳었거나 자세 불량 등으로 기혈순환이 원활하지 못한 경우이므로, 물을 많이 마시고 몸을 자주 움직임으로써 체지방까지 효과적으로 분해될 수 있도록 해야 한다.

④ 단식 중 효소만 섭취할 경우에는 뱃속에서 부글부글 끓는 느낌이 일어나거나 꼬르륵 소리가 나며 화장실을 자주 가게 된다. 이때는 효소가 몸 속 노폐물을 분해하여 정화시키는 과정이며, 위와 장의 연동운동 중 일어나는 소리이므로 즐거운 마음으로 지켜보면 된다.

⑤ 단식 중에 발생하는 장의 뒤틀림은 관장이나 장 청소 후에 소장과 대장이 제 위치를 찾아가는 과정에서 일어나기도 하며, 굳어 있던 숙변이 움직이면서 장에 통증이 나타날 경우가 있는데, 심할 때는 연한 된장국물을 마시거나 요가 동작들을 취해주고 복식호흡과 마사지를 행해주는 것이 좋다.

⑥ 단식 중 대표적으로 나타나는 현상은 구토와 속 쓰림이다. 음주, 과식, 육식 등 평소 잘못된 식습관이나 위장질환이 있는 사람에게 심하게 나타난다. 한껏 늘어져 있던 위장이 단식으로 제자리를 잡는 과정에서, 위장 내에 적체되어 있던 찌꺼기나 탁한 구토물들이 넘어오는 현상으로 장염이나 위궤양이 심하게 있었던 사람은 내용물을 토해내기도 한다. 이때는 죽염을 연하게 탄 물을 마시게 해서 위장을 더욱 수

축시킨 뒤 일부러 토하게 하거나, 감잎차에 꿀을 약간 타서 마시거나,
레몬즙을 물에 희석해서 먹으면 곧 편하게 해소된다. 병행해서 복부
마사지나 복부 찜질, 복부와 관련된 요가의 아사나와 복식호흡 등을
해주면 거의 해소가 된다. 이러한 조치에도 구토가 심하게 계속될 경
우에는 단식을 중단하고 연한 된장국물과 함께 미음 등의 회복식으
로 마무리하되, 약을 먹거나 주사를 맞는 등의 치료 처방은 가급적
하지 않는다.

⑦ 단식 중에는 체독이 체표로 빠져나오는 과정에서 피부발진이 일어날
수 있다. 특정 부위만 돋아나기도 하지만 심한 경우는 전신에 돋아나
기도 한다. 이때는 긁지 말고 가볍게 닦아주거나 소금물을 발라주면
효과가 있다. 피부약을 바르면 오히려 좋지 않으므로 삼가야 하며, 체
내의 독소가 빠지는 현상을 긍정적으로 생각하면 절로 없어지게 된다.

⑧ 체내의 불필요한 지방을 연소시키면서 몸살과 발열현상이 일어날 수
도 있다. 그렇다고 약을 복용하는 것은 삼가야 하며, 하루 정도 견디
면 오히려 몸이 말끔하게 회복되기 때문에 걱정하지 않아도 된다.

⑨ 단식 중에 일어나는 결림이나 근육통은 뭉친 근육이나 어혈 등이 풀
려나가면서 나타나는 통증이다. 이때는 뭉친 부위에 대한 마사지를
해주거나 요가나 가벼운 스트레칭으로 풀어주는 것이 좋다.

⑩ 체내의 독소가 강하게 일어나면서 머리 쪽으로 상승할 때 두통이나
현기증이 유발될 수 있다. 대장의 숙변에서 발생한 가스에 의해 두통
이 발생할 때에는 산책이나 요가, 반좌욕 등을 해주면서 신속히 탁기
가 배설될 수 있도록 해주거나 관장요법으로 하복부의 탁기를 배설

    엔자임 다이어트 Enzyme Diet

시키는 것도 좋다.

⑪ 심한 냄새를 동반하며 숙변이 배설되거나 소변이 탁하게 배설되는 경우, 날짜와 상관없이 생리가 배설되는 경우는 체내에 묵은 노폐물과 독소, 탁혈이 빠져나오는 긍정적인 현상이므로 걱정할 필요는 없다.

이 밖에 단식 중 나타나는 대부분의 현상들은 몸이 청소되고 자연치유력이 살아나면서, 지금까지 나빠졌던 몸이 좋아지는 과정에서 자연스럽게 일어나는 현상이다. 그러므로 긍정적인 마음으로 열심히 극복하면, 단식 후 훨씬 건강한 몸으로 회복되어 있는 자신을 발견할 수 있다.

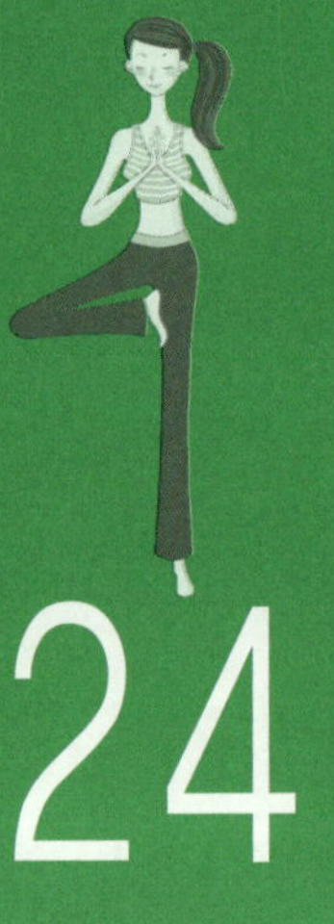

회복식의 중요성과 주의사항

▶▶▶▶▶▶▶▶▶▶▶▶▶▶▶▶▶▶▶▶▶▶▶▶▶▶▶▶▶▶▶▶▶▶

단식을 성공적으로 마무리했을 때는 심신에 미치는 효과가 상당하다. 일단 심신이 안정되어 몸이 가벼워지고 생기가 넘친다. 비만이 있던 사람은 비만증상이 해소되며, 허약하거나 산성화된 체질이 개선된다. 특히 피부가 고와지며, 추위와 더위를 잘 이겨낼 수 있게 되고 시력이나 기억력 등의 감각기능이 좋아진다.

회복식은 본단식 후 음식물을 서서히 섭취하는 기간으로 단식의 성패는 이 기간에 좌우된다. 단식의 전 과정에서 가장 어려운 기간이 정리단식(회복식) 기간이다.

음식을 아예 끊는 본단식보다도 정리단식 때는 음식에 대한 유혹이 훨씬 강렬하다. 만약 단식이 끝났다는 생각으로 음식물을 닥치는 대로 아무렇게나 먹는다면 그간의 고생은 수포로 돌아갈 뿐만 아니라 오히려 심신에 이상을 초래하게 되므로 각별히 유의해야 한다.

단식에 의해 모든 내장이 휴식을 취하면서 수축되어 있는 상태이기 때문에 정리단식의 일정대로 차근차근 실행해나가야 한다. 갑작스런 음식 섭취는 장에 무리를 주기 때문에 발효액이나 죽, 녹즙을 통해 위장을 천천히 달래듯이 먹어야만 한다. 단식 직후의 신체는 마치 아기의 그것과도 같아서 자극적이지 않은 음식으로 일정량의 소식을 해야 한다.

과식은 단식 전보다 오히려 소화기 계통에 과중한 부담을 주어 내장 기능에 이상을 일으키기 쉽다. 특히 신장이나 심장 등에 장애가 생기게 되므로, 정리단식이 잘못 되었을 경우에는 손이나 발, 얼굴이 붓거나 탁해지는 등 위험한 증상들이 발생할 수가 있다.

정리단식의 계획은 본단식의 일수보다 좀 더 길게 잡거나 본단식 2배 이상의 기간만큼 행하는 것이 기본이며, 단식 때의 반응과 건강 상태에 따라서 자신에게 맞도록 짜야 한다.

❑ 정리단식 시 주의사항

① 정리단식의 기간은 길면 길수록 좋다.

② 과식은 금물이다. 소식을 실천하도록 노력해야 한다. 음식물을 많이 먹게 되면 얼굴을 포함한 몸 전체가 붓게 되며, 때로 위험한 상황으로 나타날 수도 있다.

③ 단식기간을 통틀어 술과 담배, 육류, 인스턴트식품 등은 절대 피하도록 하며, 어떠한 약물도 복용해서는 안 된다.

④ 생선은 2주 후, 어묵 및 계란은 5주 후, 밀가루 음식 및 술과 육류는 2달 후부터 가능하나, 단식을 계기로 유해식품은 끊어버리는 것이 좋다. 적어도 체질이 개선될 수 있는 최소 시간대인 3~4개월 이상은 올바른 식생활 습관을 지켜야 한다.

⑤ 정리단식 때 식습관은 가급적이면 오랫동안 꼭꼭 씹어서 넘겨야 하며 효
　소식 중심의 식단을 짠다.

⑥ 정리단식 기간 중 신진대사가 원활하도록 요가·체조·명상 등 단식 때
　행했던 대체요법들을 실행한다.

⑦ 정리단식 기간 중 과로는 삼가야 하며 꾸준히 요가를 통해서 몸의 균형
　을 유지해야 한다.

⑧ 좀 더 적극적인 체중 감량을 위해서라면 보식의 기간을 늘리고, 곡물의
　섭취를 늦추며, 효소식품(발효액 및 야채·과일 등 미생물이 살아 있는
　식품) 위주의 식단을 지속적으로 유지하는 것이 좋다.

⑨ 정리단식 기간에 마음이 풀어져 위의 사항을 지키는 데 소홀해질 경우가
　많으므로 항상 마음을 다잡아야 하며, 단식일기장을 쓰는 것이 도움이
　된다.

이와 같은 전 과정을 숙지하고 단식을 성공적으로 마무리했을 때는
그만큼 심신에 미치는 효과가 상당하다. 일단 심신이 안정되어 몸이 가
벼워지고 생기가 넘친다. 비만이 있던 사람은 비만증상이 해소되며, 허
약하거나 산성화된 체질이 개선된다.

특히 피부가 고와지고 추위와 더위를 잘 이겨낼 수 있게 되며, 시력
과 기억력 등의 감각기능이 좋아진다. 단식기간 중의 정확한 요가 수련
은 체형을 바로잡아 자세를 좋게 하며, 기타 만성지병이 자연스레 해소
된다. 또한 정신적으로 깨어 있는 삶을 영위하며 영적인 진화를 이룰 수
있게 된다.

효소단식 하루 일과표

효소단식을 할 때는 자신의 건강 상태와 질병 정도를 고려하여 단식기간을 결정해야 한다. 장기적인 단식이 심신을 정화하는 데는 보다 탁월한 효과를 나타내겠지만, 스스로의 건강 상태를 고려하지 않은 상태에서의 단식은 오히려 위험을 초래할 수 있으므로 자신에게 적절한 기간을 선택하는 일은 중요하다.

여기에서 제시하는 효소단식의 하루 일과는 심신 수련 프로그램을 행할 수 있는 요가수련원, 단식원, 명상수련원, 일상생활과 떨어져 자연과 접한 곳에서 실행할 수 있는 프로그램들이다. 직장생활을 하거나 일상생활 중에서의 효소단식은 스스로 일정을 계획해서 식물발효액을 적질히 십취하고, 근처 요가원이나 명상수련원을 이용해 몸과 마음을 다스리는 수련을 하루 1~2시간 정도 하면 된다.

효소단식의 하루 일과는 「엔자임 다이어트 8단계」에 제시했던 방법을 기초로 구성하면 된다. 특히 심신 수련은 기상 직후, 오후와 저녁에 1시간씩 행하도록 하면 좋다. 효소를 음용하거나 회복식을 한 다음에는 산책이나 취미활동을 즐기도록 하고, 치유를 위한 시간 배정은 자유시간이나 심리적으로 가장 편안한 시간대에 하는 것이 좋겠다.

❏ 엔자임 다이어트 8단계

* 1단계 목표 설정 : 다이어트 일정 계획 수립 및 다이어트 의지 굳히기
* 2단계 육체 내부 정화 : 해독요법(효소단식)
* 3단계 육체 구성 : 식이요법(효소식)
* 4단계 육체 외부 정화 : 운동요법(요가)
* 5단계 기운 정화 : 호흡법, 기수련
* 6단계 감정 정화 : 심상화, 요가니드라, 만트라(呪), 최면
* 7단계 마음 정화 : 기도, 명상
* 8단계 참 자아에 도달 : 기도, 명상, 자연과 교감, 봉사

❑ 효소단식 중 하루 일과

■ 기상

잠에서 깨어남과 함께 떠오르는 태양의 무한한 에너지를 느끼며 하루를 시작한다.

■ 목표 설정(체중 및 체지방 측정)

단식의 보람은 역시 체중 감량에 있다. 매일 체중과 체지방이 감량되는 모습을 측정계를 통해 확인한다. 그리고 설정된 목표를 이루겠다는, 다이어트에 대한 의지를 굳건히 다진다.

■ 육체 외부와 기운 정화(체조, 요가, 호흡, 명상)

스트레칭과 체조, 요가 수련으로 잠들어 있던 세포를 깨우고 몸 전체를 가볍게 풀어준다. 몸이 풀렸으면 대지의 기운을 느끼며 호흡과 명상을 한다.

■ 효소 음용(단식할 경우), 회복식(정리 단식할 경우)

효소단식 중일 경우 산과 들, 바다에서 자생하는 식물에서 채취된 발효액을 즐겁고 감사한 마음으로 먹는다. 단식을 마치고 회복식을 할 경우에는 식단에 맞추어 생명이 살아있는 음식들을 섭취해야 한다.

■ 산책(걷기 명상)

상쾌한 자연의 기운을 느끼기 위해 30분에서 1시간 정도 산책을 하는 것이 좋다. 주변이 바다라면 해풍욕을 할 수 있고, 산이라면 삼림욕을 할 수도 있다. 산책하는 동안 걷기 명상(바라보기 수련)을 하는 것도 좋다.

■ 취미활동(영화감상, 독서 등)

자신의 몸과 마음을 되돌아보고 정화시키기 위해 일상생활에서 떨어져 있는 동안 단식의 무료함이 있다면 여유 시간에 취미활동을 하는 것도 좋다. 영화 감상을 하거나 독서를 함으로써 심리적인 압박이나 스트레스를 해소할 수 있게 된다.

■ 감정 정화(심상화, 요가니드라, 만트라, 최면)

감정 정화 수련의 공통점은 마음을 흐트러뜨리는 다양한 자극들로부터 자신의 감정을 다잡는 수련이다. 예를 들어 '나는 날씬한 사람이다'라는 자기 최면을 걸고, 마음속으로 날씬한 상태를 상상하는 심상화를 하면 스스로 만족을 느끼고, 생각하는 대로 변화하는 모습을 볼 수 있게 된다. 요가니드라는 최면과 심상화를 함께 할 수 있는 행법이다. 여기에 만트라(呪)를 외게 되면 산란한 감정 상태를 내면으로 집중할 수 있으므로 정서적인 다이어트가 가능하게 된다.

■ 다이어트 요가

요가는 다양한 동작을 통해서 비틀어진 체형을 바르게 잡아주고, 자세가 교정되는 과정에서 부위별 다이어트를 가능하게 한다. 몸의 군살을 뺄 수 있는, Part 6에 제시된 다이어트 요가 프로그램을 그대로 따라해 보자.

■ 기 수련, 명상 수련

기 수련은 우리 몸과 주변에 펼쳐져 있는 장(場)을 느끼고 체휼하게 함으로써 흩어져 있는 기운을 조절하고 자연스러운 명상을 유도하여 비만의 최대 원인인 스트레스를 해소한다. 수련이 깊어지면 마음이 맑아지고 비워지므로 번뇌와 스트레스, 감정적인 노폐물들을 스스로 정화시켜 정신적 다이어트를 가능하게 한다.

■ 육체 정화(관장, 복부 마사지 등의 대체요법)

효소단식 중에 몸을 치유할 수 있는 몇 가지 방법을 익혀서 행하는 것은 매우 유익하다. 대표적으로 하부 소화기를 정화시키는 관장법과 장의 연동운동을 돕고 노폐물을 배출할 수 있도록 하는 복부 마사지를 들 수 있다. 이 밖에 대체요법들을 활용하여 효소단식 중에 최선의 몸과 마음의 상태로 가꾸어나갈 수 있게 된다.

■ 마음 정화 및 참 자아에 도달(기도, 명상, 자연과 교감, 봉사 등)

효소단식의 장점 중 가장 가치 있는 것 중의 하나가 마음을 바라보는 여유를 가질 수 있다는 점이다. 단식을 하게 되면 평상시 소화시키는 데 쓰였던 에너지가 생명활동과 정신활동을 하는 에너지로 대체될 수 있게 되어 정신이 매우 맑아지게 된다. 맑게 정화된 상태에서 행하는 기도와 명상은 의식의 차원을 한층 높여주어 고양된 정신 상태에 이를 수 있게 된다. 마음이 맑아진 상태에서는 자연과의 교감이 절로 일어나서 동·식물, 사물과 자연스러운 소통이 가능해진다. 이때 행하는 행위들은 내 자신과 이웃들을 위한 가치 있는 봉사로 승화될 수 있다.

■ 휴식 및 취침

효소단식 중에는 과로하거나 너무 무리한 정신활동도 피해야 한다. 충분한 휴식과 제시간에 취침하는 것은 성공적인 다이어트의 밑거름이라 할 수 있다.

식생활 변화를 위한
1일 단식 프로그램

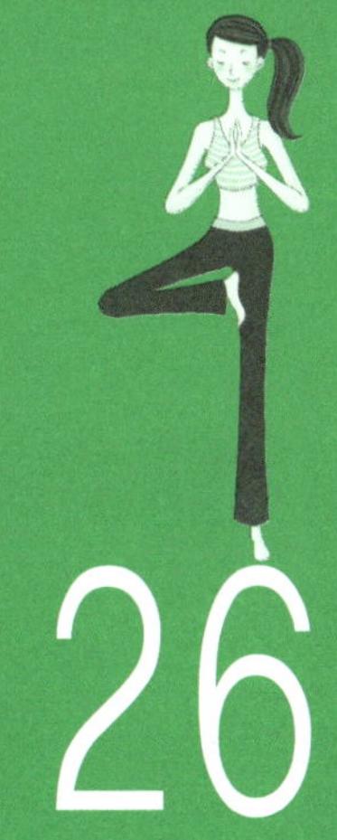

하루 단식을 위해서 이틀 간의 준비단식과 이틀 간의 정리단식으로 철저히 음식을 조절해 보도록 하자. 이를 계기로 평상시 자신의 식생활 습관을 점검할 수 있고, 늘 올바른 식생활 습관을 유지하는 동기부여의 기회로 삼을 수 있다.

1일 단식은 평상시 생활 패턴을 유지하면서 실시할 수 있다. 1일 단식은 어렵지 않으므로 물 단식으로 해보는 것도 좋다. 하루 동안 오직 물만 먹으면서 생활하는 과정에 단식에 대한 두려움을 떨칠 수 있게 된다. 이후 장기간의 효소단식을 자신 있게 실천할 수 있게 되고, 이 또한 어렵지 않다는 것을 느낄 수 있다. 하루 단식을 위해서 이틀 간의 준비단식과 이틀 간의 정리단식으로 철저히 음식을 조절해 보도록 하자. 이를 계기로 평상시 자신의 식생활 습관을 점검할 수 있고, 늘 올바른 식생활 습관을 유지하는 동기부여의 기회로 삼을 수 있다.

인도의 아유르베다 의학에서는 1주일에 한 번은 소화기의 휴식을 위해서 미지근한 물로 단식을 권유한다. 매주 하루 정도 단식을 시행함으로써 항상 바른 식생활 습관을 유지할 수 있게 된다.

단식 과정	식 단		주의 및 고려사항
준비단식	단식 이틀 전	[아침] 평소의 1/2 효소 20㎖ 섭취 [점심] 평소의 2/3 효소 20㎖ 섭취 [저녁] 평소의 1/2 효소 20㎖ 섭취	* 1주일 이전부터 자극적인 음식은 피하고 편식하지 않을 것. * 술·담배 금지 * 단식 하루 전 구충제 복용 * 단식 전날 저녁 내장의 노폐물을 빼기 위해 약국에서 마그밀(수산화마그네슘) 구입하여 5~10정 섭취
	단식 하루 전	[아침] 야채, 과일 효소 30㎖ 섭취 [점심] 평소의 1/2 효소 30㎖ 섭취 [저녁] 평소의 1/3 효소 30㎖ 섭취	
본단식(1일)	미지근한 물(3L 이상) 섭취		* 수시로 물을 씹듯이 천천히 마신다 * 꾸준히 운동(요가)하기 * 복부 마사지 * 호흡·명상
정리단식	단식 하루 후	[아침] 야채, 과일 효소 30㎖ 섭취 [점심] 평소 1/2, 녹즙 효소 30㎖ 섭취 [저녁] 평소 1/2, 녹즙 효소 30㎖ 섭취	* 자극적인 음식 절대 금지 * 술·담배·인스턴트 음식 절대 금지 * 과로하지 않기 * 꾸준히 운동(요가) 하기
	단식 이틀 후	[아침] 야채, 과일 효소 20㎖ 섭취 [점심] 평소의 3/4 효소 20㎖ 섭취 [저녁] 평소의 3/4 효소 20㎖ 섭취	
비 고	* 본단식 때는 오직 물만 섭취한다 * 준비단식과 정리단식 때 식물발효액을 100~150㎖/1일 섭취한다 * 5~10배 정도로 희석한 식물발효액을 맛있게 섭취한다		

주말에 가볍게 행하는 2일 효소단식 프로그램

◄◄◄◄◄◄◄◄◄◄◄◄◄◄◄◄◄◄◄◄◄◄◄◄◄◄◄◄◄

정리단식 시 주의사항은 ① 정리단식 때 식물발효액(효소) 100~150㎖/1일 섭취, ② 과식, 자극적인 음식 절대 금지, ③ 술·담배·인스턴트 음식 절대 금지, ④ 과로하지 않기, ⑤ 꾸준히 운동(요가)하기, ⑥ 명상, 기도, 이미지 트레이닝 등 정신 수련 실천, ⑦ 단식일지를 기록한다.

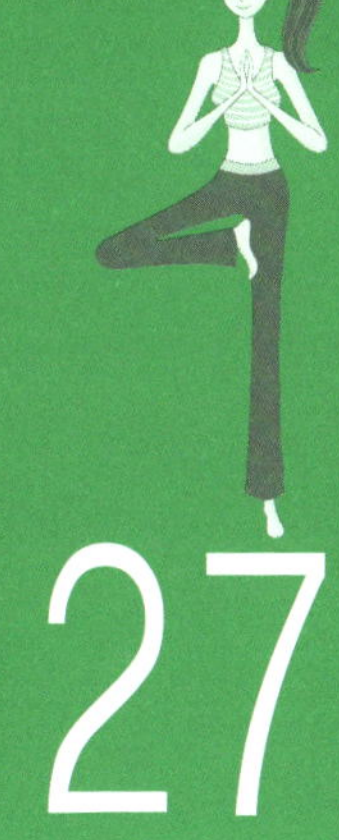

주말에 물로 하는 1일 단식 외에 효소단식으로 2일 정도 하는 것도 좋다. 단기간의 효소단식은 정리단식 동안 특별한 적응기간이 필요하지도 않으므로 일상생활은 물론 직장생활에도 부담을 주지 않는다. 주 5일 직장생활을 열심히 하고 토요일과 일요일 휴식을 즐기면서 효소단식을 해보자.

단식 과정		식물발효액 섭취법, 식단, 주의사항
준비단식 (금요일)	식단	[아침] 평소의 2/3, 효소 30㎖ 섭취 [점심] 평소의 2/3, 효소 30㎖ 섭취 [저녁] 평소의 1/2, 효소 30㎖ 섭취
	주의 및 고려사항	* 체중 및 체지방 측정 * 단식일지 기록 * 준비단식 중 구충제 복용 * 단식 전날 저녁 마그밀 5~10정 섭취
본단식 (토~일)	식단	* 효소 50㎖를 5~10배 물에 희석하여 아침·점심·저녁 평소 식사 시간에 약간 진하게 음용
	수시	* 효소 30㎖ 정도를 물에 엷게 희석해서 수시로 음용 * 물은 하루 2~3ℓ 이상 수시로 음용
	실천사항	* 하루 250~300㎖의 식물발효액(효소)을 섭취 * 단식기간 중에 꾸준한 운동 * 명상·기도·이미지 트레이닝 등 정신 수련 실천 * 복부 마사지, 관장 등의 대체요법 활용 * 체중 및 체지방 측정 * 단식일지 기록
정리단식 (월~화)	월요일	[아침] 야채, 과일, 효소 30㎖ 섭취 [점심] 평소 1/2, 과일, 효소 30㎖ 섭취 [저녁] 평소 1/2, 녹즙, 효소 30㎖ 섭취 [수시] 효소를 적당히 희석해서 맛있게 섭취
	화요일	[아침] 야채, 과일, 효소 20㎖ 섭취 [점심] 평소의 3/4, 효소 20㎖ 섭취 [저녁] 평소의 3/4, 효소 20㎖ 섭취 [수시] 효소를 적당히 희석해서 맛있게 섭취
	주의사항	* 정리단식 때 식물발효액(효소) 100~150㎖/1일 섭취 * 과식, 자극적인 음식 절대 금지 * 술·담배·인스턴트 음식 절대 금지 * 과로하지 않기 * 꾸준히 운동(요가)하기 * 명상·기도·이미지 트레이닝 등 정신 수련 실천 * 단식일지 기록

체질 개선과 비만 해소를 위한 장기 효소단식 프로그램

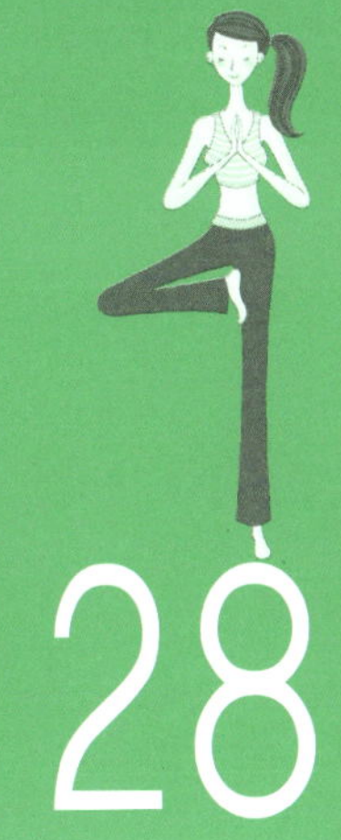

단식은 견디기 힘든 노정이 절대 아니다. 대부분의 경험자들은 처음에는 두려움으로 시작하다가 시간이 지나면서 그 기간을 행복하게 생각한다. 체중이 점점 감소하면서 몸이 가벼워지기 때문에 오히려 기운이 나서 더욱 열심히 운동도 하고 명상도 한다. 어느 정도 체중 감량에 가속도가 붙기 시작하면 스스로에게 거는 시크릿(자기 암시, 최면)이 맞아 들어가기 시작하면서 삶이 즐거워지게 된다.

효소단식은 어렵지 않기 때문에 개인의 심신 상태에 따라 기간을 자유롭게 조절할 수 있다. 효소단식으로 체질 개선을 하고자 한다면 마른 체형일지라도 기본 7일 단식은 해야 한다. 그리고 비만 해소를 목적으로 한다면 기본이 15일 단식이다. 보통 15일 동안 효소만 먹는 단식을 하라고 하면 눈이 휘둥그레질지도 모르겠다. 하지만 비만 해소를 위해서라면 15일이 기본이다. 15일 단식이 처음에 부담스럽다면 7일 단식과 회복식을 하고, 연이어 7일 단식에 들어가면 된다.

비만환자에게 15일 단식은 견디기 힘든 노정이 절대 아니다. 대부분의 경험자들은 처음에는 두려움으로 시작하다가 시간이 지나면서 그 기간을 행복하게 생각한다. 체중이 점점 감소하면서 몸이 가벼워지기 때문에 오히려 기운이 나서 더욱 열심히 운동도 하고 명상도 한다. 어느 정도 체중 감량에 가속도가 붙기 시작하면 스스로에게 거는 시크릿(자기 암시, 최면)이 맞아 들어가기 시작하면서 삶이 즐거워지게 된다.

효소단식은 준비식을 3일 정도만 해도 된다. 물론 일주일 이상 준비한다면 더욱 좋다. 그리고 정리단식은 단식기간만큼을 기본으로 삼지만, 가급적이면 단식기간의 2배 이상 하기를 권한다. 특히 체질이 바뀔 수 있는 시간인 100일 정도는 올바른 식생활 습관을 깨뜨리지 않아야 한다.

효소단식을 마치고 정리단식 단계에 들어섰을 때 체질 개선을 목적으로 하였다면, 회복식 첫날부터 밥을 먹어도 된다. 대신 음식물을 50번 이상 씹어서 입 안에서 죽으로 만들어 입안의 효소에 의해 어느 정도 소화를 시킨 후 삼켜야 한다. 그리고 이때부터는 자극적이지 않은 야채와 과일, 두부, 싱겁고 연한 된장국물 등이 섭취 가능하다.

비만 해소를 목적으로 효소단식을 한 경우에는 단식기간의 2배 이상의 시간 동안 곡류를 섭취하지 않고 오직 생명이 살아있는 효소식품을 중심으로 섭취하는 것이 좋다. 할 수 있다면 그 기간을 늘리면 늘릴수록 효과적이다. 야채, 과일, 연두부, 해초류, 식물발효액 등의 생명 에너지가 풍부한 식단으로 유지하면 유지할수록 체중 감량은 지속적으로 일어난다. 다만 이들을 골고루 섭취해야 영양의 불균형에 대한 걱정 없이 건강하게 다이어트에 성공할 수 있게 된다.

정리단식 때 주의할 점은 절대 과식하지 말아야 한다는 점이다. 다종류 소량 섭취를 기본으로 해서 정리단식 기간 내내 단식 때의 긴장감을 늦추지 말아야 한다. 긴장의 끈을 놓쳐 스스로에게 합리화시키기 시작할 때는 이미 늦게 된다. 만약 과식하거나 과로하거나 좋지 못한 음식을 먹게 되면 신체에 많은 부담감을 주므로 다시 일정기간의 효소단식으로 심신을 조절해야 한다.

단식하고 회복식을 하는 과정에 체중 감량의 속도가 더디게 되는 정체기는 누구에게나 일어난다. 하지만 정체기를 걱정할 필요는 전혀 없다. 보통 음식을 끊고 7~15일 정도 지나면서 체지방이 분해되는 속도가 빨라지는데, 체지방은 다른 에너지원에 비해 부피가 크고 가벼우면서 에너지 효율이 높기 때문에 체지방이 분해될 때는 일시적으로 체중이 덜 빠지는 것처럼 느껴진다. 특히 체지방 분해 시에는 입에서 쉰 냄새가 나거나 어지럼증, 심리적 나태함이 동시에 찾아오기 때문에 이때는 체지방이 분해되는 시간이라 생각하면서 더 열심히 심신 수련에 매진해야 한다.

완전한 다이어트에 이르기 위해서는 'Part 1 다이어트를 정확히 알고 시작하자'에서 다룬 것처럼, 인간 존재의 모든 영역을 다함께 다스려야 한다. 효소단식은 육체 내부의 정화에 가장 탁월한 효과를 주는 방법 중 하나이지만, 단식을 하는 동안 다양한 프로그램을 도입해서 동시에 시행해 나간다면 그 효과는 배가되게 된다. 'Part 8 엔자임 다이어트와 함께하는 각종 대체요법'에 제시된 관장법, 코 청소, 촛불 응시, 복부 마사지 등은 단식 때 더불어 할 수 있는 탁월한 대체요법들이다.

특히 엔자임 다이어트 8단계에서 다루었던 정신 수련법들을 효소단식 중에 하게 되면 더욱 좋다. 단식 중 마음을 정화시키는 수련에 집중하게 되면 단순히 육체만 변화하는 것이 아니라 마음까지도 긍정적으로 변화하게 된다. 이 책의 후반부에 제시된 요가, 호흡수련, 심상화, 최면, 요가니드라, 기 수련, 기도, 명상, 자연과 교감하는 다양한 정신 수련법들을 시도해 보자. 육체를 바꾸려면 결국 마음이 변화해야 하는데, 이들 수련법들은 다이어트에 지친 마음에 활력소가 되는 수련법들이다.

다음의 7일 이상의 효소단식 프로그램은 저자의 요가센터와 효소단식원에서 사용되고 있는 프로그램들이다. 준비단식(3일), 본단식(7일 이상), 정리단식(7일 이상)에 이르는 장기간의 효소단식 여정에 다음의 프로그램에 따라 그대로 실천만 하면 어디에서든 성공적인 효소단식을 할 수 있다.

효소 준비단식(3일)		
식 단	단식 3일 전	평소의 3/4 만큼의 식사
	단식 2일 전	[아침] 평소의 2/3 [점심] 평소의 2/3 [저녁] 평소의 1/2
	단식 1일 전	[아침] 야채, 과일 [점심] 평소의 1/2 [저녁] 평소의 1/3
주의 및 고려사항		* 준비단식 중 식물발효액(효소) 하루 섭취량 150-200㎖(5~10배 희석) 준수 * 식물발효액은 평소 식사시간 때는 진하게(30㎖ 정도), 수시로 연하게 희석해서 맛있게 음용 * 단식 1주일 이전부터 자극적인 음식(술, 고기, 맵고 짠 음식)은 피하고 골고루 균형 있게 먹을 것. * 체중 및 체지방 측정 * 단식일지 기록 * 준비단식 중 구충제 복용 * 단식 전날 저녁 마그밀 5~10정 섭취 * 명상, 기도, 이미지 트레이닝 등 정신 수련 실천 * 복부 마사지, 관장 등의 대체요법 활용

효소 본단식(7일 이상)

효소 희석액 섭취 방법

식단	* 효소 50㎖를 5~10배 물에 희석하여 아침·점심·저녁의 평소 식사시간에 약간 진하게 음용
수시	* 효소 30㎖ 정도를 물에 엷게 희석해서 수시로 음용 * 물은 하루 2~3ℓ 이상 수시로 음용

실천사항

* 하루 250~300㎖의 효소를 섭취하는 것을 준수(이보다 적게 마시면 힘이 빠지거나 허기질 우려가 있다.)
* 단식기간 중에 1~2시간 정도 꾸준한 운동(요가·스트레칭·걷기 등)
* 명상, 기도, 이미지 트레이닝 등 정신 수련 실천
* 복부 마사지, 복식호흡, 관장 등의 대체요법 활용
* 체중 및 체지방 측정
* 단식일지 기록

주의사항

* 단식기간 중 마음가짐은 평소와 다름없이 정상 생활을 하면 된다.
* 낮잠은 가급적 자지 않고, 자더라도 20분 내외로 가볍게 잔다.
* 몸이 무겁거나 졸리면 산책이나 가벼운 요가, 스트레칭을 한다.
* 단식기간 중에 노폐물이 매일 변으로 나오는 데, 거르는 날은 복부 마사지를 싶게 하거나 마그밀 5~10정을 취침 전에 먹는 것도 좋다.
* 복부 마사지는 노폐물을 배설하는 데 도움이 되므로 수시로 행한다.
* 단식 중에 의사가 지시하는 특별한 치료약이나 건강식품을 복용하는 것은 가능하나 가급적 먹지 않도록 한다.
* 단식 중 나타나는 명현현상(설사, 무기력, 발진, 지병 악화 등)은 좋지 않던 부분이 개선되는 과정에서 나타나는 호전 반응이므로 안심하고 계속하는 것이 좋다.
* 기타 주의사항은 본 책자의 '단식 중 주의 및 금기사항'을 참고한다.

기본 7일 식단(체질 개선 기준)

	1일	2일	3일	4일	5일	6일	7일
아침	과일 녹즙 효소식 등	과일 녹즙 효소식 등	과일 녹즙 효소식 등	과일 녹즙 효소식 등	과일 녹즙, 효소식 등	과일 녹즙 효소식 등	과일 녹즙 효소식 등
점심	죽 연두부 야채	잡곡밥 1/3 야채 나물	잡곡밥 1/3 야채 나물 싱거운국	잡곡밥 1/2 야채 나물 싱거운국	잡곡밥 1/2 나물 국류 전분류	잡곡밥 2/3 나물 국류, 전분류	잡곡밥 3/4 야채 나물 싱거운국
저녁	죽 야채 과일	잡곡밥 1/3 나물 국류	잡곡밥 1/3 야채 나물 싱거운국	잡곡밥 1/2 야채 나물 싱거운국	잡곡밥 1/2 야채 나물 국류 두부	잡곡밥 2/3 야채 나물 국류 두부	잡곡밥 3/4 야채 나물 국류 두부

기본 7일 식단(비만 해소 기준)

	1일	2일	3일	4일	5일	6일	7일
아침	효소 과일	효소 과일	효소 과일	효소 과일	효소 과일	효소 과일	효소 과일
점심	과일 야채 연두부	과일 야채 연두부 해초류	과일 야채 두부 해초류 샐러드	과일 야채 두부 해초류 샐러드	과일 야채 두부 해초류 발효식품	과일 야채 두부 해초류 발효식품	과채류 두부 해초류 고구마 발효식품
저녁	과일 야채 녹즙	과일 야채 녹즙	과일 야채 녹즙	과일 야채 효소식 등	과일 야채 효소식 등	과일 야채 효소식 등	과일 야채 효소식 등

* 위의 식단은 7일 본단식 기준이며, 기간이 늘어날수록 회복식 기간을 늘린다.
* 회복식 때도 효소 하루 섭취량 150㎖ 정도를 준수한다.
* 공복 또는 식간에 효소 20~30㎖를 섭취한다.
* 식단은 여기에 꼭 맞추지 않아도 되며, 주어진 환경에서 융통성 있게 짜도록 하거나, 보다 자세한 것은 전문가에게 문의한다.
* 좀 더 적극적인 체중 감량을 위해서라면 보식의 기간을 늘리고, 곡물(탄수화물)의 섭취를 늦추며 효소식품(야채, 과일, 식물발효액 및 기타 미생물이 살아있는 식품) 위주의 식단을 지속적으로 준수(100일 이상)하는 것이 좋다.
* 단식 때 하던 심신 수련 프로그램은 지속하도록 한다.

주의사항

* 과식·과로 절대 금지!
* 자극적인 음식(매운 것, 짠 것, 굳은 것) 절대 금지!
* 술·담배·인스턴트식품·육류 등 절대 금지!
* 체질 개선을 위한 최단 시간대인 3~4개월 이상은 올바른 식사 습관을 견지할 것!
* 7일 본단식 기준으로 생선은 2주 후, 어묵 및 계란은 5주 후, 밀가루 음식 및 술과 육류는 2달 후부터 가능하나 체중 감량을 위해서는 그 시간을 더 길게 할 것!

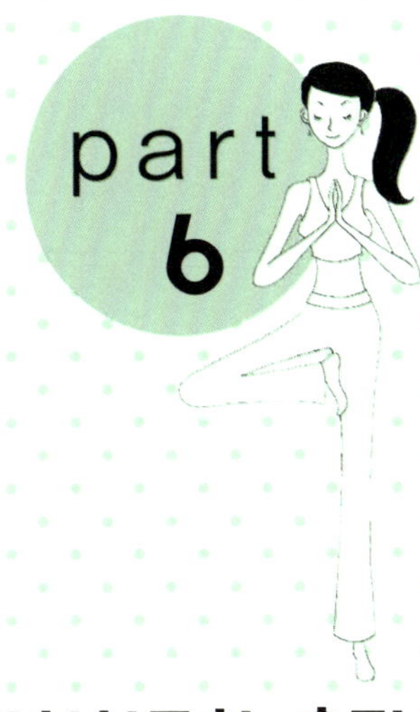

part
6

엔자임 다이어트와 요가의 만남

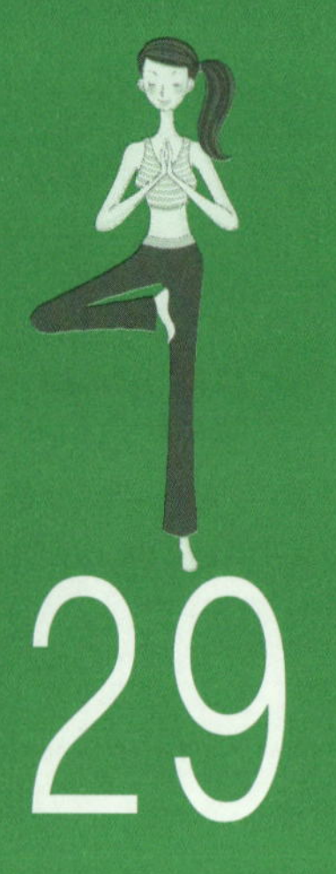

몸과 마음의
주인이 되게 하는 요가

다이어트를 하는 과정에서 일어나는 갖가지 육체적·심리적 변화들은 의식하지 못하는 가운데 일순간 다가오는 것 같지만, 꾸준히 내 몸과 마음을 바로 보고 성찰하는 과정에서 자신의 모든 흐름들을 조절할 수 있게 된다. 이때 비로소 나는 내 자신의 주인공이 된다.

지구라는 행성의 모든 생명체는 그 존재의 증거로 몸을 지니고 있다. 영성, 즉 영체(靈體)는 그 자체로서 살아있는 생명이지만 지구에서는 육체(肉體)를 통해 비로소 발현한다. 몸은 내면을 담고 있는 그릇이며 내면을 표현하는 도구이기 때문이다. 흔히 인간은 몸과 마음과 영성을 가진 복합적 존재라고 이르지만 이들은 서로 분리되어 있지 않다. 몸 따로 마음 따로, 영성이 따로 가는 것이 아닌 것이다. 몸에 고통이 있으면 마음이 즉시 이를 알아차리며, 마음에 두려움이나 긴장이 있으면 육체도 즉각 긴장하고 근육은 수축하게 마련이다. 따라서 지금 이 자리의 심리와 몸 상태가 바로 나 자신을 결정짓게 된다.

다이어트도 마찬가지이다. 갑작스럽게 강도 높은 다이어트를 시작하면 몸이 이를 따라오지 못할 뿐만 아니라 나아가 정신기능에도 손상을 준다. 몸의 영양 부족은 곧 심리적인 위축감과 아울러 다이어트에 대한 적대적인 스트레스를 가중시키게 된다. 스트레스는 곧바로 신체의 소화기 계통이나 순환기계에 장애를 일으키며, 간장과 심장·위장·소장·대장 등에 충격을 가해 소화기능을 떨어뜨린다.

이는 복통과 설사 등을 부르기도 하지만 반대로 섭취기능 항진을 함께 불러오기도 한다. 그 결과 과음이나 과식, 심지어 폭식을 하게 되고, 스스로 선택하고 다짐했던 다이어트의 의지는 어느 새 작심삼일의 자포자기로 무너지고 만다. 굳건한 다짐과 결심에서 시작한 다이어트지만 이렇듯 오래 지녀온 습(習)의 굴레에서 벗어나지 못하면 결국 스스로를 합리화하면서, 원래 목표는 아랑곳없이 평상시 습관과 다름없는 상황으로 원위치하게 된다.

문제는 마음이다. 그리고 몸이다. 아니 몸이고 마음이다. 일상에서의 무의식적인 습관과 태도에 익숙해진 몸의 상태는 그와 꼭 닮은 심리적 성향을 빚어낸다. 또한 정신심리학자인 프로이트가 말했듯이, 이상행동은 마음에서 비롯되어 신체에까지 영향을 미친다.

그러므로 이제부터는 거창한 목표를 설정하고 무작정 덤벼드는 다이어트가 아니라, 먼저 자신의 몸 상태와 특별한 습성에 길들여진 마음의 성향을 파악하고 그에 걸맞은 맞춤 다이어트를 설계하는 것이야말로 정녕 자신을 속이지 않는 정직한 자기 경영의 키포인트가 된다.

그렇다면 내 몸과 마음의 상태를 어떻게 알아차릴 수 있을까? 요가와 명상의 전통에서는 "지금 이 순간 이곳에 존재하는 나를 바라보라!"고 말한다. 이 순간 내 몸과 내 마음을 바라보면 내 몸과 마음에 대해 알아차리게 된다. 그러면 그냥 바라보는 게 아니라 바로 볼 수 있게 된다. 바로 보면 바로잡기 위해 실천할 수 있게 되고 그 즉시 변화하기 시작한다. 그래서 바라보면 과거의 것이 사라지고 보다 나은 모습으로 변화하게 되는 것이다.

다이어트를 하는 과정에서 일어나는 갖가지 육체적·심리적 변화들은 의식하지 못하는 가운데 일순간 다가오는 것 같지만, 꾸준히 내 몸과 마음을 바로 보고 성찰하는 과정에서 자신의 모든 흐름들을 조절할 수 있게 된다. 이때 비로소 나는 내 자신의 주인공이 된다.

이러한 방법들을 요가에서는 구체적으로 알려준다. 요가라고 하면 그저 몸만 이리저리 비틀고 꼬는 이상한 동작들로 구성되어 있는 것으로 알려져 있거나, 초심리학적이거나 신비주의적인 그 무엇을 추구하기 위해 이상한 생각과 행동을 하는 것으로도 잘못 인식되어 있다. 하지만 요가는 과학적이며 생활 그 자체이다. 수천 년의 역사를 거치면서 다듬어진 인류의 지혜이자 멈추지 않는 생명의 용솟음이다. 요가는 육체적이고 생리적이며, 심리적이고 영적인 인간의 모든 영역 안에서 일어날 수 있는 다양한 가능성을 간과하지 않고 보다 구체적으로 다가간다.

요가와 관련하여 오늘날 우리가 발견한 가장 오래된 유물은 인더스 문명에서 찾아볼 수 있다. 지난 세기 초 영국의 고고학자 존 마샬 경에 의해, 기원 전 3000년경으로 추정되는 요가 수행자의 상이 출토되었다. 결가부좌의 자세로 명상하고 있는 모습―우리 눈에 비친 요가의 모습은 사뭇 진지하지 않을 수 없다.

가부좌를 틀고 명상을 하기 위해서는 우리의 몸이 거침없이 유연하고, 어느 한쪽 치우침과 고통이 없는 자연스러운 상태여야 한다. 그러므로 결가부좌를 하기 위해서 행해졌던 다양한 요가의 운동법들과 마음의 자유를 추구하기 위한 호흡법과 명상법들은 그때부터 체계화되기 시작했다. 그러기에 인간이 문자로 기록하기 시작한 때부터 요가라는 단어는 등장한다. 인도 최초의 문헌인 「리그베다」에서는 요가의 어원인 유즈(yuj)를 통해 '결합', '합일', '통일'의 뜻을 나타냈다. 이 말은 '몸과 마음의 통일', '인간과 신이 하나가 되는 길' 등의 의미를 갖는다.

사람들은 누구나 몸과 마음이 내 것이라 생각하지만, 뜻대로 통제되지 않아 조화를 이루지 못하는 것이 바로 내 몸과 마음이다. 요가는 몸과 마음을 올바르게 통제하고 가다듬어 목표에 이르도록 도와주는 촉매역할을 한다. 그래서 요가는 때로 육체나 감각기관을 정화하기 위해 먹고, 운동하고, 잠자는 등 생활 전반을 통합 조율하며, 마음을 한 곳에 집중하기 위해 호흡과 명상 수련을 제시하기도 한다.

영육을 통틀어 우리의 일상이 조절 가능할 때 마침내 몸과 마음을 제대로 다스릴 수 있게 되고, 그때 우리는 우리 자신을 좀 더 잘 알게 되고 충분히 이해하게 된다. 요가는 단순히 몸을 움직이는 수련을 넘어서, 무의식 저편에서 내 몸을 주눅 들게 하거나 긴장하게 하는 그 무엇을 바로 찾아내어 해결할 수 있는 방법을 제시한다. 놀랍게도 그 과정은 자연스럽게 자신의 참 모습을 깨닫고 그만큼 깊이 사랑할 수 있게 하는 '나를 찾아 떠나는 여행'이다.

❑ 베아트리체와 나르키소스

다이어트를 하는 사람들이 지켜야 할 기본은 올바른 생활 습관과 식생활 습관이다. 열심히 땀을 빼고 제대로 먹지 않으면서 다이어트에 충실했다 하더라도, 이러한 기본을 지키지 않으면 몸은 물론 마음마저 상하고 만다. 보다 날씬하고 예쁜 몸매를 가지기 위한 살빼기에 전념하는 것도 좋지만, 평온한 마음과 올바른 생활 태도에서 우러나오는 아름다움에는 비할 바가 아니다. 몸과 마음을 꾸준히 닦는 사람들은 아름답다. 운동을 열심히 해서 굴곡이 분명하고 늘씬한 몸매가 만들어져 그렇다는 것이 아니다. 외모에서 드러나는 아름다움도 좋지만 호흡 조절로 세밀하고 맑은 감성을 키우고, 명상으로 언제든 고요하고 편안한 심성을 유지하도록 하는 것이 더 중요하다.

이탈리아의 대표적 시인 단테는 일생에 단 두 번 밖에 보지 못한 베아트리체를 일생 동안 잊지 못했다. 이와 같은 아름다움은 외면의 아름다움이 아닌, 내면에서 표현되는 아름다움에서 비롯된다. 하지만 보통 여성들은 연못에 비친 아름다운 자신의 모습에 반했던 나르키소스처럼 멋진 몸매와 섹시한 모습이 거울에 비치길 원한다.

'엔자임 다이어트'는 내면과 외면이 균형 있게 조화를 이루어 불필요한 요소가 말끔히 다이어트 된, 전일한 인격체로서의 인간을 목표로 한다. 이를 위해 효소단식도 하고, 요가도 하고, 명상도 하는 것이다.

몸과 마음을 다스리려 노력하는 올바른 삶의 패턴 속에서 나르키소스처럼 날씬하고, 건강한 몸매는 물론 베아트리체처럼 내면의 맑은 기운이 저절로 얼굴과 자태에 스며들어 보다 성숙된 아름다움으로 표현된다.

적게 움직여 최대의 효과를!

◀◀◀◀◀◀◀◀◀◀◀◀◀◀◀◀◀◀◀◀◀◀◀◀◀◀◀◀◀◀◀◀◀◀◀◀◀

대표적인 유산소운동이라 할 수 있는 요가는 스트레칭을 통해 근육을 탄력적으로 만들어주고, 적은 근육으로도 커다란 에너지를 낼 수 있는 저력을 길러낸다. 요가를 통한 근육의 변화는 기초대사율을 높여서 운동 후에도 자동적으로 소모되는 에너지양을 더욱 증가시킨다.

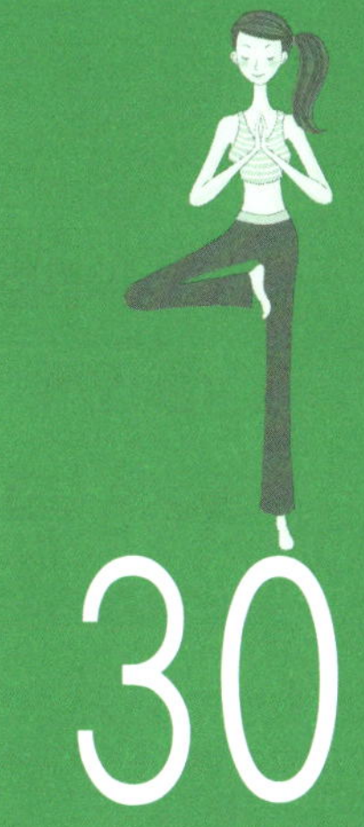

요가의 움직임들은 매우 고요히 그리고 한껏 느리게 진행되는 것을 알 수 있다. 그래서 보통 사람들은, 이렇게 천천히 움직여서야 과연 살이 빠질까 의문스러워 한다.

비만은 섭취한 열량이 소비된 열량보다 많아 그 잉여 에너지가 지방으로 바뀌어 체내에 저장되는 데서 시작된다. 따라서 비만을 해소하는 첫째 비결은 적게 먹고 많이 움직이는 것이라 말한다. 그런 까닭에, 그저 가만히 앉거나 누워서 몸을 느리게 움직이는 요가의 동작들은 체중 감량에 별로 도움이 되지 않을 거라고 여겨질 수도 있다.

하지만 천천히 움직이고 때로 정지하는 요가의 동작들을 통해서 신체 내부에서는 효소와 산소에 의한 활발한 에너지 대사가 일어나게 된다. 그저 정지하고 있는 듯 보이지만, 정지하는 동안 수련자는 내면에서 끊임없이 자신과의 싸움을 전개하고 있다. 정중동(靜中動)! 즉 멈춤 안에 움직임이 있다는 말이 바로 여기에서 나온 것이다.

다이어트는 단지 활발하고 격렬한 운동을 통해서만 성공하는 것이 아니다. 지방을 분해하는 데 가장 효과적인 방법은 무엇보다도 적근(赤筋)을 사용해 운동하는 것이다. 적근은 척추를 감싸고 있는 근육이나, 손이나 발의 깊은 부위에 분포하는 근육을 말하는데, 이 근육은 느린 운동을 하는 경우에만 사용되는 특성을 가지고 있다. 지방을 연소시키는 데 가장 효과적인 운동은 호흡을 깊게 유지하면서 적근을 천천히, 오래 움직이게 하는 것인데, 이것이 바로 요가의 운동법과 일치하는 것이다.

또한 요가는 기초대사율(Basal Metabolic Rate ; BMR)을 높여준다. 기초대사율은 우리가 휴식을 취하고 있을 때 사용되는 신체의 최소 에너지 요구량을 말한다. 우리가 누워서 아무 것도 하지 않더라도 소모되는 에너지양을 의미한다.

기초대사율은 근육과 뼈의 총량에 좌우되는데 하루 소모량의 약 60% 정도에 해당한다. 즉 기초대사율을 높이는 것이 바로 에너지 소모량을 늘리는 최적의 방법이 되는 것이며, 이것은 바로 지방을 태우고 근육량을 늘리는 것에서 비롯된다.

대표적인 유산소운동이라 할 수 있는 요가는 스트레칭을 통해 근육을 탄력적으로 만들어주고 적은 근육으로도 커다란 에너지를 낼 수 있는 저력을 길러낸다. 요가를 통한 근육의 변화는 기초대사율을 높여서 운동

후에도 자동적으로 소모되는 에너지양을 더욱 증가시킨다.

그러므로 요가 수련으로 이완되어 탄력적인 근육의 조성은 이보다 훨씬 부피가 큰 지방의 감소를 유도하여, 눈에 띄게 신체 사이즈를 변화시킨다. 따라서 한동안 요가를 수련하면, 예전에 비해 몸매의 실루엣이 확 살아난다는 이야기를 많이 듣게 된다.

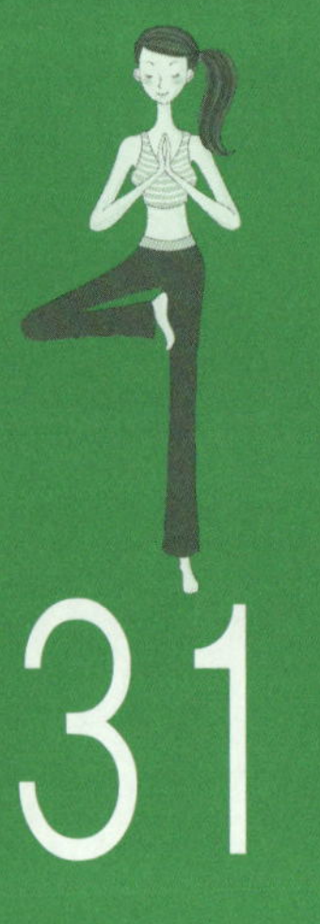

비만의 적! 식욕을 조절하는 효소식과 요가

요가는 자신의 최대 맥박수의 70%가 넘지 않도록, 스스로 할 수 있는 만큼만 하는 유산소성 운동이기에 운동 강도가 올라감으로써 야기되는 식욕 자극이 발생하지 않는다. 다만 운동 강도를 너무 높여 무산소성 운동처럼 되거나 2시간 이상 무리하게 하게 되면 근육피로물질인 젖산을 분비하게 한다.

효소가 풍부한 음식을 섭취하면서 요가를 꾸준히 하게 되면 최소의 근육과 힘으로 최대의 에너지를 표출해내는 신체 상태를 조성할 수 있게 된다. 이는 불필요한 에너지 사용을 줄임으로써 에너지 고갈에 따른 식욕 촉진현상을 최소화하여, 보다 느긋하게 다이어트를 행해 나갈 수 있도록 돕는다.

하지만 아무리 애를 써도 식욕을 억누른다는 것은 정말 쉽지가 않다. 더욱이 여성의 식욕은 남성들에 비해 더욱 강렬하다. 군것질을 많이 하거나, 거식증이나 폭식증 같은 다이어트 장애도 여성이 남성보다 9배나 많으며, 이상 체중의 50%를 초과하는 병적 비만도 여성이 남성보다 4배

 엔자임 다이어트 Enzyme Diet

나 많은 것으로 알려져 있다. 여성이 남성보다 훨씬 불안정한 식욕을 보인다고 말할 수 있는데, 이는 생리적 차이가 원인이다.

그 이유는, 난소에서 분비되는 여성호르몬이 배란 직전에는 식욕을 떨어뜨리지만, 월경 직후에는 급격히 식욕을 높이기 때문이다. 따라서 이를 억제하기 위해서 식욕과 무모한 전쟁을 선포하게 되면 결과는 불을 보듯 뻔하다. 그렇다고 아예 포기하고 운명에 맡겨두자니 요즘 같은 시대에 뚱뚱한 사람들은 갈수록 설 자리가 없는데 고민만 커지게 된다. 그렇다면 식욕을 어떻게 다스려야 할까?

식욕은 억지로 참거나 억누를 수 있는 것이 아니다. 어느 정도까지는 참을 수 있겠지만, 결국 내달리는 말 꼬리를 잡는 꼴이라고 말할 수 있다. 식욕은 본능이기 때문에 한 번 성이 나면 걷잡을 수 없이 번져나가게 된다. 따라서 식욕을 극복하기 위해서는 식욕의 속성을 정확히 알고, 식욕이 성나지 않도록 가급적 천천히 변화를 시도하면서 다이어트를 운용해야 한다.

식욕은 어떠한 패턴으로 작용하고 있는 것일까? 식욕을 조절하는 것, 즉 먹고 싶다는 생각을 조절하는 곳이 우리 몸의 '시상하부'라는 뇌신경 센터이다. 뇌의 시상하부에서는 먹는 것에 대한 본능을 자율적으로 조절할 수 있는 장치를 갖추고 있는데, 이것이 바로 위가 비어 있는 것을 탐지하고 식욕을 부추기는 '공복(섭식)중추'와 배가 부른 정도를 감지하여 식욕을 억제하는 '만복(포만)중추'이다.

식욕은 이 중추 간의 작용과 반작용에 따라 조절된다. 즉 여러 가지 자극에 의해서 이곳으로 배부르거나 배고프다는 신호가 전달된다. 그래서 음식을 먹으면 혈당치가 올라가서 만복중추를 자극하여 식욕이 억제되고, 반대로 혈당치가 내려가면 섭식중추가 자극받아서 먹어야겠다는 생각이 들게 된다.

물론 포만감과 공복감이 드는 것은 혈당치만으로 조절되는 것은 아니다. 실제로 음식물이 위장에 들어가 채워졌을 때 포만감이 들어 식욕이 억제되고, 위장에 음식물이 없을 때는 섭식중추가 자극받아 공복감이 들게 되지만, 이외에도 스트레스나 정신적인 억압이 만복중추 또는 공복중추를 자극하기도 한다.

문제는 이 자율조절장치가 배가 고프면 먹고 싶어지고, 배가 부르면 먹고 싶지 않아지는 생존을 위한 단순 기능에 따라 조절되어야 한다. 그런데 시도 때도 없이 들어오는 음식의 자극에 의해 이러한 본능이 번번이 무시당하기 일쑤이다. 이것이 다이어트에 의한 심리적 압박이나 스트레스와 연결되면 식욕은 걷잡을 수 없게 된다.

이럴 때는 본능적으로 배가 고픈 게 아니라 감정적으로 배고픔을 느끼게 되는 것으로, 심리적으로 불안정하거나 스트레스를 받게 되면 과식과 폭식으로까지 발전하게 된다.

요요현상도 이와 같은 이유에서 일어나게 된다. 무리한 다이어트에 의한 압박과 심리적 스트레스는 억지로 식욕을 억제시켜 절식(絶食)을 하게 만든다. 하지만 이는 시상하부의 섭식중추를 건드리는 꼴이 되어 몸은 이를 위기 상황으로 인식하게 된다. 특히 과도한 다이어트에 의한 영양 부족과 영양 고갈 상태에까지 이르게 되면 섭식중추는 더욱 가동되어 식욕을 촉진하게 한다.

이러한 상황에서 우리의 몸은 기초대사율을 낮추고 음식에 대한 체내 흡수율을 높여 적은 음식으로도 스스로 지탱할 수 있게 되는데, 이때 보상 심리에 의해 조금이라도 더 먹게 되면 급속하게 살이 찐다.

따라서 이러한 식욕의 패턴을 이해하고 자신의 식습관과 음식의 유혹에 못 이겨 섭취하는 감정적인 과식 패턴을 확인해 보아야 한다. 배고플 때만 먹었는가, 아니면 맛있어 보이는 음식의 유혹에 넘어갔는가 하나하나 체크하고 조절해나가는 것이 선결 과제이다.

다음으로, 효소가 살아있는 음식을 섭취해야 한다. 효소가 살아있는 야채나 과일을 섭취하고 통곡식류와 콩류 등을 섭취하는 것은 다른 음식의 양보다 적게 섭취하더라도 공복감이 덜하고 신진대사가 활발해지기 때문에 에너지를 더 활발하게 쓸 수 있게 된다.

특히 탄수화물 중심의 식사를 하면 식사 직후 혈액 속의 포도당양인 혈당수치가 높아진다. 혈당이 높아지면 이를 본래 상태로 되돌려 놓기 위해 췌장에서 인슐린이 분비된다. 인슐린은 혈당을 인체 장기나 근육 등의 세포에 보내 에너지원으로 사용케 하지만, 과다한 탄수화물 섭취로 인슐린 분비가 촉진되면 에너지로 사용하고 남은 당을 지방세포로 바꾸기 때문에 오히려 비만으로 진행되기 쉽다.

따라서 요즘 유행하는 서(低)인슐린(GI) 디이어트는 탄수화물을 먹더라도 당수치가 낮은 탄수화물을 골라 먹도록 하는 것이다. 혈당치를 급격하게 높이는 식품을 피해 섭취하면 저절로 인슐린 분비가 줄어들어 다이어트 효과를 얻을 수 있는 원리이다.

효소가 살아있는 식품들은 대체로 GI(Glycemic Index) 수치가 낮아 다이어트에 효과적이다. GI 수치는 탄수화물의 양에 따라 혈당치를 높이는 속도를 식품마다 숫자로 나타낸 것이다. 따라서 GI 수치가 낮은 식품을 섭취했을 때 혈당의 상승속도를 저하시켜 인슐린 분비를 낮출 수 있게 되므로 다이어트에 효과적이다.

GI 수치가 60 이하면 소화속도가 느려 포만감이 오래 가고, 먹은 양만큼 에너지로 소모되어 잉여 지방이 축적되지 않게 된다. 효소를 풍부하게 함유하고 있는 식품인 날야채나 과일, 정제하지 않은 통곡식류가 대부분 여기에 포함된다.

마지막으로, 운동과 명상은 식욕 조절에 도움이 된다. 일반적으로 운동을 하면 입맛이 당기는 것으로 알고 있지만 실은 그렇지 않다. 하루 한 시간 이내의 운동은 식욕을 감소시키는 반면, 두 시간 이상의 운동은 식욕을 증가시키게 된다. 따라서 매일 한 시간 정도의 적절한 운동은 식욕을 억제하는 데 도움이 된다.

반면 운동이 부족하면 식욕도 촉진되며, 인슐린 호르몬의 분비가 지나치게 왕성해져서 결국 간과 근육에 저장된 당을 지방세포로 전환시켜 뚱뚱하게 만든다. 운동을 통해 에너지 소비작용이 활발해지면 포도당이 에너지로 쓰이게 되고, 인슐린의 분비가 억제된다. 인슐린 분비가 억제되는 만큼 지방이 축적되지 않는 것이다.

요가는 자신의 최대 맥박수의 70%가 넘지 않도록 스스로 할 수 있는 만큼만 하는 유산소성 운동이기에 운동 강도가 올라감으로써 야기되는 식욕 자극이 발생하지 않는다. 다만 운동 강도를 너무 높여 무산소성 운동처럼 되거나 2시간 이상 무리하게 하게 되면, 근육 피로물질인 젖산을

 엔자임 다이어트 Enzyme Diet

분비하게 한다. 젖산은 인체의 대사활동을 떨어뜨려 운동 후 피로를 느끼게 하고, 혈액이나 조직의 PH를 저하시켜 인체를 산성화시킨다. 게다가 지방을 분해하는 리파아제 효소의 활성을 억제시켜 지방의 분해를 더디게 한다.

이처럼 자신의 체력 수준과 건강 상태를 파악해서 적절한 운동을 하는 것과 효소가 풍부한 생명이 살아있는 음식을 섭취하는 것은 식욕을 자극하지 않고 다이어트에 성공할 수 있는 좋은 방법이 된다.

무엇보다 다이어트를 시작해서 생기는 심리적 압박감과 스트레스를 호흡의 조절과 명상 등 마음을 다스리는 다양한 수행법을 통해 해소하여, 시상하부의 2가지 식이중추를 자연스럽게 조절할 수 있도록 했을 때 요요현상 0%의 성공적인 다이어트가 이루질 수 있다.

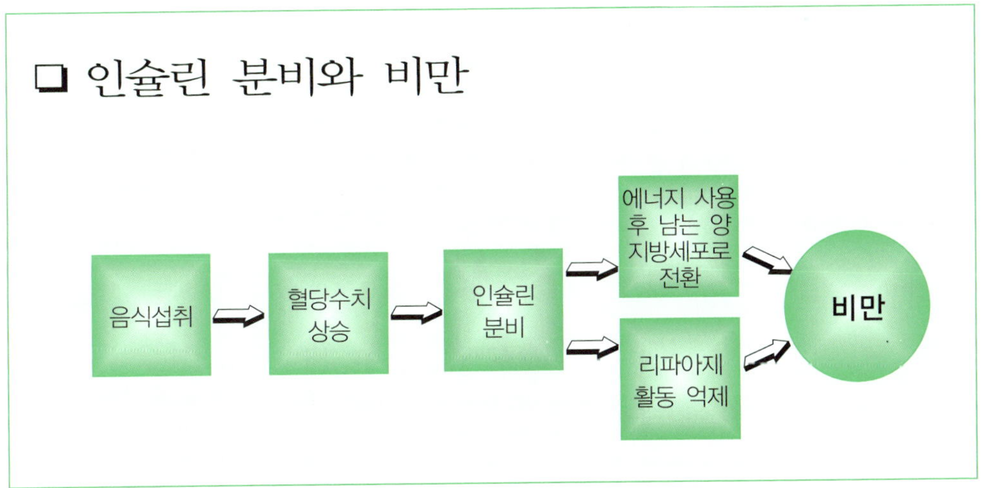

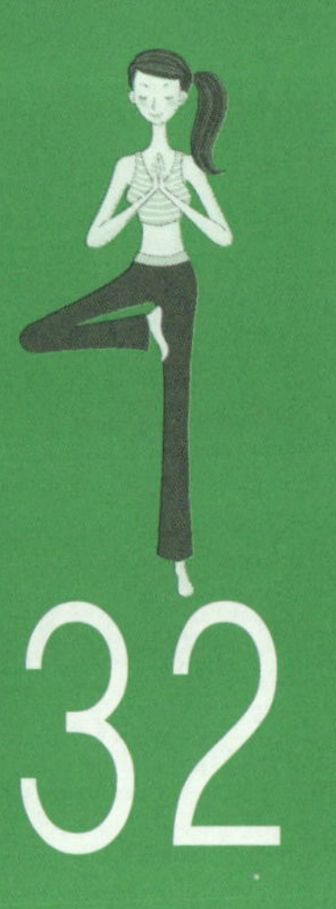

32

부위별 다이어트로
원하는 부위 마음대로 빼기

▶▶▶▶▶▶▶▶▶▶▶▶▶▶▶▶▶▶▶▶▶▶▶▶▶▶

부위별로 살이 찌는 원인이 저마다 다른 것처럼 부위별로 살을 빼는 방법도 달라야 한다. 그리고 자신의 체력과 몸의 불균형 정도에 맞게 식사의 조절은 물론 생활 습관과 평소의 자세, 이에 따른 요가의 동작들과 호흡법들이 세분화되어 적용되어야 한다.

다이어트를 열심히 하지만 항상 그대로인 신체 부위가 있다. 특히 등과 아랫배, 하체 부위의 살들은 쉽사리 빠질 생각을 하지 않는다. 그럴 때면 내가 하는 다이어트 방법이 옳은 것인가라는 의구심이 들기도 한다. 나름대로 식사를 조절하고 아침저녁으로 땀을 빼며 운동도 해보지만 빠지지 않는 살은 어찌 해볼 도리가 없는 것이 현실이다.

이러한 경우 필요한 것이 바로 그 사람에게 맞는 부위별 다이어트이다. 사실 운동할 때의 에너지는 체내의 모든 지방 저장소에 골고루 공급되기 때문에 어떤 부위만 지방이 빠진다는 것은 잘못된 이론이라고들 말한다. 그래서 여러 가지 운동을 병행하면서 지속적으로 전신운동을 해주어야 한다고 이른다. 하지만 사람마다 생활 습관이 다르고 그에 따라 골격과 근육의 형성기제가 다르기 때문에 비만의 양상이 제각각이고 지방의 분포 양식 또한 다르다. 따라서 정체된 에너지를 풀기 위해서 정체된 부위에 대한 특별한 처방이 따르지 않고서는 쉽사리 다이어트를 할 수 없다.

예를 들어 '똥배'라고 불리는 배에 지방이 집중되는 유형은 다른 부위보다 배를 더욱 강화시키고 이완시키는 동작을 해주어야 효과적이다. 특히 배에 지방이 집중된 사람은 다시 피부 쪽에 지방이 저장되어 있는 피하지방형과 내장 주변에 지방이 집중된 내장지방형으로 나뉜다.

피하지방형의 경우는 마사지나 복부 주위를 강화시키거나 신전시키는 동작으로 충분히 다이어트가 가능하지만, 내장지방형의 경우는 이보다 시간이 오래 걸리게 된다.

이때는 요가의 깊은 호흡을 통해서 내장 기관을 깊숙이 자극시키거나 복부와 내장기관의 수축과 이완을 급속히 반복하여 복부를 자극시킴으로써 복부의 열을 높이는 행법이 더불어 필요하다. 더욱이 내장지방형은 당뇨병, 동맥경화증, 통풍, 고혈압 등 합병증을 쉽게 유발하기 때문에 이와 관련된 식이요법을 하거나 대표적인 정화법인 효소단식을 행하는 것이 좋다.

복부에 지방이 집중된 경우와 달리 엉덩이와 넓적다리에 지방이 집중된 하반신 비만 역시 여성들에게는 크나큰 고민이 아닐 수 없다. 얼굴에서 골반 윗부분까지는 늘씬한데 복부 아래에만 지방이 집중된 경우는 전체적인 실루엣도 그렇거니와 키까지 작아 보이고, 옷을 입더라도 미니스커트는 물론 청바지마저 입기가 쑥스럽기 때문이다. 이러한 경우의 지방세포를 살펴보면 상반신 비만자와는 반대로 크기는 정상이나 수가 크게 늘어나 있는 것이 보통이다.

이렇게 하반신 비만은, 여러 가지 다이어트 비법들이 공통적으로 시행하는 식습관 조절과 전신운동도 중요하지만 무엇보다 골반과 고관절의 문제를 다루어주지 않으면 절대 해결되지 않는다.

대부분의 하반신 비만 호소자의 공통점은 골반이 비틀어져 있거나 자세가 불량한 경우가 많다. 그로 인해 야기되는 골격의 불균형은 연관된 골격 전체의 균형을 깨뜨림으로써 림프나 혈액의 흐름을 막아 노폐물이 제대로 빠져나가지 못하게 한다.

그리고 골반이 비뚤어져 있을 경우에는 골반 주위의 근육들이 함께 틀어지게 된다. 그러면 비뚤어진 근육 주위의 균형을 맞추기 위해 지방들이 들러붙으면서 엉덩이와 허벅지 부위의 비만을 촉진시키게 된다. 게다가 골반의 불균형은 자세의 불균형으로 이어져 중력에 노출되는 신체 부위가 많아지게 되고, 그 부위는 중력과 조화를 이루기 위해 자연히 수분이나 지방세포를 축적하게 된다.

따라서 허벅지와 골반의 균형을 바로잡아 미니스커트와 청바지도 잘 어울릴 수 있는 하체를 만들기 위해서는 이에 맞는 생활 습관의 조절과 자세 변화, 요가의 운동법들이 들어가야 한다.

요가의 여러 가지 운동법들이 모두 똑같이 행하는 것 같지만 사실 모든 자세들과 더불어 (특히 골반을 중심으로 행할 때는) 자신만의 불균형을 수정할 수 있는 나름의 방식을 찾아야 한다. 나비자세, 소머리자세 등 골반을 수정시키는 동작들을 기본으로 해서 요가의 다양한 자세들을 자신의 신체에 맞도록 설계하여 꾸준히 운동하는 것이 중요하다.

이처럼 부위별로 살이 찌는 원인이 저마다 다른 것처럼 부위별로 살을 빼는 방법도 달라야 한다. 그리고 자신의 체력과 몸의 불균형 정도에 맞게 식사의 조절은 물론 생활 습관과 평소의 자세, 이에 따른 요가의 동작들과 호흡법들이 세분화되어 적용되어야 한다.

다음 7장에 소개된 부위별 다이어트 행법들은 각각의 신체 부위에 맞는 가장 대표적인 사례들만 묶어 놓은 것이다. 따라서 자신의 몸의 특성과 불균형을 체크해서 알맞은 부위별 다이어트를 선택하여 수련한다면 그 효과는 더욱 커진다.

❑ 요가 수련 시 주의사항

① 할 수 있는 만큼만 하기

수련 시에는 타인과 비교하거나 성급하게 욕심을 부리지 않고 정성껏 쉬운 동작부터 차근차근 행한다. 너무 무리한 스트레칭 과정에서 관절과 인대가 상할 수 있으며, 근육의 피로도가 증가할 우려가 있으므로 자기가 할 수 있는 만큼만 행하도록 한다.

② 균형 있게 하기

평상시 잘되는 동작은 가볍게 하고 잘 되지 않는 방향을 보다 강하게 수련한다. 이완과 수축을 균형 있게 하고, 평소 잘못된 습관으로 인한 비틀림과 치우침을 수정하려 노력해야 한다. 또한 어린이나 노약자, 병중이나 병후에는 반드시 전문의나 지도자와 상의 후에 하도록 한다.

③ 자연스럽게 호흡하기

요가를 하면서 너무 무리하게 호흡을 하거나 억지로 숨을 참지 않도록
한다. 특히 고혈압, 심장병, 눈·코·귀 등에 질환이 있는 사람은 숨을 멈
추는 호흡을 하지 않아야 한다. 힘들 때는 내쉬는 숨을 길게 하려고 노
력해야 한다. 가장 좋은 호흡은 자연스러운 호흡이며 동작과 조화를 이
루어 부드럽게 호흡을 이어나가야 한다. 몇 가지의 호흡을 제외하고 호
흡은 언제나 코로 하도록 한다.

④ 생리기간 중의 요가는 가볍게 하기

여성들의 경우 생리기간 중에는 물구나무서기, 어깨로서기, 쟁기자세
등과 같이 거꾸로 하는 자세는 가볍게 하거나 하지 않는 것이 좋다. 또
한 생리기간 중에는 너무 강하거나 힘든 자세를 수련하는 것보다 무리
하지 않는 수련으로 심신을 이완시키도록 한다.

⑤ 명현반응이나 특이 현상에도 수련은 계속하기

수련을 하다 보면 몸이 변화하는 과정에서 몸이 아플 수도 있고 정신적
으로 나태함과 무기력이 찾아올 수도 있게 된다. 이때는 잠시 휴식을 취
하는 것도 좋지만 가급적이면 가볍게 수련을 해줌으로써 극복해나가도
록 한다. 수행 중 일어나는 모든 현상들은 몸과 의식이 점점 고양되고
있다는 증거이므로 중단하지 말고 규칙적으로 꾸준히 수행하도록 한다.

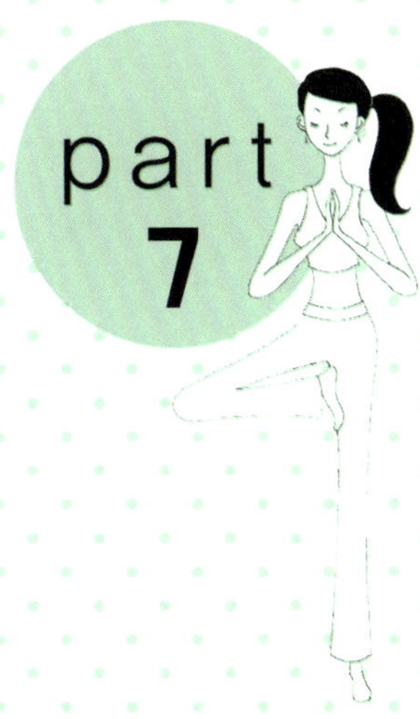

part 7

부위별 다이어트 요가 프로그램

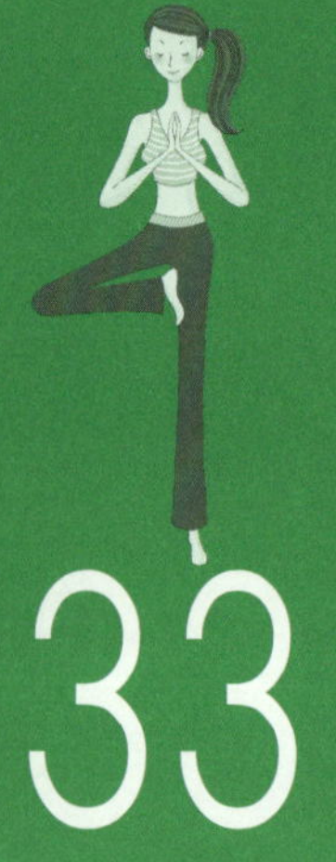

33

전신의 신진대사를
원활하게 하는 요가

▶▶▶▶▶▶▶▶▶▶▶▶▶▶▶▶▶▶▶▶▶▶▶▶▶▶▶▶▶▶▶▶

인체의 모든 근육과 골격은 서로 이어져 있으며, 어느 한 부분이 경직되거나 막히게 되면 전신에 영향을 미친다. 여기 소개된 5가지 동작들은 가장 빠른 시간 내에 몸 전체의 순환을 돕고 신진대사를 원활하게 해주는 동작들이다.

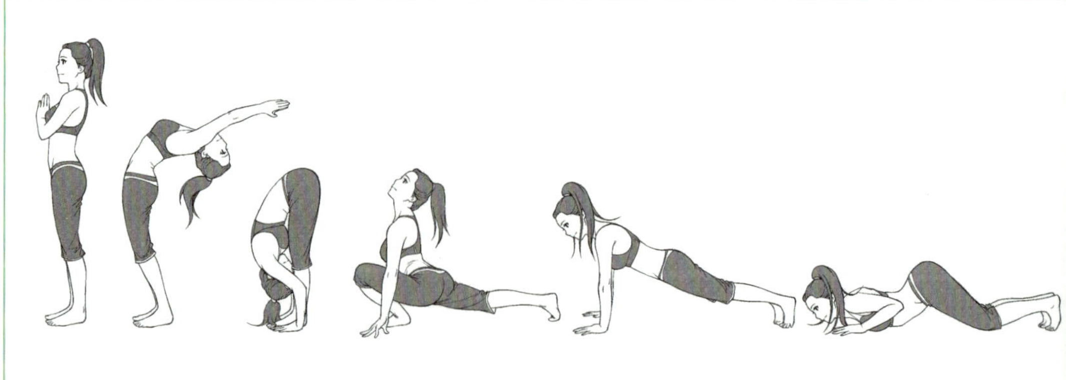

1. 태양경배체조

    태양경배체조는 전굴과 후굴동작을 호흡과 일치시켜 이어서 하는 12개의 동작이다. 12개의 동작을 하는 동안 척추는 유연성을 회복하고 신진대사를 원활하게 한다.

[방법]

① 다리를 모아 척추를 세우고 가슴을 펴서 합장하는 자세를 취한 후 숨을 천천히 내쉰다.

② 숨을 들이쉬면서 팔을 뒤로 뻗어 허리를 젖힌다.

③ 숨을 내쉬면서 상체를 앞으로 숙여 손을 바닥에 댄다.

④ 숨을 들이쉬며 오른다리를 뒤로 쭉 빼고, 왼쪽 다리를 앞으로 굽히면서 머리를 최대한 뒤로 젖힌다.

⑤ 숨을 내쉬며 발바닥과 손에 체중을 실어 머리와 몸, 다리의 뒤쪽이 신전될 수 있도록 한다.

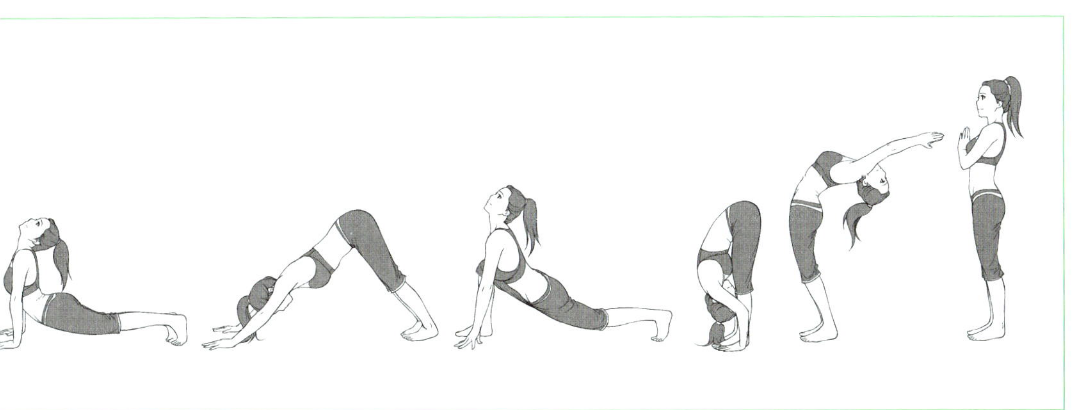

⑥ 숨을 내쉬면서 발가락을 세워 무릎을 숙이고 가슴을 바닥에 대면서
엉덩이를 위로 올린다.

⑦ 숨을 들이쉬며 팔을 펴서 상체를 들어 올리고 목을 뒤로 젖힌다.

⑧ 숨을 내쉬면서 뒤꿈치를 바닥에 붙이고 엉덩이를 들어 올려 팔 다리
를 쭉 편다(⑤번과 동일 동작).

⑨ 숨을 들이쉬면서 오른쪽 무릎을 굽혀 양 손을 바닥에 대고 최대한 위
를 쳐다본다(④번 자세와 방향이 다른 동일 동작).

⑩ 숨을 내쉬면서 왼 다리를 오른 다리 옆으로 가져와 무릎을 펴서 상체
를 깊게 숙인다(③번과 동일 동작).

⑪ 숨을 들이마시면서 손을 모아 팔을 뒤로 뻗어 허리를 젖힌다(②번과
동일 동작).

⑫ 숨을 내쉬면서 목과 허리를 바로 세워 합장을 한 후 부드럽게 팔을
내린다.

[Point]

＊ 동작을 부드럽게 이어서 하며 호흡의 흐름과 자세가 일치될 수 있도
록 한다.

[주의사항]

＊ 디스크나 요통이 있는 경우 뒤로 넘기는 자세를 할 때는 무리하지 않
도록 한다.

2. 전신 두드리기

　전신을 두드리는 동작은 정체된 기운과 혈액을 원활하게 소통시키고
몸에 진동을 주어 근육과 신경, 세포까지 감각을 깨우게 된다. 몸은 생기
가 넘치게 되고 기분도 가벼워진다.

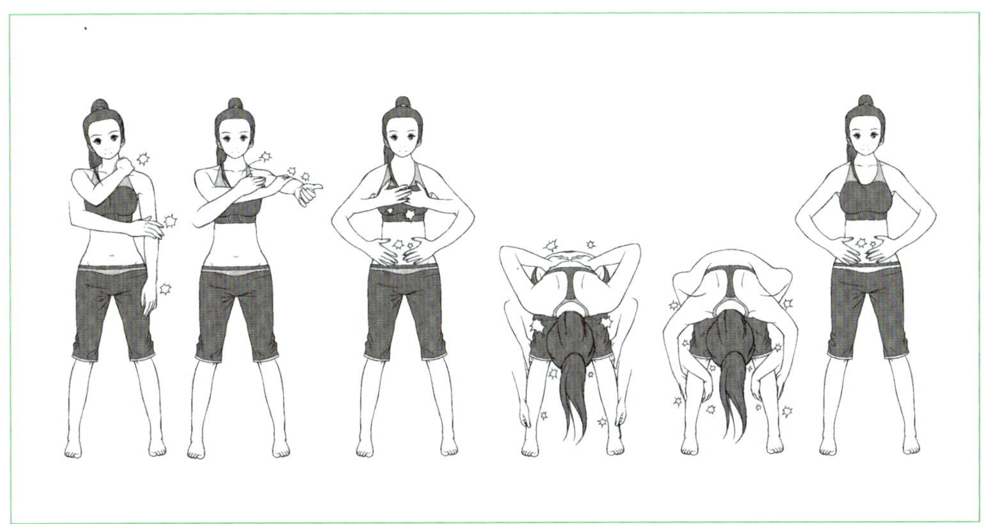

[방법]

① 다리를 어깨 너비로 벌리고 서서 왼쪽 손바닥이 아래로 가도록 뻗어
　　오른손을 약간 오므려 왼쪽 가슴 위에서부터 목 ➠ 어깨 ➠ 손등까지
　　내려오면서 두드린다.

② 왼 손바닥을 위로 하고 손바닥에서 어깨까지 올라가면서 두드리고,
　　다시 가슴 부분까지 와서 손을 바꾸어 같은 방법으로 반복한다.

③ 두 손으로 가슴을 두드린다. 가슴을 두드릴 때 '아~' 하는 소리를 내거
　　나 '휴~'하면서 숨을 완전히 내쉬려는 노력을 함께 하면 몸의 탁기가

빠져나간다.

④ 가슴에서 내려와 하복부를 두드린다. 이때 무릎을 약간 굽혀서 두드
려도 좋으며, 손목에 탄력을 주어 장에 진동이 전해지도록 강하게 두
드린다.

⑤ 허리를 숙여 등 뒤와 허리를 두드리고, 엉덩이에서 시작해 다리 뒤쪽
➠ 발목까지 두드려 내려간다. 그리고 다시 발등에서 앞쪽 허벅지까
지 올라오며 두드린다.

⑥ 앞쪽 허벅지까지 올라오면 허벅지 옆쪽에서 발목까지 두드려 내려갔
다가 다시 발목 ➠ 무릎 ➠ 허벅지 안쪽으로 두드려 올라와서 4번처럼
복부를 두드려 마무리한다.

⑦ 두드리기가 끝나면 숨을 내쉬면서 손바닥으로 어깨에서 발끝까지 온
몸 구석구석을 쓸어준다.

[Point]

* 리듬을 타고 속도와 강도를 자신에게 맞게 조절해서 두드리도록 하며,
몸에 있는 탁기를 뽑아내듯이 숨을 내쉬면서 두드린다.

* 두드리는 순서는 다음과 같다. 가슴 위 ➠ 어깨 ➠ 팔 ➠ 가슴 ➠ 복부
➠ 옆구리 ➠ 허리 뒤쪽 ➠ 엉덩이 ➠ 허벅지 ➠ 종아리 ➠ 발목 ➠ 복부

[주의사항]

* 머리와 목을 두드릴 때는 손가락 끝으로 가볍게 하며, 신체에 염증이
있거나 질환이 있다면 관련 부위에 강한 자극을 주지 않도록 한다.

  엔자임 다이어트 Enzyme Diet

3. 전신 털어주기

전신을 털어주는 동작은 몸의 구석구석까지 기혈이 순환되도록 하고, 마음의 긴장을 풀어주어 심신을 개운하게 만들어준다.

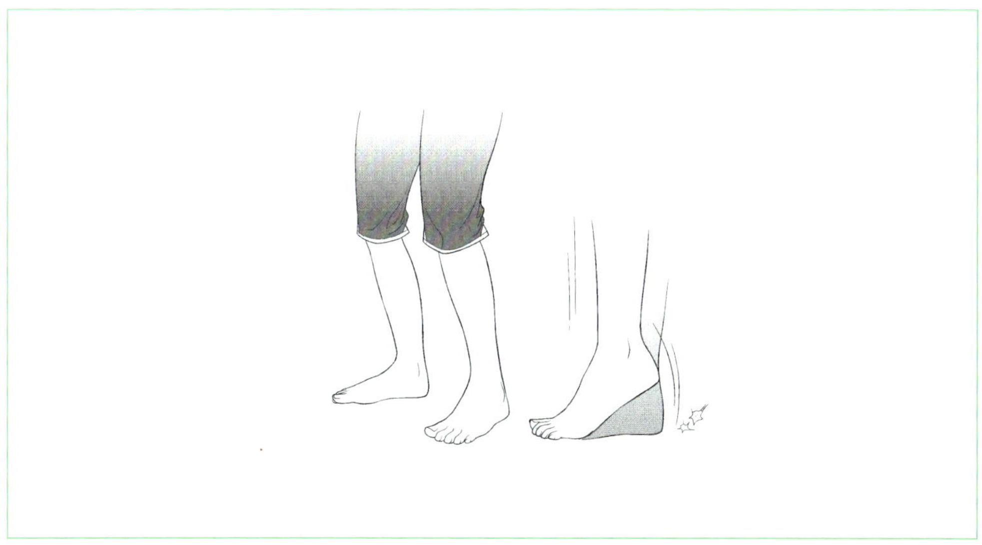

① 다리를 어깨 너비로 벌리고 서서 무릎을 가볍게 구부린다.

② 머리, 팔, 몸통 전체에 힘을 빼고 격식 없이 가볍게 흔들어 털어준다.

③ 무릎을 구부렸다 폈다 하면서 발꿈치로 바닥을 두드려 몸 전체에 진동을 주며, 때에 따리 발가락이 들릴 만큼 몸 전체를 들썩거린다.

④ 몸 전체를 흔들어 이완시킨 다음 틱을 약간 당겨 가슴을 열고 깊고 편안하게 호흡을 유지한다.

[Point]

❋ 리듬을 타서 몸 전체를 흔들어준다. 특별한 기술 없이 즐겁게 털어주
면 된다.

[주의사항]

❋ 발목이 좋지 않거나 동작을 하다가 지치면 발꿈치를 들지 말고 리듬
감 있게 무릎만 구부렸다 폈다 하면서 흔들어준다.

4. 모관운동

모관운동은 모세혈관까지 혈액을 순환시켜 혈관에 정체되어 있던 노폐물들을 빼내며 복식호흡을 깊게 유도한다.

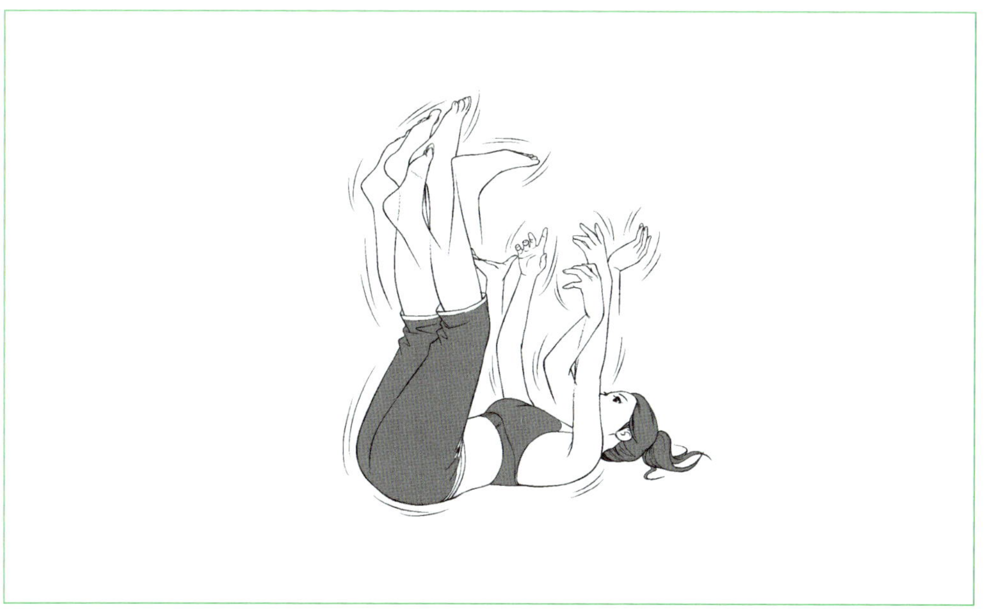

[방법]

① 바닥에 편하게 누워 팔과 다리를 어깨 너비 정도로 들어 올려 약간 구부린다.

② 손과 빌의 끝을 흔느는 것보다는 전체를 다함께 흔드는 기분으로 한다.

③ 1~2분 정도 흔들다 순간적으로 힘을 빼서 바닥에 떨어뜨린다.

④ 팔과 다리로 전해지는 느낌을 음미하며 저절로 이루어지는 복식호흡을 지켜본다.

[Point]

＊ 손, 팔, 다리 등을 사시나무 떨듯이 흔들어서 힘없이 떨어뜨린다.

[주의사항]

＊ 목이 좋지 않은 사람은 목을 내려놓고 한다.

＊ 무릎이 좋지 않다면 너무 심하게 털지 말고 가볍게 한다.

5. 물구나무서기

직립 생활의 조건 속에서 살아가는 사람에게 물구나무서기는 아래로 처진 내장을 제 위치로 잡아주는 최고의 자세이다. 몸 전체의 순환을 돕고 척추를 강화시키며, 처져 있는 모든 내장기관을 자연 상태로 회복시키고, 소화액과 호르몬의 분비를 좋게 한다.

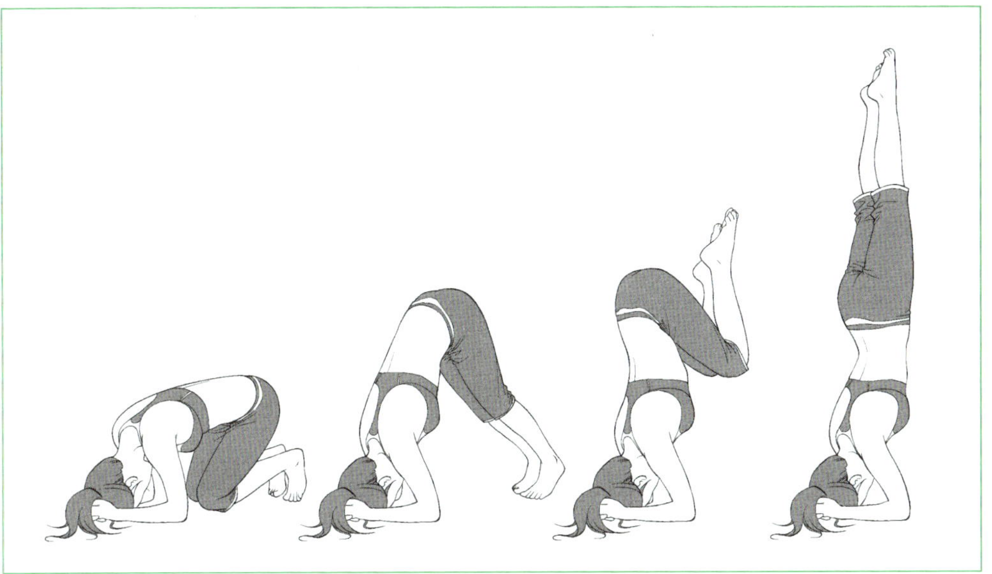

[방법]

① 무릎을 꿇고 앉아 양손가락을 깍지 끼어 정수리에 대고, 팔꿈치를 어깨 너비로 넓혀 바닥에 단단히 누른다.

② 머리를 바닥에 대고 무릎을 펴서 다리는 곧게 뻗고 엉덩이는 높게 들어 역 V자 형태로 만든다.

③ 발을 팔꿈치 가까이로 가게 하여 체중이 상체 쪽으로 모두 옮겨진 순

간 발을 들어 올려 균형을 유지한다.

④ 천천히 넓적다리를 펴서 다리를 바닥에서 수직으로 뻗는다.

⑤ 자연스럽게 호흡을 하며 균형을 유지한 후 올라갈 때와 반대 방법으로 내려온다.

[Point]

＊ 양팔꿈치와 손목에 이르는 무게의 중심이 한쪽으로 쏠리지 않도록 고르게 체중을 분배한다.

＊ 복부와 허벅지에 힘을 주고, 팔꿈치에서 발꿈치까지 완전히 편다.

＊ 두 팔에는 각각 40%의 체중을 실어 목에 부담되는 체중이 20%가 넘지 않도록 한다.

[주의사항]

＊ 초보자의 경우 잘못 넘어졌을 때는 목과 등의 부상을 주의하면서 조심스럽게 동작을 한다.

＊ 심각한 비만이나 목 디스크, 고혈압, 심장병, 두통, 생리중인 여성이나 눈·코·귀에 이상이 있는 사람은 가볍게 하거나 하지 않는다.

쇄골라인을 살리고 예쁜 얼굴을 만드는 요가

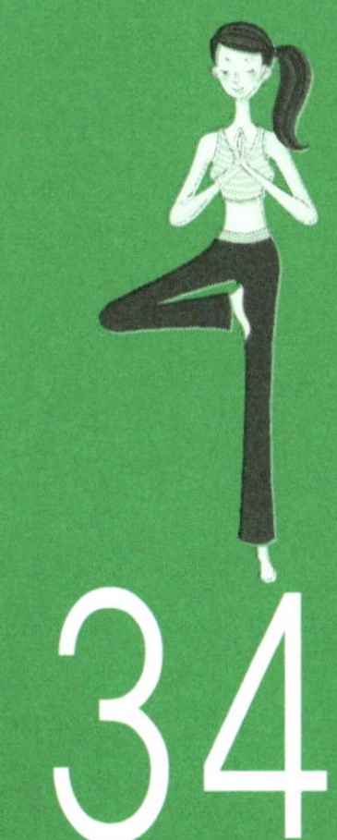

목과 어깨의 경직과 심한 스트레스는 얼굴과 목의 기혈 순환을 막게 되어 두통, 불면증, 피로감을 유발하고, 여드름과 같은 피부질환을 불러온다. 여기에 제시된 동작들은 목과 어깨, 얼굴 부위를 집중적으로 자극하여 상체에 정체되어 있는 노폐물들을 순환시켜 배출시키는 데 효과적이다.

6. 목운동

머리와 몸통을 연결해주는 목이 경직되면 의식은 탁해지고 몸도 무겁다. 목을 풀어주었을 때 눈·코·귀·입 등 얼굴에 있는 기관들이 제 역할을 다할 수 있게 된다.

[방법]

① 척추를 바르게 세우고 어깨에 힘을 뺀 후 무릎을 꿇고 앉는다.

② 뒷목이 펴지도록 턱을 당겨 고개를 깊이 숙인다.

③ 고개를 천천히 뒤로 젖혀 숨을 내쉬며 턱을 끌어올린다.

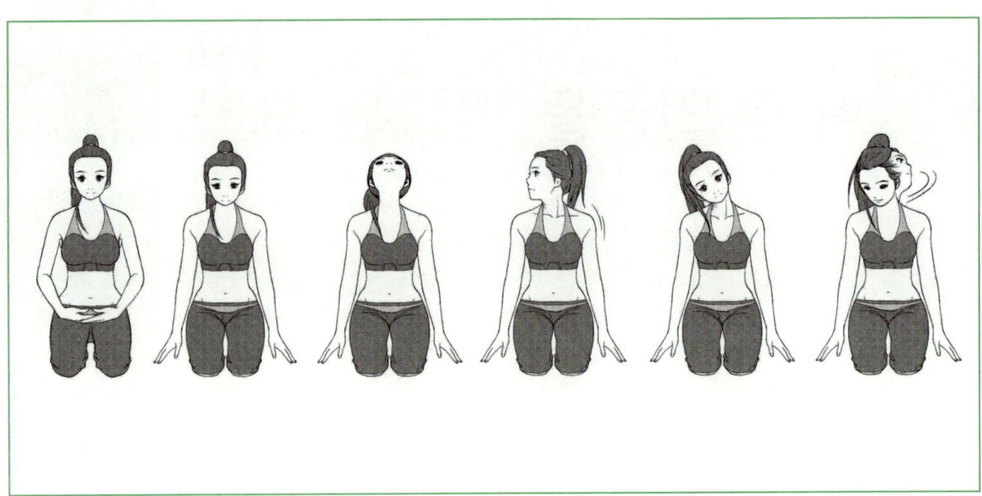

④ 천천히 고개를 왼쪽으로 돌리고 반대쪽 어깨와 팔을 낮춘다.

⑤ 얼굴을 정면으로 향한 채 왼쪽 귀가 왼쪽 어깨에 닿도록 머리를 옆으로 기울인다.

⑥ 4, 5번의 반대쪽을 행한 후 고개를 좌우로 각각 천천히 돌린다.

[Point]

＊ 호흡을 자연스럽게 하되 자극이 느껴지면 숨을 내쉰다.

＊ 의식을 목에 두고 천천히 행한다.

＊ 좌우를 균등하게 하되 안 되는 쪽을 더 유지하도록 한다.

[주의사항]

＊ 목을 심하게 꺾거나 소리 나게 돌리지 않도록 한다.

＊ 목에 통증이나 디스크가 있다면 더욱 천천히 한다.

7. 토끼자세

경추에서 꼬리뼈까지 척추를 완전히 늘려주므로 척추 주위의 각 신경세포를 자극하고 뇌로의 혈액 공급을 원활하게 하여 우울증과 슬럼프, 스트레스를 치료하며, 갑상선을 강화하고 피를 맑게 한다.

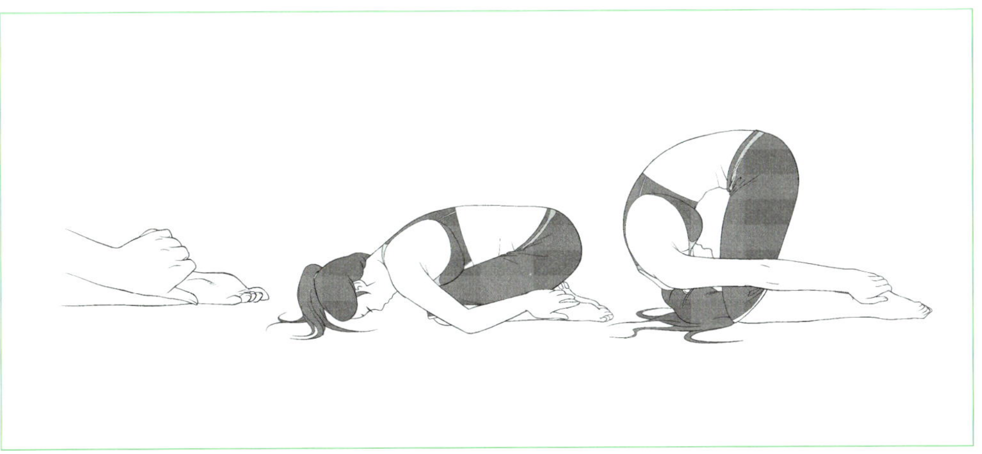

[방법]

① 무릎을 꿇고 앉아 두 손으로 발꿈치를 잡는다.

② 몸을 둥글게 말아 이마가 무릎에 닿게 하고 정수리가 바닥에 가볍게 닿게 한다.

③ 턱은 가슴 쪽으로 끌어당기고 복부를 수축시키며, 엉덩이를 들어 올려 척추를 둥글게 말아 올린다.

④ 숨을 내쉴 때마다 체중을 머리 쪽으로 조심스럽게 실어준다.

⑤ 되돌아올 때는 머리를 바닥에 내려놓고 좌우로 머리를 흔들어 마무리 한다.

[Point]

＊ 척추 전체가 둥글게 말릴 수 있도록 한다.

[주의사항]

＊ 목디스크가 있거나 목의 통증이 심하면 하지 않는 것이 좋다.

8. 물고기자세

　경추·흉추 상부·요추를 뒤로 젖혀 가슴을 열어 흉선을 발달시키고, 목 부위 갑상선 호르몬의 균형을 잡아준다. 굽은 등을 펴주고 가슴을 열리게 하여 밝고 포용적인 성격으로 만들어준다.

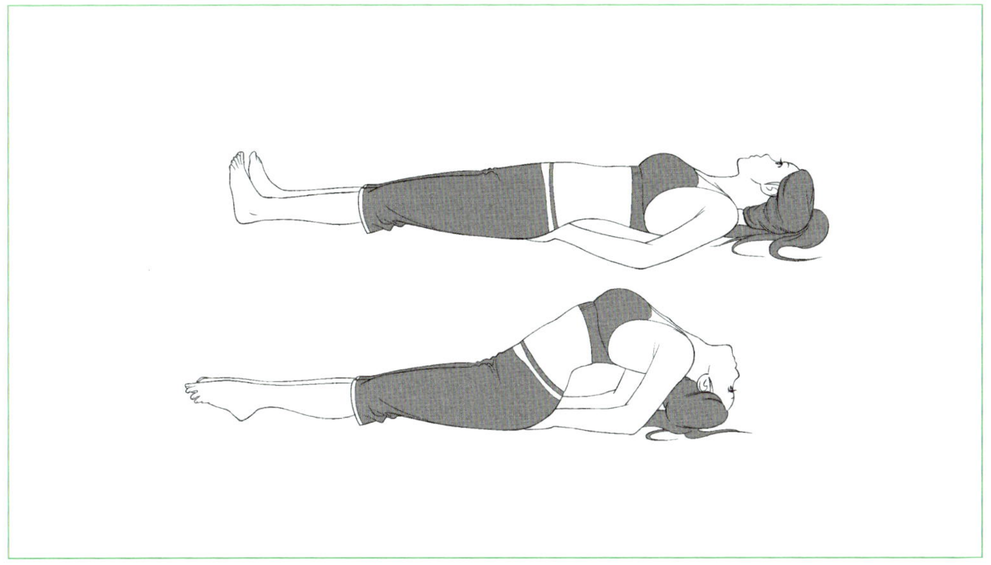

[방법]

① 다리를 모아 바르게 눕는다.

② 팔을 펴서 엉덩이 아래에 엄지 손끝이 서로 닿도록 바닥에 손바닥을 내려놓는다.

③ 팔꿈치로 바닥을 밀어 가슴을 끌어올리고, 정수리를 바닥에 두어 턱을 바깥쪽으로 밀어낸다.

④ 숨을 들이쉬었다가 내쉬면서 내려온 후 편한 자세로 이완한다.

＊ 팔꿈치에 힘을 가하여 가슴과 복부가 활짝 열릴 수 있도록 한다.

＊ 목을 뒤로 젖힐 때 척추가 최대한 휘어지도록 한다.

[주의사항]

＊ 디스크 환자나 등과 목에 부상이 있는 경우에는 주의해서 행한다.

＊ 고혈압 또는 저혈압이 있는 경우 주의해서 행한다.

9. 사자자세

　얼굴과 목의 혈액순환을 좋게 하여 피부가 고와지고 편도선 및 목감기를 예방한다. 입 주위의 신경을 자극하여 심리적인 자신감을 부여하고, 입 냄새를 치료하고 목소리를 좋게 한다.

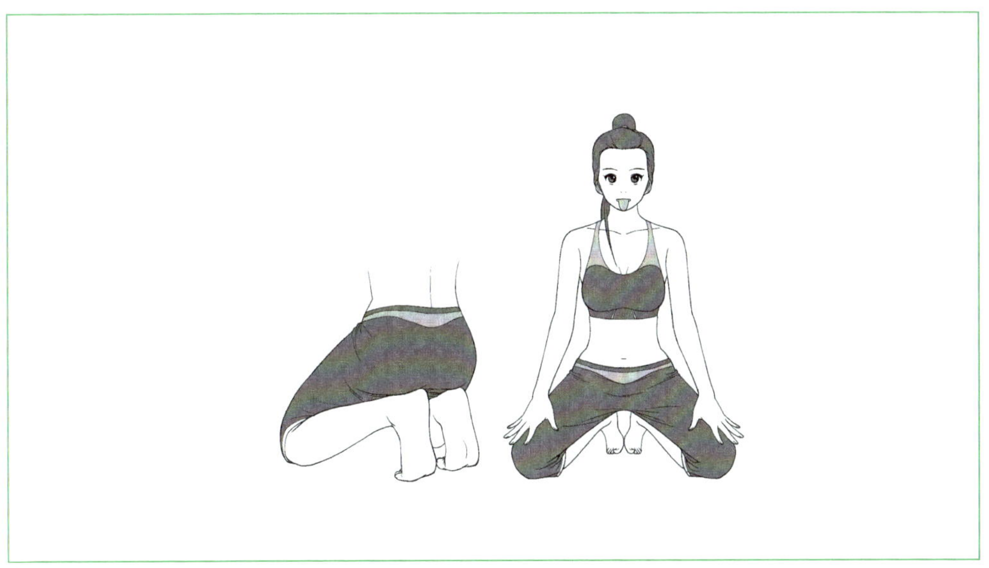

[방법]

① 무릎을 구부리고 앉아서 발가락을 세워 발꿈치 위에 엉덩이를 대고 앉는다.

② 등을 곧게 펴고 두 손바닥을 무릎 위에 올린 채 손가락을 완전히 펴서 무릎을 누른다.

③ 입을 크게 벌려 가능한 혀를 길게 내뻗는다.

④ 눈은 크게 뜨고 시선은 미간이나 코끝을 응시하며 목·복부·항문을

수축한다.

⑤ 입으로 숨을 쉬면서 할 수 있는 만큼 이 자세를 유지한다.

[Point]

＊ 눈을 치켜뜨기, 입을 크게 벌려 혀를 내밀기, 손과 발가락에 힘을 주어
뻗기, 목·복부·항문 수축하기를 동시에 행하도록 한다.

[주의사항]

＊ 눈·코·귀에 이상이 있거나 고혈압과 심장질환자는 숨을 멈추지 말고
호흡을 내쉬면서 행하도록 한다.

10. 고치·회진법

　고치법은 이와 잇몸을 자극하여 치아를 건강하게 하고, 입 꼬리를 올려 인상이 부드러워지며 머리를 맑게 해준다. 회진법은 뇌를 자극하여 마음을 안정시키고 소화력을 좋게 한다.

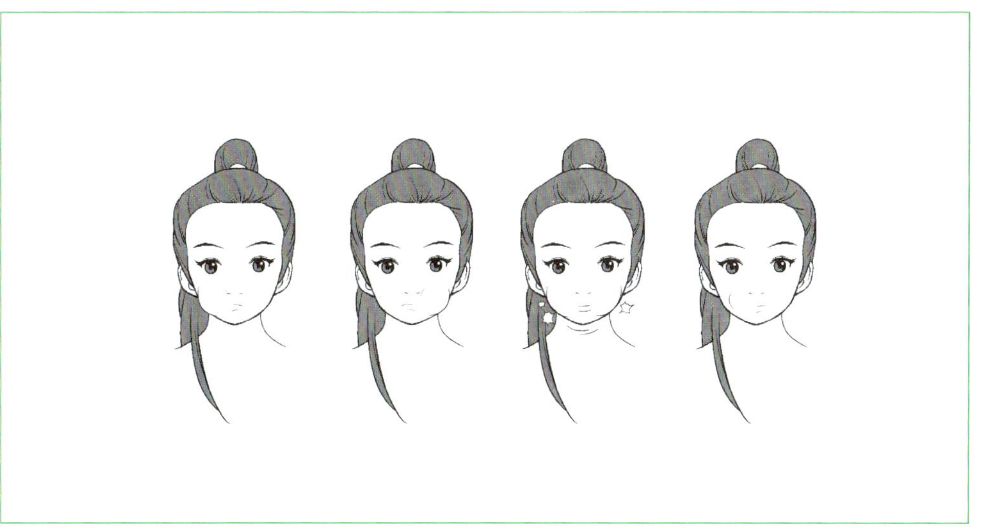

[방법]

① 심호흡을 세 차례 정도 한 다음 입안에 숨을 가득 채워 공기를 좌우로 돌리면서 볼을 마사지한다.

② 볼에 채웠던 공기를 절반 정도 빼고 입을 다물어 윗니와 아랫니를 서로 부딪쳐 소리 나게 하는 것이 고치법이다.

③ 회진법은 혀로 이와 잇몸, 입천장을 구석구석 마사지하는 것이다.

④ 고치법과 회진법을 한 다음 생긴 침[玉泉]을 3회에 걸쳐 나눠 삼키며 명상한다.

＊ 고치법과 회진법은 수련 전후에 해주는 것이 좋다.

＊ 고치법을 행할 때 이빨을 너무 세게 부딪혀 치아가 상하지 않도록 주
의한다.

아름다운 어깨와 매끈한 등을 위한 요가

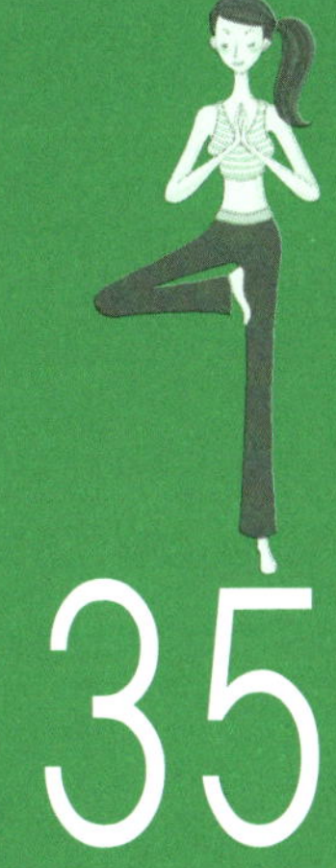

◄◄◄◄◄◄◄◄◄◄◄◄◄◄◄◄◄◄◄◄◄◄◄◄◄◄◄◄◄◄◄◄

어깨, 팔, 등의 군살이 많은 상체 비만의 원인은 자세 불량, 불균형한 식습관, 운동 부족, 부신피질 호르몬의 이상에 의한 것이다. 여기에 제시된 동작들은 어깨와 견갑골, 등과 가슴을 자극하여 상체의 군살을 제거하고 자세를 교정하도록 하는 데 효과적이다.

11. 요가 무드라

팔은 항상 앞에서 그리고 아래쪽에서 사용된다. 팔을 뒤로 보내는 단순한 동작으로 어깨 관련 질환을 해소할 수 있게 된다. 특히 가슴을 열어 억압된 감정과 분노, 긴장을 해소시키고 심리적 평온을 가져온다.

[방법]

① 척추를 곧게 펴고 무릎을 꿇고 앉는다.

② 두 손을 등 뒤로 돌려 깍지를 낀다.

③ 상체를 숙이며 깍지 낀 손을 끌어올린다. 이때 의식은 복부나 회음 쪽

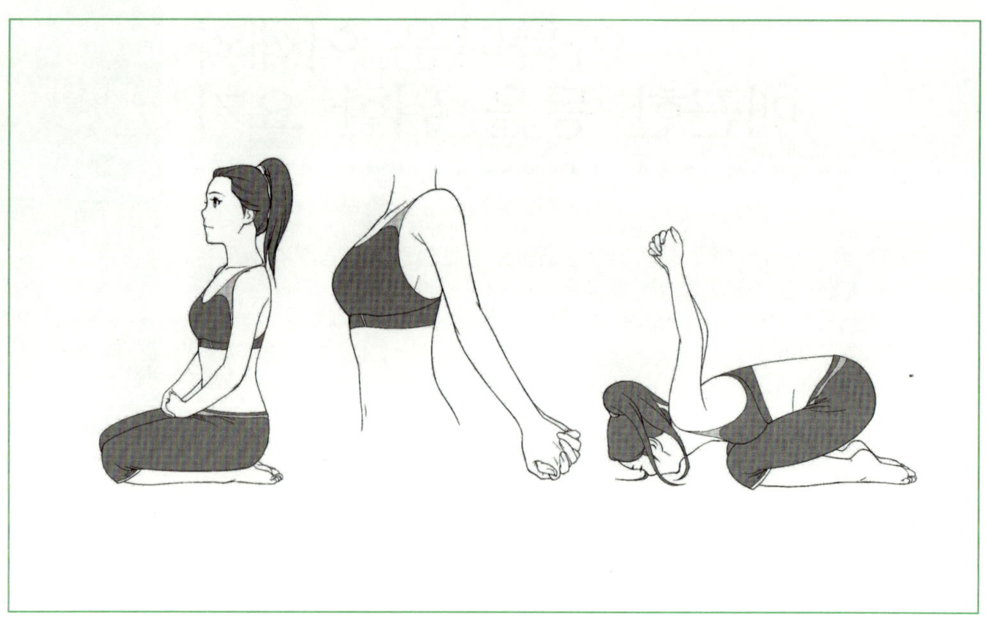

에 둔다.

④ 숨을 들이쉬며 천천히 상체를 들어 올려 숨을 내쉬며 깍지를 풀어 호흡을 고른다.

[Point]

＊ 깍지 낀 팔과 바닥이 수직이 되도록 팔을 충분히 끌어올린다.

＊ 숨을 편안하고 깊게 고르며 내쉬는 숨은 배로 한다.

[주의사항]

＊ 팔이나 자세가 어느 한쪽으로 치우치지 않도록 의식을 몸에 잘 집중한다.

12. 안테나자세

　팔을 올려줌으로써 평상시 경직된 어깨를 풀며 척추를 곧게 세워 등의 군살을 효과적으로 분해한다. 동시에 복부를 자극하여 몸이 따뜻해지고, 턱을 당겨 머리를 맑게 하며 몸을 가볍게 만들어준다.

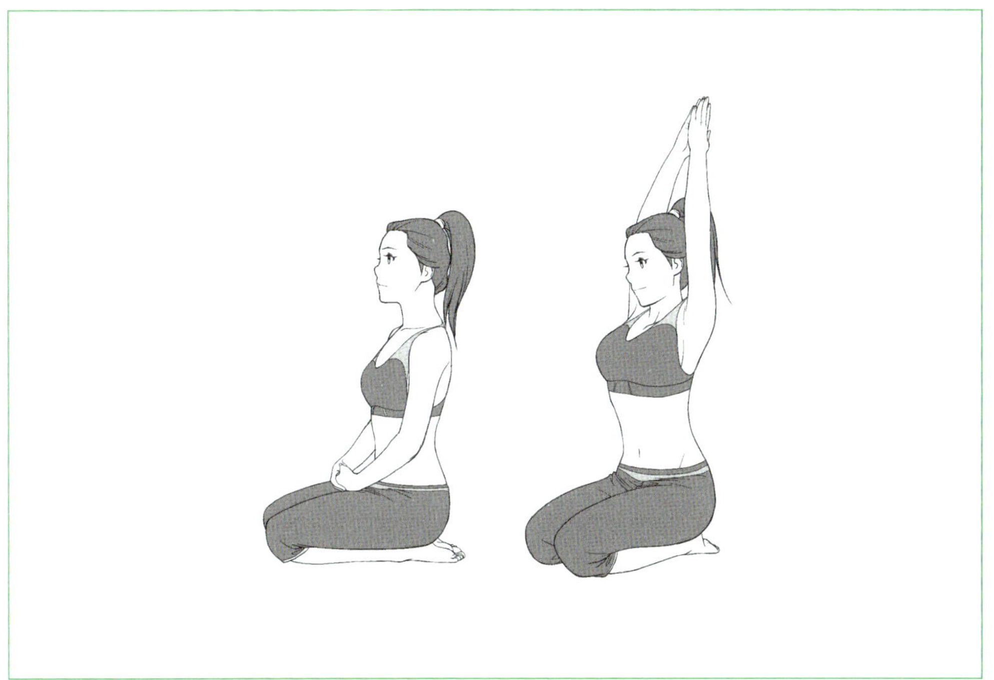

[방법]

① 척추를 곧게 펴고 무릎을 꿇고 앉는다.

② 양손을 머리 위로 쭉 뻗어 올려 손바닥을 서로 모은다.

③ 턱을 당겨 가슴을 열고 배는 끌어당긴 상태로 호흡을 깊게 하며 유지한다.

✽ 숨을 들이쉴 때는 가슴 전체에 채우고 내쉴 때는 배를 끌어당기면서
완전히 내쉰다.

✽ 손끝에서 어깨, 꼬리뼈에 이르는 라인이 바닥과 수직이 되도록 곧게
세운다.

[주의사항]

✽ 무릎이나 어깨에 염증이 있다면 하지 않는다.

13. 고양이자세

　가슴으로 바닥을 누름으로써 등뼈를 효과적으로 펴준다. 등이 굽으면 가슴이 답답해지는데, 소극적인 성향을 강화시키며 우울증·불면증을 야기한다. 등을 펴주고 가슴을 열어주는 고양이 체위는 가슴의 답답함을 해소시켜주고 자신감을 불어넣어준다.

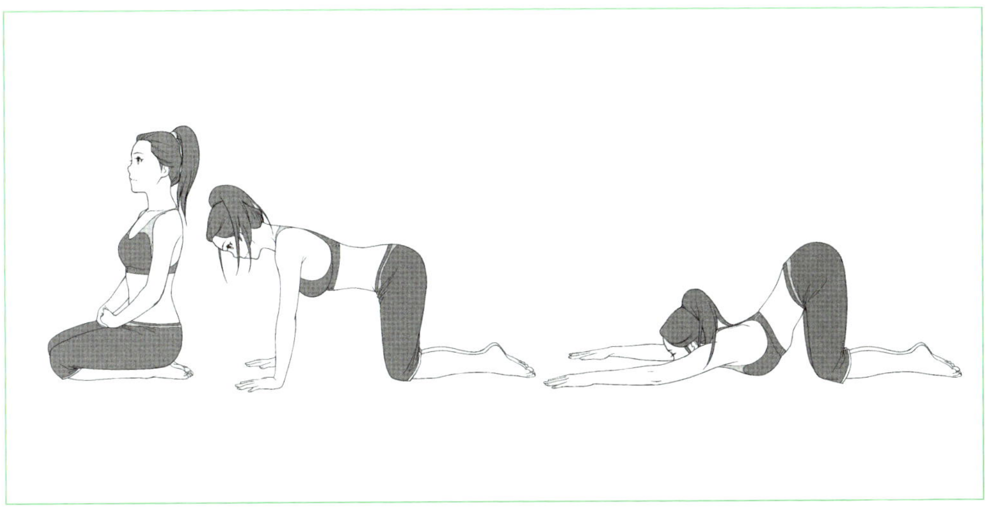

[방법]

① 두 무릎은 어깨 너비 정도로 벌려 구부려 세우고 손바닥을 바닥에 어깨 너비 정도 벌려 준비한다.

② 가슴의 윗부분을 바닥에 닿게 하고 숨을 내쉬며 복부를 수축시켜 꼬리뼈를 들어 올리며 두 팔을 앞으로 쭉 뻗는다.

③ 무릎을 구부려 천천히 세우고 팔도 펴서 천천히 제자리로 돌아와 숨을 고른다.

＊ 등이 곧게 잘 펴지도록 정확하게 가슴 윗부분이 바닥에 닿을 수 있도록 한다.

＊ 자세를 유지할 때 숨을 내쉬면서 엉덩이를 더욱 끌어올린다.

＊ 세워진 무릎은 바닥과 수직이 될 정도로 끌어당겨야 한다.

＊ 목이 좋지 않거나 등에 상처가 있는 경우 가볍게 하거나 하지 않는다.

14. 머리를 아래로 향한 개자세

  몸의 기운을 북돋아 피로를 회복시키는 데 도움이 되며, 소화력 향상, 변비 해소, 두통, 불면증 등의 통증, 고혈압, 천식, 평발, 좌골신경통, 축농증의 치료에 효과가 있다. 다리의 각선미를 좋게 하고 엉덩이를 탄력 있게 만들어주며 어깨의 군살 제거에 효과적이다.

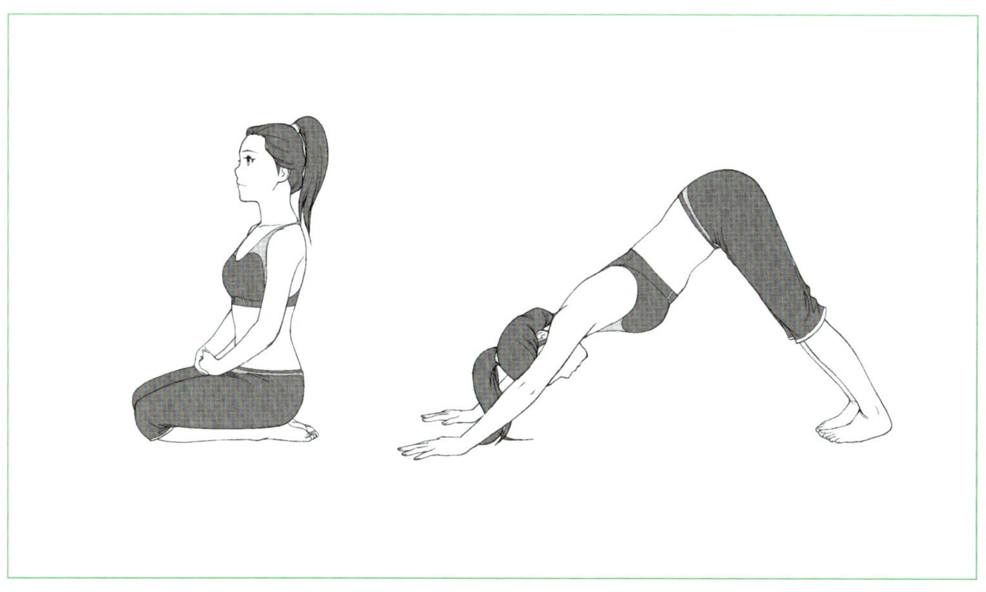

① 무릎을 꿇고 앉아 두 손바닥을 무릎 앞에 내려놓는다.

② 숨을 내쉬면서 무릎을 펴고 엉덩이를 들어올린다.

③ 양손에 힘을 주어 바닥을 밀어내고 발꿈치를 바닥에 내리며 꼬리뼈에
   서 발꿈치까지 완전히 늘린다.

✱ 무릎과 팔꿈치가 완전히 펴져서 신체의 뒷부분이 완전히 늘어나도록 한다.

✱ 복부를 끌어당기며 꼬리뼈를 천정으로 올리려 노력하고 발꿈치와 손바닥은 바닥을 내려 누른다.

[주의사항]

✱ 손목이 약하거나 관절염이 있다면 무리하지 않는다.

✱ 임신기간에 이 자세를 취한다면 출산 예정일 즈음에는 하지 않도록 한다.

✱ 고혈압과 두통이 심하다면 가볍게 한다.

15. 코브라자세

척추를 늘려주고 굽은 등을 펴주어 등의 군살을 제거하며, 늑골을 확장시키므로 심폐능력이 향상된다. 갑상선·부갑상선·부신호르몬을 자극하여 불만이나 초조, 긴장, 정서 불안을 치유하는 데 효과적이다.

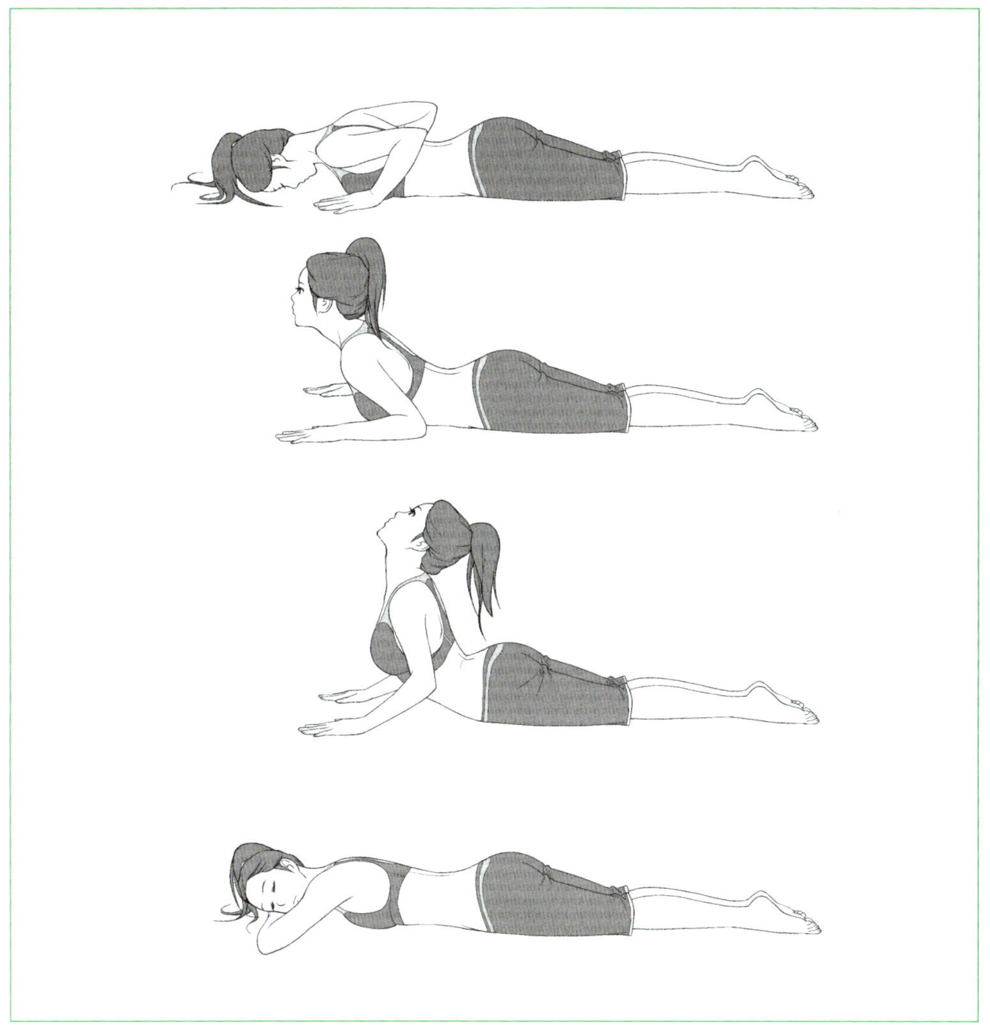

① 다리를 펴서 모으고 얼굴을 아래로 하여 엎드린다.

② 손바닥을 가슴 옆에 놓고 숨을 들이쉬며 손바닥으로 바닥을 밀어 상
체를 들어 올린다.

③ 두 팔은 약간 구부리고 넓적다리에 힘을 주며 자연스러운 호흡으로
자세를 유지한다.

④ 천천히 팔꿈치를 구부려 배 ➡ 가슴 ➡ 턱 순으로 바닥에 내린 후 잠시
숨을 고른다.

[Point]

＊ 완성 동작에서 팔꿈치는 옆구리에서 벌어지지 않도록 한다.

＊ 구부린 팔 사이로 가슴을 밀어내어 등이 펴질 수 있도록 한다.

[주의사항]

＊ 디스크·요통·등의 부상 및 손목이나 팔꿈치 관절이 좋지 않은 경우
주의해서 행한다.

＊ 임산부의 경우 복부를 압박하므로 주의해서 행하거나 금지한다.

잘록한 허리와 군살 없는 아랫배를 위한 요가

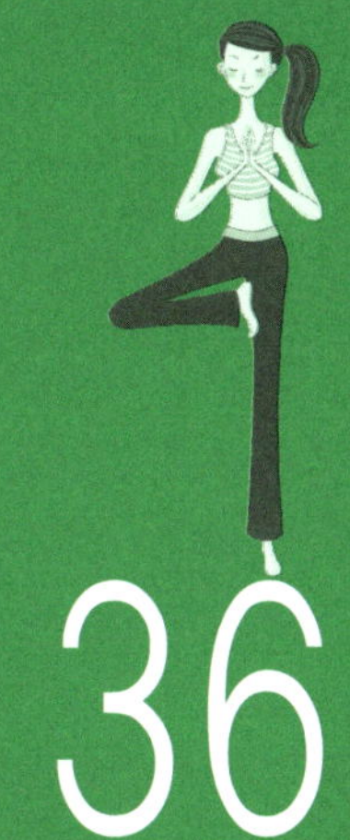

배꼽을 중심으로 한 복부의 전체적인 비만은 탄수화물의 과잉 섭취와 췌장기능의 저하가 원인이다. 윗배가 나왔다면 스트레스가 심하거나 비장·위장의 기능이 저하되어 소화도 잘 안 된다. 아랫배 비만은 장 기능의 저하가 원인으로 변비·설사·복부 팽만 등을 유발하게 된다. 다음의 자세들은 복부기관을 자극하여 복부의 내장지방과 옆구리의 군살을 효과적으로 분해하도록 도와준다.

16. 앉아서 비틀기자세

간과 신장을 자극하고 척추에 원기를 불어 넣으며, 복부를 자극하여 소화력을 높이고 복부지방을 연소시킨다. 허리와 복부, 대퇴부 비만을 해소시키는 데 효과적이다.

[방법]

① 척추를 세우고 앉아 오른 무릎을 구부려 발꿈치를 왼쪽 엉덩이 가까이 오게 한 뒤 왼발을 오른 무릎 바깥에 두고 무릎을 세운다.

② 왼손바닥을 엉덩이 뒤에 두고 오른쪽 팔꿈치로 왼쪽 무릎 바깥쪽을

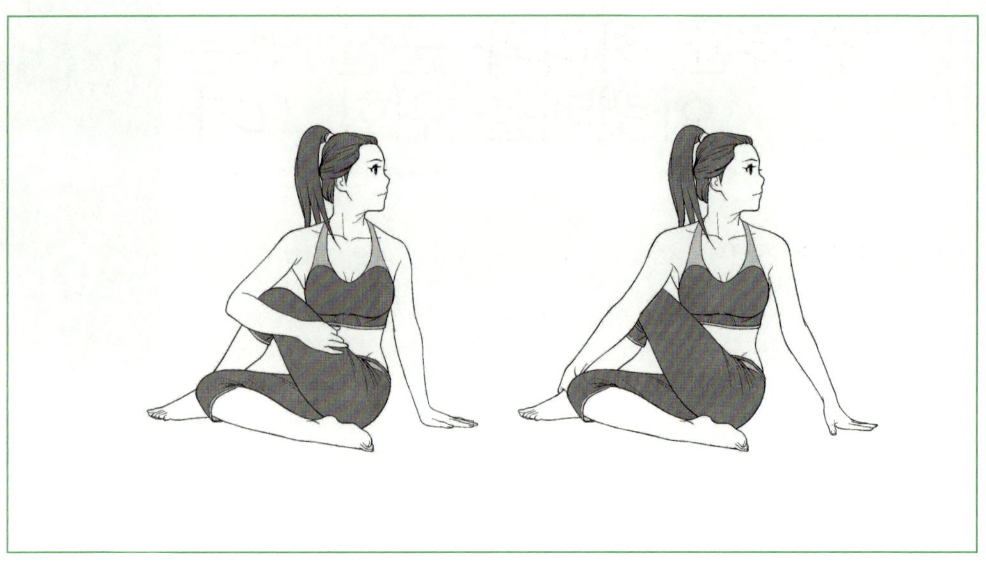

밀어낸다.

③ 바닥을 왼손바닥으로 밀고 오른손과 팔꿈치에 힘을 주며 몸통을 돌려
   허리를 비튼다.

④ 어깨를 활짝 열고 내쉬는 숨에 좀 더 비틀어준다.

[Point]

＊ 목과 어깨, 가슴과 허리, 골반과 다리 등 전신을 비튼다.

＊ 등과 허리를 펴서 척추를 바로 세우고 배를 끌어당겨 비틀도록 한다.

[주의사항]

＊ 허리 디스크 및 척추질환을 가지고 있는 경우 너무 무리해서 비틀지
   않도록 한다.

17. 배자세

복부·엉덩이 굴근·척추를 늘리고 강화시키며, 대장·소장·신장·간의 기능을 향상시킨다. 복부의 지방을 줄이고 복부와 다리를 탄력적으로 만들어주며, 힘을 키우고 배짱과 자신감을 심어준다.

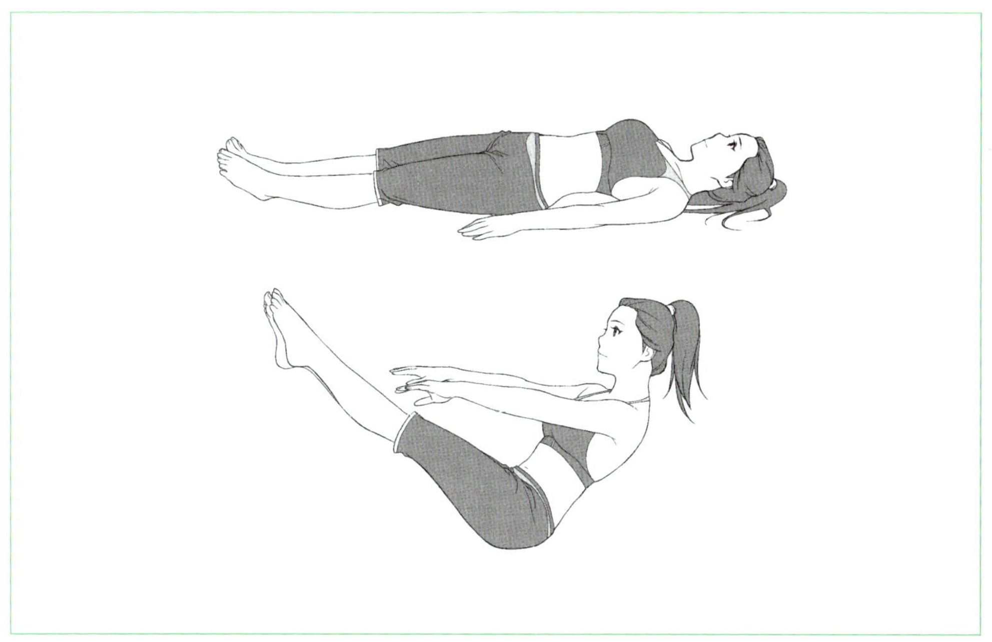

① 다리를 모으고 자리에 눕는다.

② 발가락을 바깥쪽으로 밀어내며 다리를 곧게 펴 바닥에서 들어올린다.

③ 손바닥을 세워서 두 팔을 쭉 뻗은 다음 서서히 상체를 들어올린다.

④ 상체와 하체의 각도를 바닥에서 45° 정도 유지하고 팔은 바닥과 평행으로 뻗는다.

[Point]

* 머리에서 치골, 발가락 끝으로 이어지는 각이 구부러지지 않도록 힘
  의 균형을 잘 유지한다.
* 턱을 당겨 온몸에 긴장을 싣고 복부에 힘을 준다.

[주의사항]

* 목디스크·두통·불면증·설사 증세가 있는 경우 주의해서 한다.
* 심장질환이 있거나 고혈압 환자는 호흡이 멈추지 않도록 가볍게 행
  한다.
* 복부를 압박하므로 생리기간에는 약하게 하고, 임신 중인 여성은 금
  지한다.

18. 활자세

　비장과 위장을 자극하여 소화력을 높이고 신진대사를 활발하게 한다. 복압을 강화하고 가슴을 확장하여 심리적·생리적 안정을 가져다주며, 심폐능력을 좋게 하고 호흡기질환을 예방한다. 엉덩이의 군살과 뱃살 제거에 효과적이며 혈액순환을 활발하게 한다.

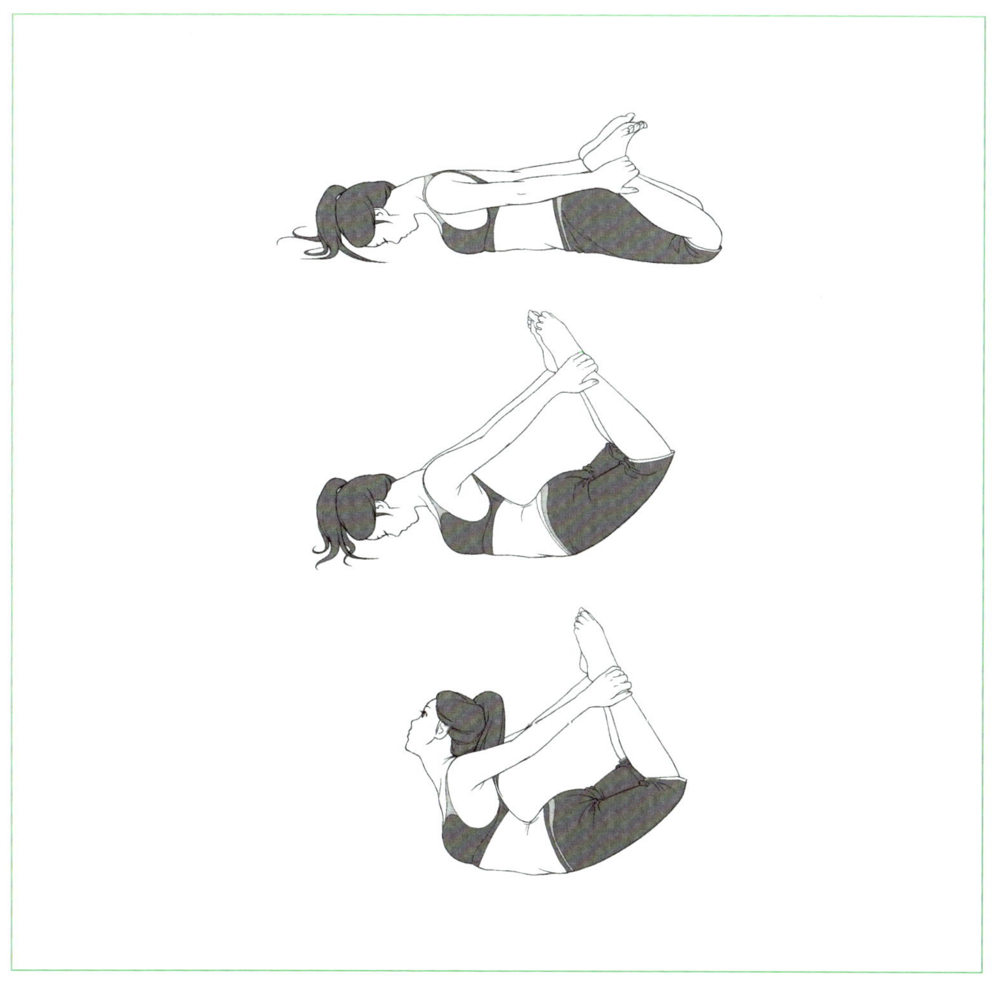

① 배를 바닥에 대고 편안하게 엎드린다.

② 무릎을 구부려 양손으로 두 발목을 잡는다.

③ 숨을 들이쉬며 양손으로 발목을 잡아당겨 다리와 상체를 최대한 들어
   올린다.

④ 자연스럽게 호흡을 하면서 팽팽한 자세를 유지한다.

⑤ 숨을 내쉬면서 다리와 윗몸을 천천히 바닥에 내려놓고 팔을 풀어 휴
   식을 취한다.

[Point]

＊ 머리·가슴·다리를 최대한 높이 들어 올려 머리가 발에 가까워지도록
   한다.

＊ 몸은 활처럼 둥글게 휘도록 가슴을 열어주고, 팔은 활시위처럼 쭉 뻗
   어준다.

[주의사항]

＊ 허리와 목디스크 질환자는 가볍게 하거나 금지한다.

＊ 임산부는 이 동작을 금하며, 식사 후 바로 행하지 않는다.

＊ 척추질환이 심하거나 혈압이 너무 높거나 낮을 경우 주의해서 행한다.

19. 앉아서 전굴자세

척추와 근육의 불균형을 바로 잡아주어 요통과 어깨 결림 등의 척추문제에 효과적이다. 허리와 종아리를 가늘게 하고 복부의 지방을 없애며, 엉덩이와 허리의 균형을 잡아준다. 창조력과 의지력·실행력을 강화시킨다.

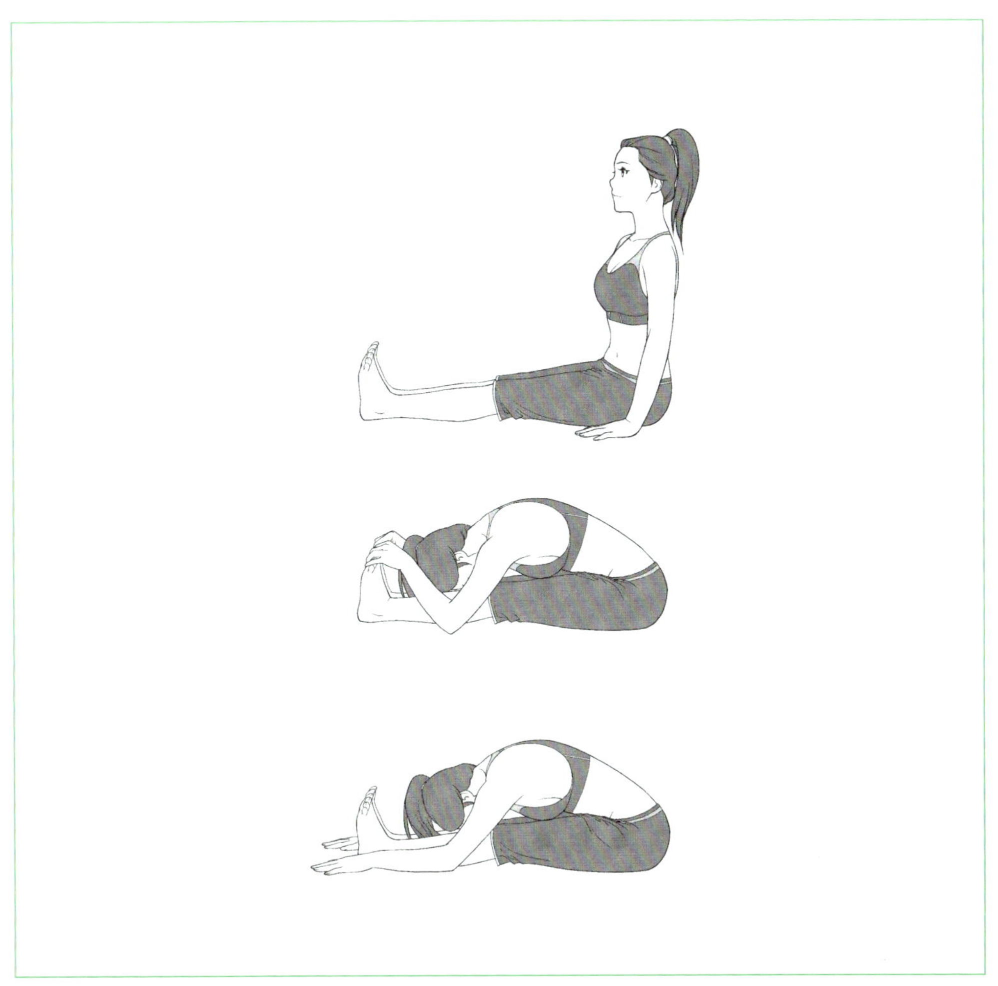

① 다리를 모아 펴서 척추를 세워 앉는다.

② 두 손으로 발끝 또는 발을 잡고 척추를 펴서 앞으로 천천히 숙인다.

③ 등과 다리의 근육을 천천히 이완시키며 몸의 뒷부분을 완전히 늘이도록 한다.

④ 완성된 자세에서 숨을 내쉬면서 앞으로 더욱 구부려서 유지한다.

[Point]

＊ 상체를 숙일 때 배 ➡ 가슴 ➡ 머리 순으로 허리와 등을 펴서 천천히 내려가도록 한다.

＊ 발끝은 서로 붙이고 복사뼈 안쪽이 벌어지거나 무릎이 구부러지지 않도록 주의한다.

[주의사항]

＊ 식사 직후에는 하지 않도록 하고 특히 임산부는 금하도록 한다.

20. 비둘기자세

　　요추와 흉추에 활기를 주며 넓적다리와 발목을 강화시키고 늘씬하게 만들어준다. 장을 자극하여 소화력을 증진시키고 복부의 군살을 없앤다. 옆구리를 늘리고 견갑골을 자극하여 옆구리와 등의 군살 제거에 도움이 된다.

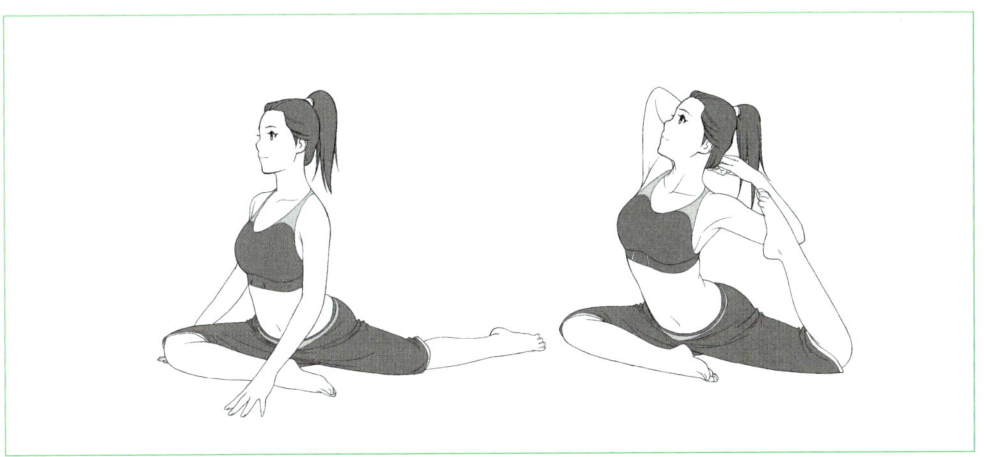

[방법]

① 오른쪽 무릎을 구부려 오른쪽 발꿈치가 왼쪽 허벅지 안쪽 깊숙하게 닿도록 한다.

② 왼쪽 다리를 뒤로 곧게 뻗어 바닥에 놓는다.

③ 왼 무릎을 구부려 왼손으로 왼 발등을 잡고 허리 쪽으로 끌어당긴다.

④ 왼 팔꿈치를 발가락에 걸고 머리 뒤로 팔을 보내 양손을 맞잡는다.

⑤ 숨을 천천히 내쉬면서 팔꿈치를 더 젖혀서 유지했다가 들이쉬는 숨에 돌아온다.

＊ 머리 뒤에서 맞잡은 팔에 밀려 고개가 숙여지지 않도록 팔꿈치를 뒤로 열어준다.

＊ 척추질환이 있는 경우 무리하지 않도록 한다.

날씬한 다리와 탄력 있는 엉덩이를 위한 요가

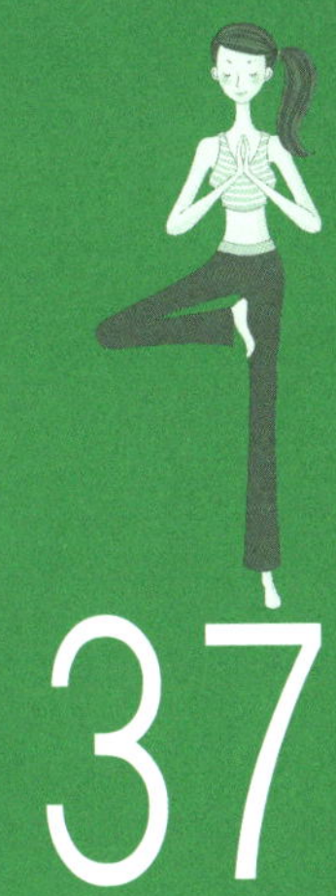

정맥비만과 라이트호세비만, 하체비만으로 나뉜다. 하체비만의 원인은 골반의 불균형, 혈액순환 및 림프순환이 나빠져 노폐물이 정체되어 일어나는 현상이다. 정맥비만은 운동 부족과 근육의 경직, 유전이 원인이며 다리를 들어 올려주는 동작들이 효과적이다. 라이트호세비만은 여성호르몬 관련 비만으로 생리기능을 좋게 만들어주는 동작이 좋다. 여기에 제시하는 동작은 모두 여성의 생리 문제에 효과적이다.

21. 나무자세

좌골·척추·어깨의 불균형을 없애고 굽은 등을 펴지게 하며, 늑골의 간격을 늘리고 가슴을 열어준다. 허벅지의 군살 제거에 효과적이며 다리와 골반의 각선미가 좋아진다. 다리와 발목, 발의 근육이 강화되고 하체 비만에 효과적이다.

[방법]

① 바른 자세로 서서 오른쪽 다리를 들어 올려 발바닥이 왼쪽 허벅지에 닿게 한다.

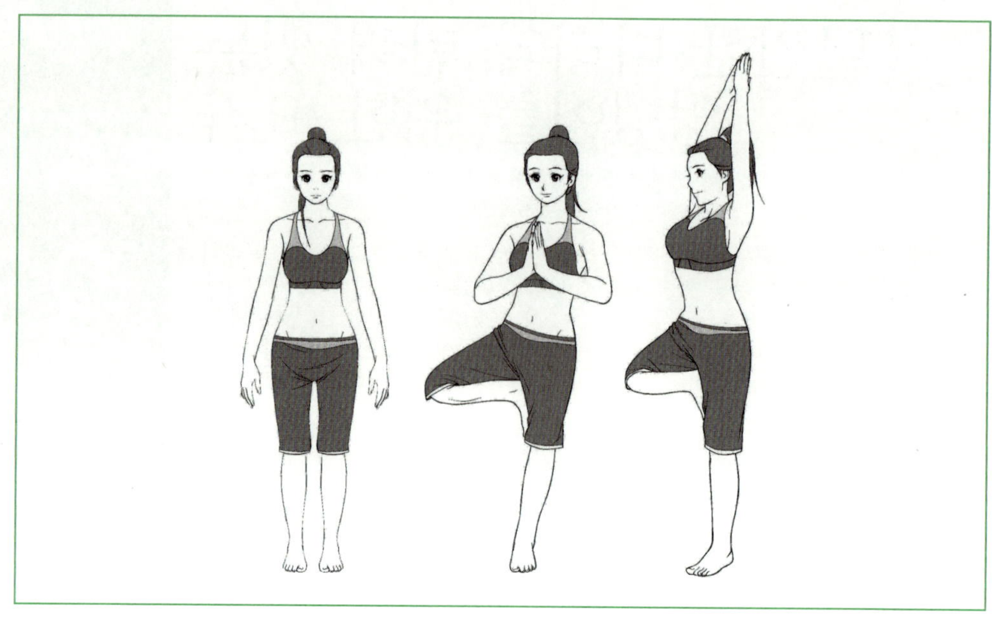

② 두 손을 가슴 앞에서 합장하듯 모아서 위로 쭉 뻗는다.

③ 자세를 유지한 후 모은 두 손을 가슴 앞까지 끌어내린 다음 반대쪽도
이어서 한다.

[Point]

＊ 시선은 정면의 한 곳에 집중하여 마음을 모은다.

＊ 접어 붙인 발바닥과 서 있는 다리의 허벅지에 서로 힘을 주어 균형을
유지하도록 한다.

[주의사항]

＊ 정맥류나 무릎 관절에 이상이 있는 사람은 무리하지 않도록 한다.

22. 나비자세

허벅지와 엉덩이의 군살을 제거하고 복부비만을 해소한다. 안쪽 허벅지·사타구니·무릎을 늘려주고 골반을 열리게 해 균형을 바로잡는다. 자궁 주변의 울혈을 풀어 생리불순이나 생리 전후 생기는 심신의 질환을 해소해준다.

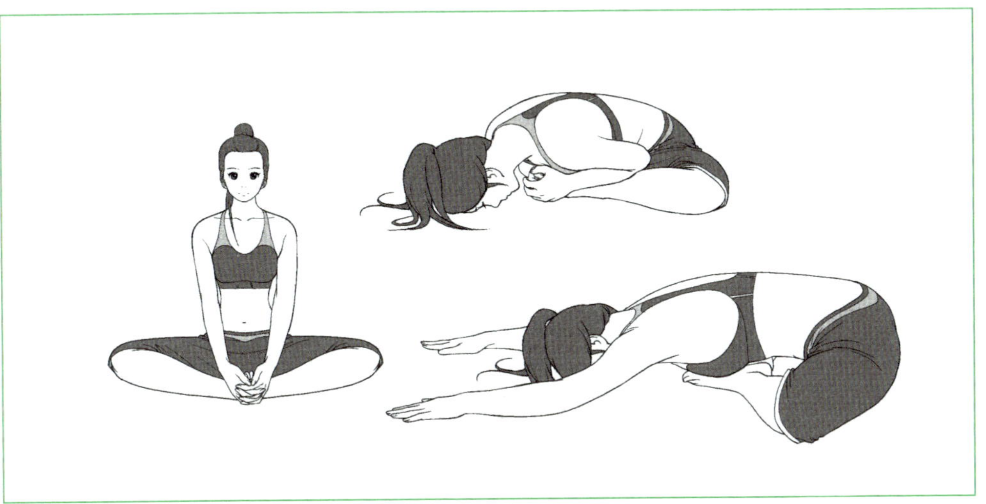

[방법]

① 앉아서 두 무릎을 접어 발바닥을 서로 붙이고 양손으로 발을 끌어당긴다.

② 척추를 곧게 세우고 무릎을 위아래로 흔들어 바깥쪽으로 낮춘다.

③ 양쪽 팔꿈치와 머리가 바닥에 닿도록 상체를 앞으로 숙인다.

④ 숨을 깊게 내쉬면서 두 팔을 앞으로 쭉 뻗어 더욱 깊게 숙이려 노력한다.

[Point]

＊ 상체를 숙일 때 등을 곧게 펴도록 하고 어깨와 고관절의 힘을 빼야
한다.

[주의사항]

＊ 사타구니와 무릎에 이상이 있을 때는 무리하지 않도록 한다.

23. 소머리자세

발목과 엉덩이, 넓적다리를 늘려주어 다리의 경련을 없애고 허벅지
와 엉덩이의 군살을 제거한다. 출산 후 넓어진 골반을 닫아주며 골반의
비틀림을 교정한다.

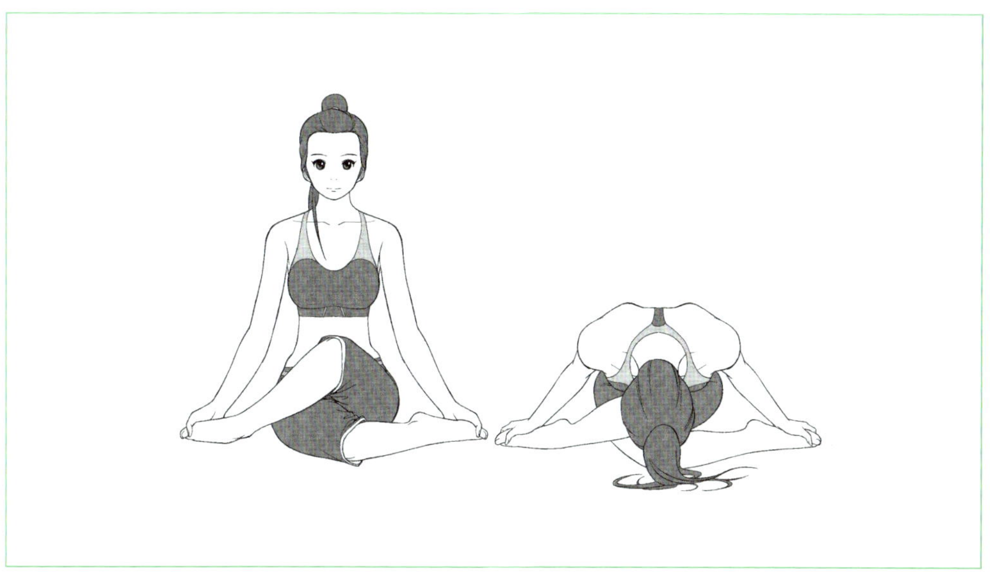

[방법]

① 척추를 곧게 세우고 앉아서 오른 무릎을 굽히고 그 위에 왼다리를 올
려 무릎을 서로 교차한다.

② 왼발이 오른 엉덩이 옆에, 오른발이 왼쪽 엉덩이 옆에 놓일 수 있도록
하여 엉덩이 쪽으로 끌어당긴다.

③ 두 손으로 발을 잡고 천천히 상체를 숙여 턱이 아래 무릎에 닿도록
하여 유지한다.

＊ 양쪽 무릎이 서로 일직선 위에 놓이도록 노력한다.

＊ 상체를 숙일 때 턱이 아래 무릎에 놓일 수 있도록 배를 끌어당기고 허리를 늘리며 시행한다.

[주의사항]

＊ 임산부의 경우 하복부와 골반을 너무 압박하지 않도록 가볍게 하거나 금하도록 한다.

24. 다리자세

　복부를 신전시켜 허리가 가늘어지고, 처져 있던 내장기관들이 원래의 위치에서 제 역할을 다하게 하므로 내장하수·변비 해소·치질 등에 효과적이다. 처진 엉덩이를 끌어올리고 허벅지와 종아리에 탄력을 준다. 신장·방광·자궁에 영향을 주어 요실금을 예방하고 월경을 좋게 한다.

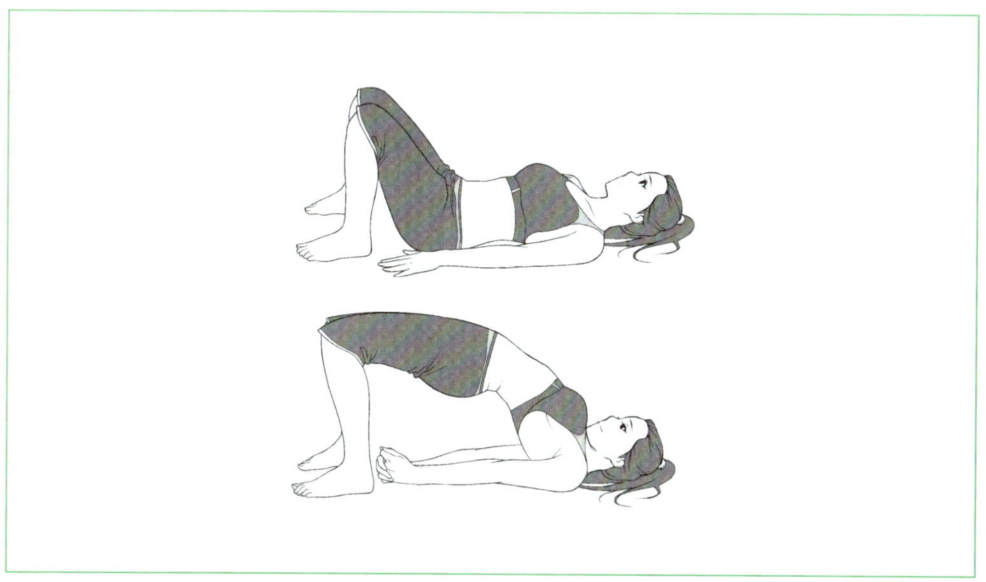

[방법]

① 편하게 누워서 다리의 간격을 어깨 너비 정도로 벌려 두 무릎을 구부려 세운다.

② 양손으로 발목을 잡고 어깨를 들썩거려 가슴을 편다.

③ 숨을 내쉬며 최대한 엉덩이를 들어올린다.

④ 내쉬는 숨을 복부로 하여 내쉴 때마다 더욱 끌어올린다.

✽ 대퇴부에 힘을 주고 괄약근을 조여 골반을 최대한 끌어올리도록 한다.

✽ 가슴을 활짝 열어 턱과 가슴이 밀착될 수 있도록 하고, 어깨가 젖혀지
   도록 견갑골 사이의 간격을 좁힌다.

✽ 숨을 내쉴 때 복부에 있는 숨을 토해내며 더욱 끌어올리려 노력한다.

[주의사항]

✽ 무릎 관절이 좋지 않은 사람은 무릎에 너무 부담을 주지 않도록 주의
   한다.

✽ 목디스크나 허리가 좋지 않은 사람은 가볍게 실시하거나 금지한다.

25. 쟁기자세

　　척추를 늘어나게 하여 등의 통증이나 요통 등 모든 척추질환의 예방과 치료에 좋다. 소화액과 호르몬 분비를 정상화 시켜 복부 팽만·변비·복통 등 소화기관의 문제를 다스려주며, 하복부의 순환을 돕고 어혈을 제거하여 생리통 등 대부분의 부인질환에 효과가 있다.

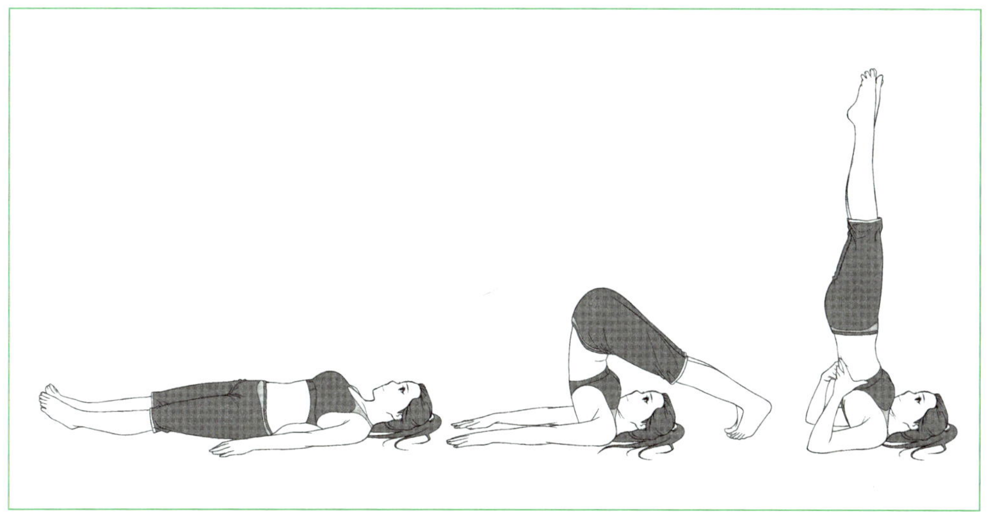

[방법]

① 누워서 다리를 모으고 두 팔은 펴서 손바닥을 엉덩이 옆의 바닥에 내려놓는다.

② 자연스럽게 호흡을 하면서 두 다리를 머리 뒤로 넘겨 발끝이 바닥에 닿도록 한다.

③ 두 손은 허리를 지탱하거나 바닥에 곧게 내려놓는다.

④ 내려올 때는 다리를 머리와 몸 쪽으로 가까이 끌어당기면서 서서히

미끄러지듯 내려온다.

⑤ 목과 어깨에 실렸던 긴장을 가볍게 흔들어 풀어주고 자연스럽게 호흡을 고른다.

[Point]

* 발끝이 머리 위 바닥에 닿을 수 있도록 무릎을 펴고 척추를 늘린다.
* 어깨 눌림과 갈비뼈가 압박되지 않도록 턱을 가슴에 밀착시켜 복부가 위축되지 않도록 한다.

[주의사항]

* 초보자는 목과 어깨를 미리 풀어주고 행하거나 유지시간을 줄여서 가볍게 행한다.
* 비만, 목디스크, 등의 통증, 심장병, 고혈압, 눈·코·귀 등에 질환이 있는 사람은 시간을 줄이거나 금지한다.
* 생리 중인 여성들은 하체를 뒤집는 자세들을 가볍게 하거나 하지 않도록 한다.

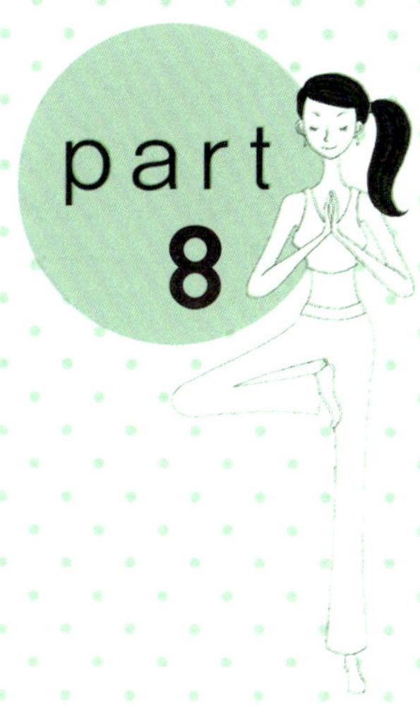

엔자임 다이어트와 함께 하는 각종 대체요법

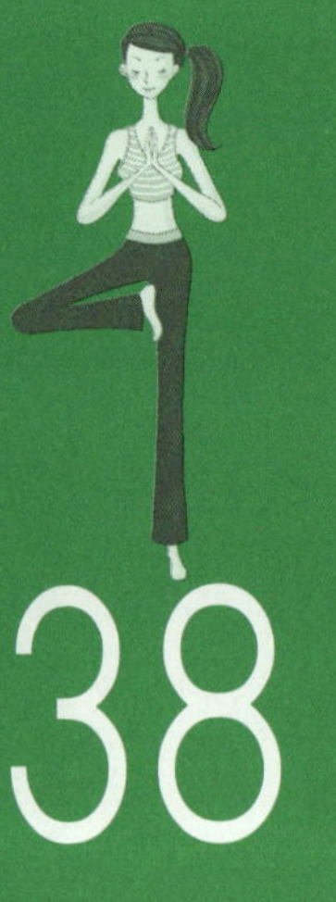

육체 정화 프로그램으로
몸 안의 독소를 빼자

▶▶▶▶▶▶▶▶▶▶▶▶▶▶▶▶▶▶▶▶▶▶▶▶▶▶▶▶▶▶

건강한 사람은 어느 정도의 독성을 스스로 분해하여 호흡이나 소변·대변·땀 등
으로 배설할 수 있지만, 오랜 기간 독성이 누적되면 원인 모를 질병에 시달릴
수밖에 없다. 여기에서 제시하는 정화법들은 효소단식 중에 함께 했을 때 더욱
효과적이며, 평상시 인체에 누적된 노폐물을 청소할 수 있는 부가적인 방법으로
활용하면 좋다.

체중 감량이 필요한 사람에게 우선 권장되는 것은 소화효소가 제 역할을 하지 못해 분해되지 못하고 정체되어 있던 지방과 독소를 태우는 해독과정이다.

특히 요즘에는 유해식품과 환경오염에 의해 여러 화학물질들이 몸 안에 들어오기 쉬운 여건에 노출되어 있다. 항생제와 성장촉진제를 투여해 사육한 가축의 육류, 중금속이 함유된 해산물, 화학비료와 농약으로 재배된 농산물, 식품첨가물과 색소·방부제가 범벅된 각종 인스턴트식품들은 인체의 대사를 약화시키고 효소기능 장애와 호르몬의 불균형을 일으키게 된다.

건강한 사람은 몸속의 독성을 어느 정도 스스로 분해하여 호흡이나 소변·대변·땀 등으로 배설할 수 있지만, 오랜 기간 독성이 누적되면 원인 모를 질병에 시달릴 수밖에 없다.

여기에서 제시하는 정화법들은 효소단식 중에 함께 했을 때 더욱 효과적이며, 평상시 인체에 누적된 노폐물을 청소할 수 있는 부가적인 방법으로 활용하면 좋다.

1. 관장(하부소화기 정화)

관장은 소화액의 분비체계를 교란시키지 않고 소화기를 정화시킨다.

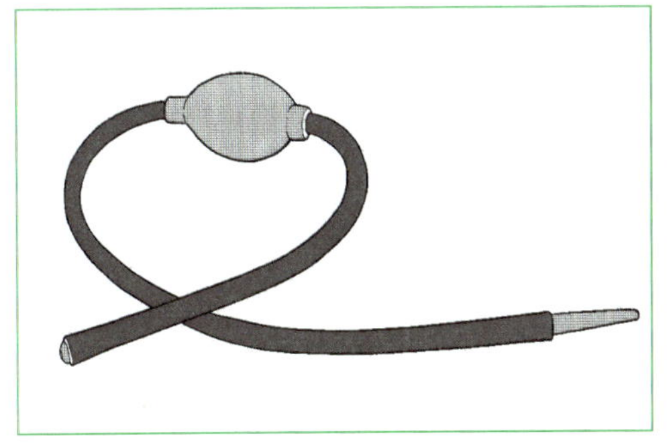

관장은 직장에 액체를 투여하는 것으로 소금물, 커피, 참기름, 창포기름, 발효액, 약초를 달인 즙, 마그밀 등을 사용한다. 관장은 변비, 통풍, 류머티즘, 좌골신경통, 관절염, 신경질환, 다이어트, 체질개선 등에 효과적이다.

[소금물 관장법]

① 생수를 40~43℃ 정도로 따끈하게 데운다.

② 약 1.5L의 물에 3티스푼의 구운 소금이나 죽염을 녹이고 1큰 술의 레몬즙을 섞어 관장액을 만든다.

③ 튜브 형식의 관장기를 준비하고 오른쪽 옆구리가 바닥에 닿도록 눕는다.

④ 항문에 관장기를 삽입하여 천천히 관장액을 넣고, 관장액 주입 후 배

변하고 싶더라도 한동안 참도록 한다.

⑤ 관장액 주입 후 바른쪽으로 누운 채 무릎을 배로 끌어당겨 10분 정도 유지하고, 다시 반대로 돌아누워 10분 정도 더 유지한다.

⑥ 천천히 일어나서 화장실로 이동하여 배변을 하도록 한다.

[커피 관장법]

① 잘게 부순 원두커피 3큰 술을 물 1.5L에 섞어 강한 불로 끓인다.

② 물이 끓기 시작하면 약 20분 정도 약한 불에서 충분히 우려낸다.

③ 찌꺼기를 걸러낸 뒤 40~43℃ 정도로 따뜻하게 식힌다.

④ 이후 소금물 관장법 ③번부터 같은 요령으로 행한다.

[주의사항]

✽ 발열이 있거나 궤양·치질이 있는 사람은 행하지 않는다.

✽ 관장기와 관장액은 반드시 깨끗하게 소독된 상태에서 사용한다.

✽ 관장기 주입 시 윤활제로 바셀린이나 오일 등을 발라주어도 좋다.

✽ 관장 중 배변하고 싶을 때 바로 일어나면 오히려 참기가 더 어려우므로 항문을 조여 가급적이면 정해진 시간 동안 유지하도록 한다.

✽ 관장 후 바로 식사를 하지 않으며, 과식하거나 인스턴트식품을 섭취하는 것은 좋지 않다. 잡곡밥과 야채·해조류 등을 죽이 될 정도로 꼭꼭 씹어 섭취한다.

✽ 단식 중에 관장을 매일 하는 것도 좋으며, 회복식 때는 2~3일에 한 번 정도 하면 좋다.

2. 소금물 코 청소(비강 정화)

　코 청소는 소금물을 코 안에 넣어 비강(鼻腔)의 통로를 열고 코 속의 점액을 청소하는 방법이다. 코를 정화하면 비염과 축농증을 예방하고 호전시키며 감기의 증상을 완화하고 호흡이 편해진다. 비강은 눈과 귀·기도·입으로 통하는 통로이기 때문에 척수신경과 눈, 귀와 코의 기능을 향상시키는 데 도움이 된다.

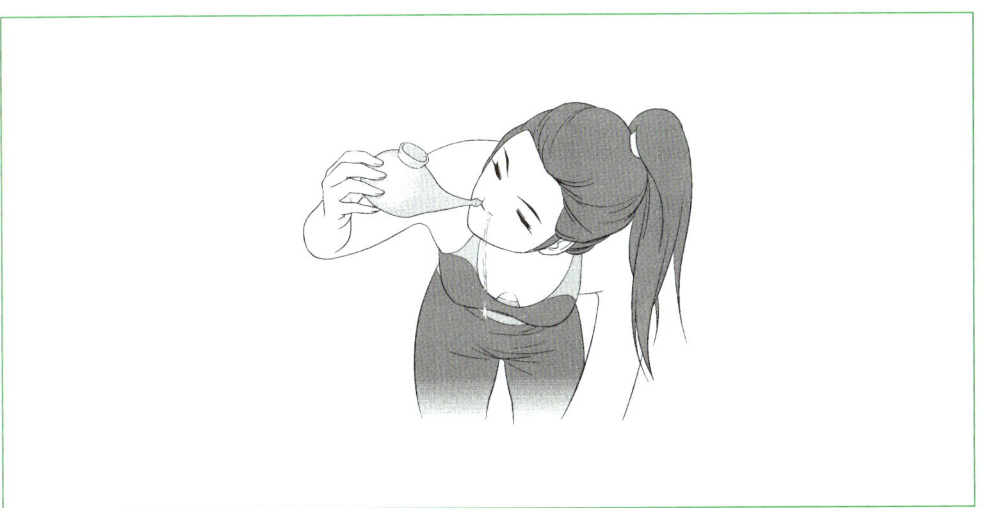

[방법]

① 500cc의 미지근한 물에 티스푼 1~2개 분량의 소금을 녹인다.

② 주둥이가 짧고 예리하지 않은 작은 주전자나 시중에서 판매하는 코 청소기에 소금물을 넣는다.

③ 어깨 너비 정도로 다리를 벌리고 쪼그려 앉아 머리를 약간 옆으로 기울여 주전자의 주둥이를 한쪽 콧구멍에 삽입한다.

④ 반대쪽 콧구멍이 주전자보다 낮은 위치에 오도록 머리를 적당히 기울
이면 자연스럽게 물이 흘러들어가서 낮은 쪽 콧구멍으로 흘러나오게
된다. 이때 숨은 입으로 쉰다.

⑤ 같은 방법으로 반대편 콧구멍에도 시행한 뒤 고개를 가볍게 좌우로
흔들고 '쿵쿵'하며 콧속의 물이 잘 빠져나오도록 유도한 다음 코를 풀
어낸다.

⑥ 고개를 무릎보다 아래로 숙이면 콧속에 남아있는 물이 흘러나오게 하
는 데 도움이 된다.

3. 촛불 응시(눈 정화)

눈을 정화하는 좋은 방법은 눈을 깜빡이지 않고 한 가지 대상을 집중하여 응시하는 것이다. 이 방법은 눈을 정화하여 시력을 강화하고 신경을 안정시키며 감정 상태를 균형 있게 유지하는 데 도움이 된다. 특히 집중력을 높이는 데 매우 효과적이며 맑고 고요한 눈을 갖게 한다.

응시는 외적으로는 눈을 정화하지만 특히 마음을 정화하는 데 도움을 주므로 명상에 활용될 수 있다. 집중을 하는 대상으로는 눈높이에 있는 촛불, 종이에 그리거나 눈높이의 벽에 고정시킨 검정색 혹은 밝은 색깔의 작은 점, 지평선, 보름달, 하늘을 배경으로 한 나무 꼭대기의 실루엣 등이다.

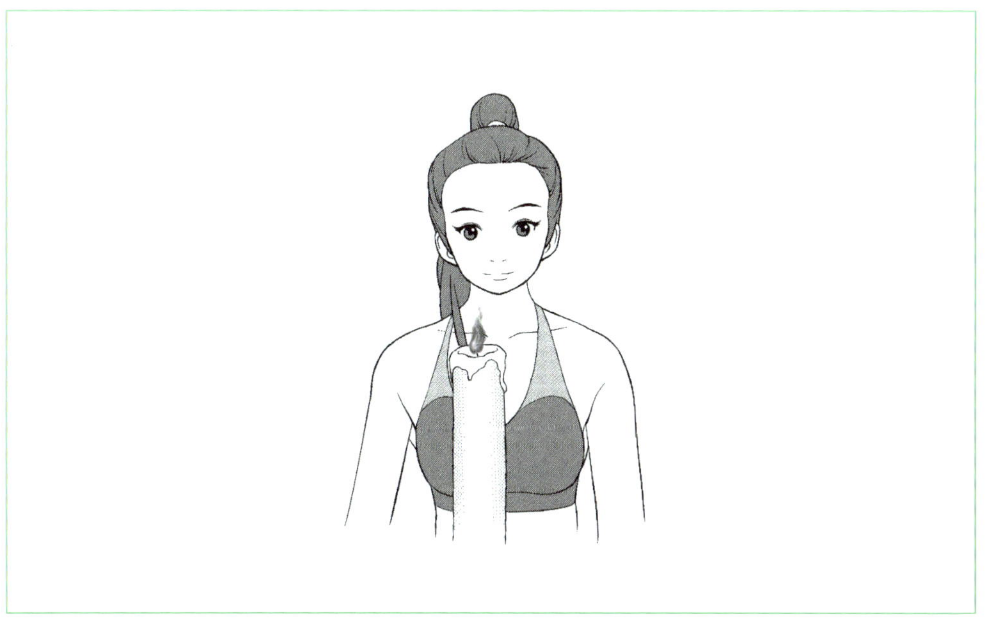

[방법]

① 집중력을 높이기 위해 위는 비어 있어야 하고 간단한 스트레칭이나 호흡으로 몸이 이완될 수 있도록 한다.

② 방을 어둡게 하여 양초에 불을 켜서 1미터 정도 거리의 눈높이에 두도록 한다.

③ 편안하게 앉아서 눈을 깜빡이지 말고 시선을 눈높이에 위치한 촛불 끝 밝은 부위에 고정한다.

④ 처음에는 눈이 곧 축축해지고 시리거나 메마르는 것을 느끼게 되는데, 이때는 눈을 감고 미간에 남아 있는 촛불의 잔상에 다시 집중한다.

⑤ 미간의 잔상이 사라지고 눈의 피로가 풀리면 다시 눈을 떠서 촛불에 응시한다.

⑥ 응시하다보면 눈이 시리거나 따가우면서 눈물이 흐르게 된다. 하지만 흐르는 눈물을 닦지 말고 지속적으로 응시하도록 한다.

⑦ 이렇게 눈을 떠서 촛불을 응시하다가 눈을 감고 미간에 서린 촛불의 잔상을 응시하기를 반복하는 과정에 눈물로서 눈이 정화되고 집중의 과정에서 마음이 정화된다.

⑧ 촛불 응시를 마친 후에는 두 손을 비벼 따뜻해진 손바닥을 눈에 대고 풀어준 다음 명상에 들도록 한다.

 엔자임 다이어트 Enzyme Diet

4. 스스로 하는 복부 마사지(소화기 정화)

복부 마사지는 장의 연동운동을 도와 정체되어 있던 기운과 노폐물을 순환시켜 정화하며, 혈액순환과 림프순환을 활발하게 하여 소화기질환뿐만 아니라 각종 질병들을 치료하는 효과가 있다.

마사지는 기본적으로 누르고, 쥐고, 주무르고, 두드리고, 쓰다듬고, 비비는 등의 다양한 동작으로 행할 수 있다. 기본적인 방법을 토대로 꾸준히 복부를 마사지하다보면 자신만의 요령을 터득할 수 있다.

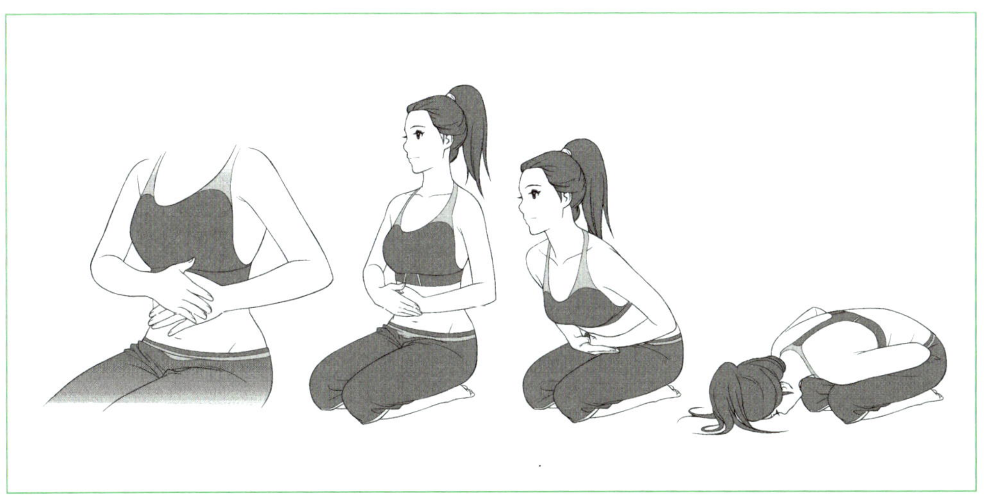

[방법]

① 무릎을 꿇고 척추를 돋게 세워 앉는다.

② 배에 힘을 빼고 두 손을 포개어 배꼽을 중심으로 시계 방향으로 가볍게 문질러주고, 복부를 가볍게 두드리거나 빨래하듯이 몇 차례 주물러준다.

③ 복부가 이완되었으면 명치 아래쪽에 왼손은 주먹을 쥐고 그 위에 오른손바닥을 올려둔다.

④ 숨을 깊게 들이쉬고 내쉬면서 상체를 숙이며 오른손바닥으로 왼 주먹을 눌러서 복부를 압박한다.

⑤ 길게 숨을 내쉬는 동안 힘 조절을 하면서 주먹으로 복부를 깊게 눌러주기도 하고 돌려주기도 한다. 들이쉬면서 상체를 세운다.

⑥ 왼 주먹의 위치를 약간 내려 배꼽 부위에 두고 같은 방법으로 압박한다.

⑦ 아래쪽으로 이동해 가며 누른 후 시계 방향인 오른쪽으로 이동해서 상행결장을 누르고, 왼쪽 아래로 이동하며 하행결장과 직장을 마사지하면 된다.

⑧ 복부의 왼쪽을 누를 때는 주먹 쥔 손을 바꾸어서 오른 주먹을 쥐고 왼손바닥을 그 위에 눌러 압박한다.

⑨ 시계 방향으로 압박을 마쳤으면 이제 굳어 있거나 통증이 있던 부위를 더욱 중점적으로 풀어주어야 한다. 이때는 손끝을 세워서 누르거나 주먹으로 눌러도 된다.

⑩ 집중적인 마사지가 끝났으면 ②번과 같은 방법으로 마무리한다.

[주의사항]

✽ 복부 마사지는 최소 식후 2시간 이후에 하거나 공복에 해야 한다.

✽ 치골 안쪽의 방광·자궁·직장 부위를 압박하는 방법은 위에서 주먹을 누른 후 아래쪽으로 밀어내려 치골 안쪽으로 주먹이 들어갈 수 있도록 한다.

＊ 복부 마사지를 스스로 할 경우 좋은 방법 중의 하나는 핸드볼 공이나 농구 공 등의 딱딱한 공을 이용하는 것이다. 엎드려서 공을 배 밑에 깔고 편안하게 호흡을 하면서 위 아래로 움직이다 보면 불쾌한 느낌이나 통증 부위를 찾을 수 있게 된다. 통증 부위에서 몇 분 정도 힘을 빼고 이완하면 몸 전체에 따뜻한 기운이 돌면서 복부가 풀리게 된다.

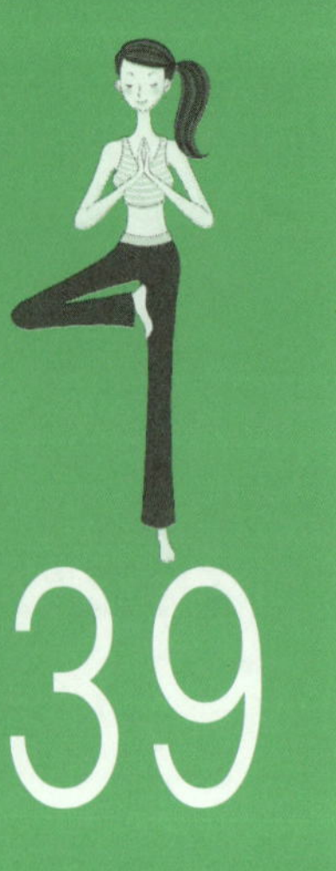

스트레스를 해소하는 다이어트 호흡법

▶▶▶▶▶▶▶▶▶▶▶▶▶▶▶▶▶▶▶▶▶▶▶▶▶▶▶▶

다이어트에 도움이 되는 3가지 호흡법들을 수련할 수 있도록 제시하였다. 정뇌호흡으로 기가 흐르는 통로를 제거하고 호흡의 양과 깊이를 좋게 하여, 승리호흡으로 호흡을 깊게 유지할 수 있도록 한 뒤, 복식호흡으로 심신을 안정시키는 순서로 진행된다. 각각의 호흡법은 인체의 신진대사를 조절하고 마음을 집중할 수 있는 도구로써 작용하여 명상으로 자연스럽게 유도하는 호흡 프로그램이다.

호흡으로 다이어트가 가능할까?

일반적으로 호흡의 역할은 공기 중의 산소를 흡수하고 체내 이산화탄소를 배출하는 것이다. 그 과정에서 체내의 독소와 노폐물은 정화된다.

요가의 대표적인 육체 정화법 중의 하나인 정뇌(淨腦)호흡은 호흡법이면서 정화법으로 분류된다. 이는 호흡만 잘해도 몸이 정화가 된다는 의미이다. 기(氣)가 흐르는 통로가 청소되면 세포 구석구석으로 맑은 산소와 좋은 영양소가 방해받지 않고 전달되어, 건강한 세포가 재생되어 몸 전체가 건강해지기 때문이다.

이뿐만이 아니다. 호흡을 조절하게 되면 스트레스로 인한 자율신경의 불균형과 정서적인 부조화를 효과적으로 다스릴 수 있다.

요가의 경전들 중에 하나인 『우파니샤드』에 의하면 "호흡과정은 마음에 이미지를 만들어내며, 호흡이 진정되면 마음도 또한 진정된다고 이른다." 특히 마음을 어지럽히는 주요 요인은 "욕망과 불규칙한 호흡이며, 호흡을 조절함으로써 욕망을 조절할 수 있게 된다."고 보았다.

호흡 수련으로 에너지의 진동이 조절되고 마음이 고요해지므로, 체내의 노폐물뿐만 아니라 심리적인 비순수성까지 제거할 수 있다.

호흡이 잘 이루어지려면 일단 몸이 잘 풀려 있어야 한다. 요가나 간단한 체조로 신체에 에너지 순환이 순조롭도록 하고, 평소 소식(小食)과 균형 있는 섭생법을 실천해야 한다.

그 밖에 윤리적인 생활 자세를 토대로 모든 욕망의 이끌림과 갈망을 줄여나가는 연습을 해야 한다. 이때 마음은 자유롭고 평온한 상태로 유지되며 집중하기에 좋은 도구가 된다.

여기에는 다이어트에 도움이 되는 3가지 호흡법들을 이어서 수련할 수 있도록 제시하였다.

정뇌호흡으로 기가 흐르는 통로를 정화하고 호흡의 양과 깊이를 좋게 하여, 승리호흡으로 호흡을 깊게 유지할 수 있도록 한 뒤, 복식호흡으로 심신을 안정시키는 순서로 진행된다.

각각의 호흡법은 서로 상반된 듯 보이지만 인체의 신진대사를 조절하고 마음을 집중할 수 있는 도구로써 작용하여 명상으로 자연스럽게 유도하는 호흡 프로그램이다.

1. 정뇌호흡

정뇌호흡은 들숨은 천천히 하며 내쉬는 쪽만 강하게 하는 호흡법이다. 간·비장·췌장과 복부 근육을 활성화시켜 소화력을 좋게 하고 태양신경총을 자극하여 몸을 따뜻하게 한다. 그리고 혈액과 조직, 기관에 있는 독소를 체외로 배출시키며 비강과 폐를 정화하는 데 도움이 된다.

뇌로 통하는 기의 통로를 열어줌으로써 머리 안을 정화하고, 뇌에 산소 공급을 원활하게 해주어 머리를 맑게 하고 마음을 고요하게 유도한다.

단, 고혈압이나 저혈압·심장병·체질이 약하거나 폐질환이 있는 사람, 귀나 눈의 병이 있는 사람은 정뇌호흡과 다음의 승리호흡을 행하지 않거나 전문가의 지도에 따라 주의해서 행하도록 한다.

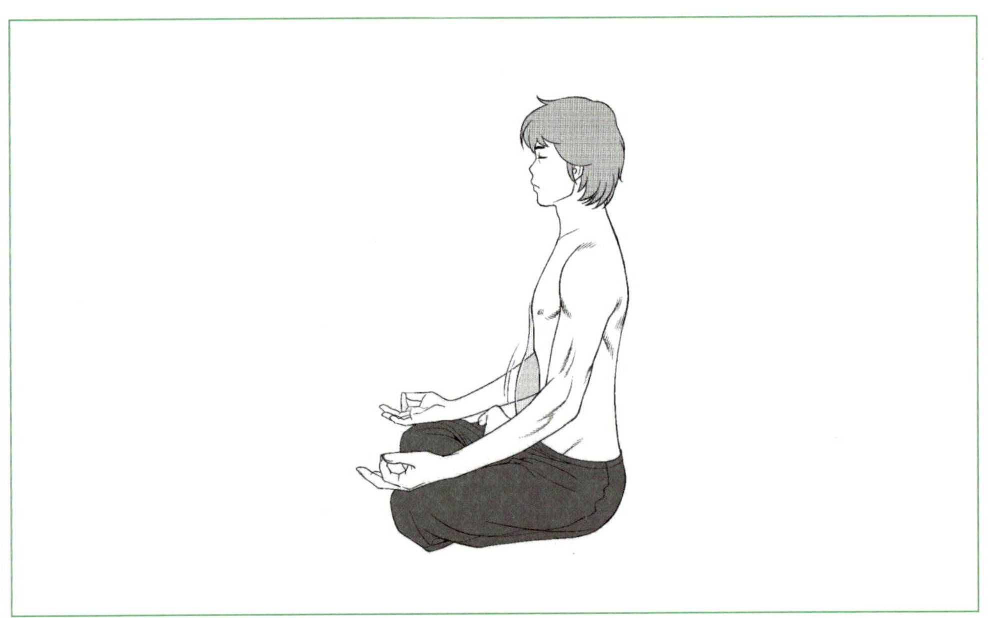

① 명상 자세로 편하게 앉는다.

② 양쪽 코로 숨을 들이쉬고 급격히 내쉰다. 숨을 내쉴 때 복부도 함께 급격히 수축하도록 한다.

③ 숨을 들이쉬고 내쉬는 속도의 비율은 2:1 정도로 유지하되 보통 1초에 1~2회씩 하고, 자신이 할 수 있는 흐름에 따라 속도를 맞추도록 한다.

④ 한 주기에 50~100회 정도 반복한 후 깊고 천천히 호흡을 하여 폐와 횡경막을 열어 승리호흡을 준비한다.

2. 승리호흡

　승리호흡을 행하는 동안 가슴이 확장되어 폐활량이 증가한다. 산소
흡입량이 많아지므로 혈액과 세포조직, 근육과 내장기관에 골고루 산소
를 전달하며, 순환기와 호흡기를 비롯한 모든 기관의 기능을 향상시킨다.
깊은 호흡이 유지되는 동안 스트레스와 긴장은 해소되고 부교감신경이
항진하여 신경을 진정시키고 정신을 고요하게 한다.

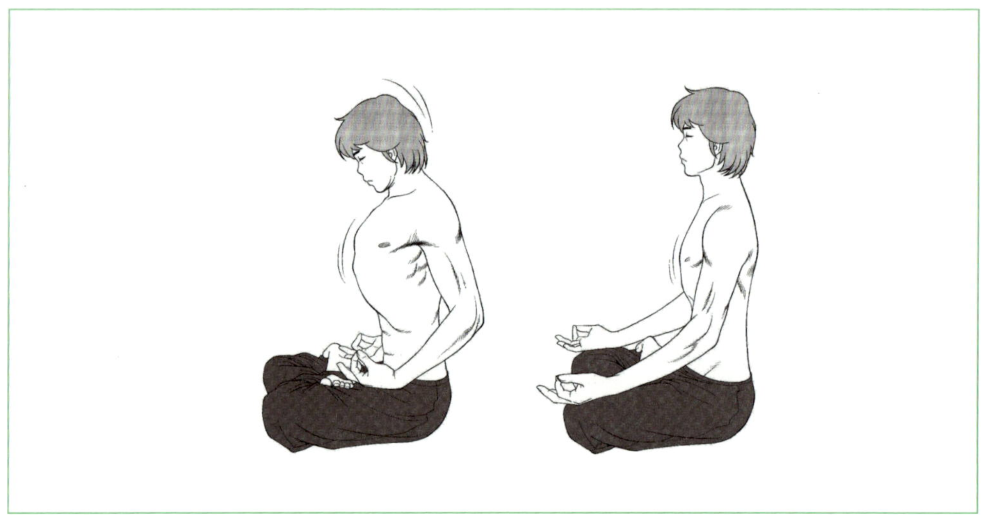

[방법]

① 척추를 곧게 세우고 가슴은 활짝 펴서 유지한 채 턱을 쇄골 사이에
　 있는 V자 홈에 가까이 끌어당긴다.

② 눈을 감거나 내면에 의식을 둔 채 입을 다물고 천천히 깊게 코로 숨을
　 들이 쉰다. 이때 입천장에서 공기의 흐름이 느껴지며 '싸―아―'하는
　 치찰음 소리가 들린다.

③ 폐를 가득 채우되 들이쉬는 동안 복부 전체는 척추 쪽으로 당겨진 상
　태를 유지한다.

④ 들숨이 끝난 후 호흡을 잠시 멈추고 턱을 끌어당겨 목을 수축하고 항
　문을 조여 수축한다.

⑤ 깊고 천천히 폐가 완전히 텅 빌 때까지 숨을 내쉬도록 한다. 이때는
　턱에 긴장을 풀고 복부가 척추 쪽으로 당겨진 상태를 유지해야 한다.
　숨을 내쉬는 동안 입천장에서 '하ㅡ아ㅡ'하는 소리가 들린다.

⑥ 승리호흡을 5~10분간 되풀이 한 뒤 편한 자세로 누워 복식호흡으로
　호흡을 고른다.

3. 복식호흡

숨을 들이쉴 때 횡경막과 복부를 부풀게 하고, 숨을 내쉴 때는 수축되도록 하는 호흡이다. 일반적으로 들이쉬는 숨과 내쉬는 숨의 비율은 1:2로 한다. 5초 동안 숨을 마셨다면 10초 동안 내쉰다. 복식호흡은 심폐기능을 강화하고 소화력을 좋게 하며, 혈액순환을 원활하게 하여 피로회복에 좋다. 의식이 복부 쪽에 있기 때문에 위에 있던 기운을 내려 마음을 안정시키고 스트레스를 해소한다.

복식호흡 중에는 숨이 가쁘지 않도록 호흡능력의 80~90% 정도만 활용하도록 한다. 호흡 자세는 앉아서도 누워서도 할 수 있으나 여기에서는 앞서 정뇌호흡과 승리호흡 다음의 정리 호흡 차원에서 시행하므로 누워서 하는 방식으로 설명한다.

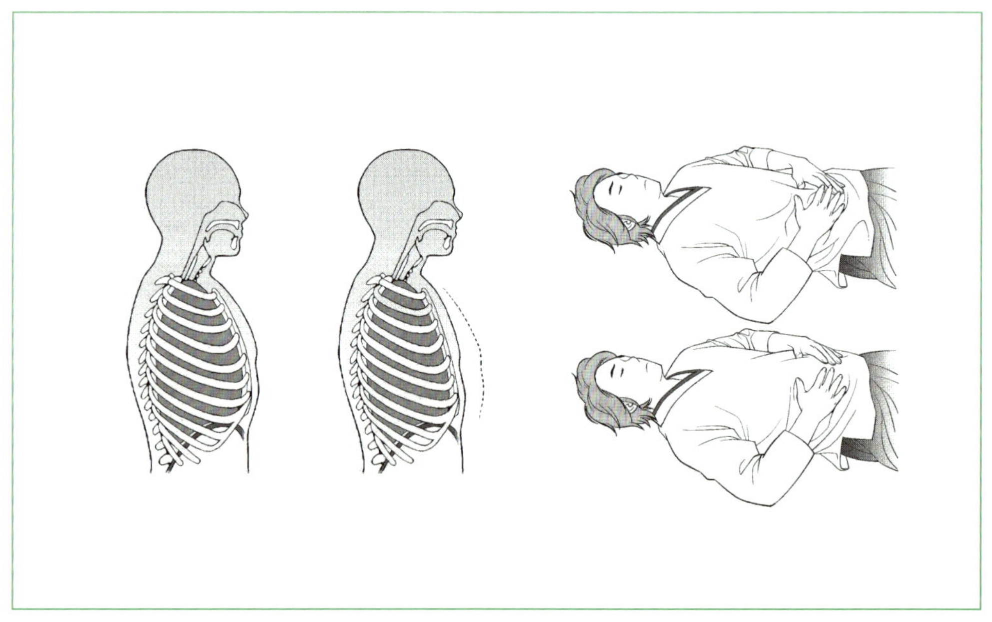

① 편안하게 자리에 누워 의식을 배에 둔다. 이때 두 손은 집중을 위해
배 위에 두어도 되고 바닥에 편하게 내려놓아도 좋다.

② 턱은 약간 당기고 입가에 미소를 띤 채 코를 통해 들이쉬는 숨이 배를
불릴 수 있도록 한다.

③ 코로 내쉬는 숨에 몸의 긴장을 풀고 배는 수축될 수 있도록 한다.

④ 들이쉬는 숨과 내쉬는 숨의 비율을 일정하게 조절하되 호흡이 길고,
깊고, 미세하고, 균등하고 자연스러운 상태를 지속적으로 유지하도록
한다.

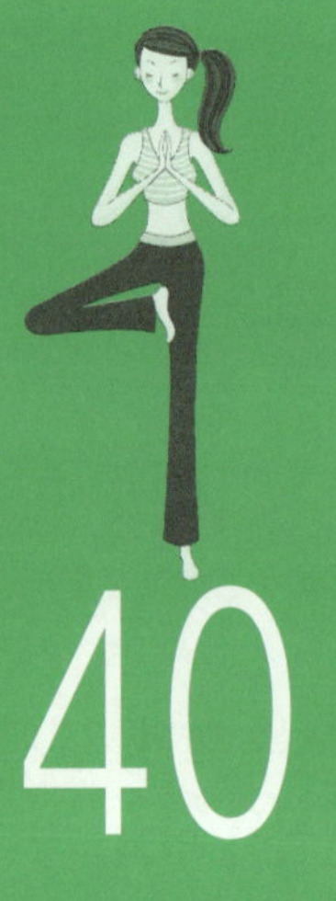

기의 흐름을 타면 생각대로 이루어진다

▶▶▶▶▶▶▶▶▶▶▶▶▶▶▶▶▶▶▶▶▶▶▶▶▶▶▶▶▶▶▶▶

마음이라는 정원을 아름답게 가꾸기 위해서는 '긍정적인 생각'이라는 꽃을 심는 것이다. 정신적 다이어트의 핵심은 '생각의 긍정화'이다. 살찐 몸매를 상상하는 자는 비만환자가 되고, 날씬한 몸매를 상상하는 자는 날씬한 자가 되기 때문이다. 이 내용은 우주적인 사실이며 법칙이다.

생각하면 이루어진다. 어디서 많이 듣던 내용이다. "모든 것은 마음먹기에 달려 있다(一切唯心造)"는 원효의 사상을 비롯해서 명상·요가·선(禪) 등 마음을 중요시 여기는 수련법들은 마음이 삶을 창조한다는 것을 알고 있다.

최근 론다 번의 『시크릿』이라는 책에서 소개된 '끌어당김의 법칙'이 전 세계에 유행처럼 번졌던 사실을 기억할 것이다. 이 책에는 "원하는 것을 구하라. 그리고 이를 굳게 믿어라. 그러면 그대로 이루어진다."는 것을 여러 사례와 방법으로 제시한다.

마찬가지로 앞서 다루었던 정신적 다이어트의 몇몇 방법들도 요약하자면, "생각을 정화하자!"로 귀결된다. 여기에서의 생각은 다이어트에 전혀 도움이 되지 않는 부정적인 생각들이다. 이들은 마음이라는 정원에 마구잡이로 자라나는 독초라 할 수 있으며, 마침내 마음이라는 정원을 황폐화 시킨다.

마음이라는 정원을 아름답게 가꾸기 위해서는 '긍정적인 생각'이라는 꽃을 심는 것이다. 정신적 다이어트의 핵심은 '생각의 긍정화'이다. 살찐 몸매를 상상하는 자는 비만환자가 되고, 날씬한 몸매를 상상하는 자는 날씬한 자가 되기 때문이다. 이 내용은 우주적인 사실이며 법칙이다.

우주는 에너지로 가득 채워져 있으며 보이지 않는 활동으로 분주하게 움직이고 있다. 세상 모든 것들, 인간과 모든 생물은 에너지 장(場; field) 안에서 서로 연결되어 있으며, 에너지가 응축되면서 눈에 보이는 현상을 창조한다.

생각대로 이루어진다는 것은 스스로 에너지 장을 조정하고 창조하는 것이다. 원하는 파장을 지속적으로 표출했을 때 이들은 동일한 주파수대에 연결된 모든 파장을 끌어당긴다. 그리고 이들 에너지 장이 서로 뭉치고 어우러져 눈앞에 나타나는 것이다.

끌어당김의 법칙에서 사용되는 에너지는 순수한 상태에서 발생되는 파장이다. 이를 사람들은 에너지·프라나(prana)·빛·자력·장(場)·기(氣) 등으로 부르며, 이것은 곧 힘·원기·생명력·능력 등을 표출한다.

이들 에너지는 모두 연결되고 흐르며 서로 뭉쳐졌다 흩어지고, 밀고 당기며 서로 주고받는 과정에서 형상과 현상을 창조한다. 그리고 우리는 시간의 흐름에 의해 내가 만들어낸 에너지 장의 결과에 매번 직면하는 것이다.

이러한 우주의 법칙에 의해 내가 뚱뚱하다면 그것은 내가 그러한 에너지 장을 조성한 당연한 결과이다. 따라서 내 존재 전체를 다이어트가 가능한 에너지 장으로 바꿔주는 것이 중요하다. 그런 일련의 방법들이 앞서 제시했던 요가 니드라·최면·명상 등이며 끌어당김의 법칙들이다.

다만 이들의 공통점은 마음이 정화된 상태에서 의식의 힘을 이용해 이루고자 하는 소망의 장(場)을 생성하는 방법들이다. 그런데 만약 생각과 믿음의 힘에 더하여 직접 에너지 장을 발산하고 이끌어내어 이를 활용할 수 있는 방법이 있다면 어떨까?

기(氣) 수행을 한 마디로 정의하자면, 에너지 장을 조정하는 수련이다. 생각을 정화해서 의식의 힘으로 기운과 에너지를 창조하는 것을 넘어, 직접적으로 그러한 에너지 장을 몸과 호흡과 기운과 마음에서 탈 수 있고 이를 활용할 수 있는 방법들을 기 수행은 제시한다.

기는 우주를 움직이는 거대한 에너지의 흐름이다. 기를 이용한 수행은 온 우주에 펼쳐져 있는 에너지의 흐름을 타는 것이다. 기를 다루기 시작하면 몸과 호흡과 마음은 에너지의 흐름과 하나가 되기 시작한다. 몸은 에너지의 흐름에 젖어들어 저절로 움직이고, 호흡은 기의 힘에 의해 저절로 순환되며, 의식은 그 흐름에 집중된 상태를 유지하며 근원에 이르고자 한다.

기가 일어나게 하는 근원된 에너지를 보통 신(神)이라 한다면, 그 근원된 힘으로부터 파생된 기운의 흐름과 공명되어 함께 움직이고 호흡하며 생각하는 것이 바로 기를 응용한 수련이다.

여기에서는 기 수련의 기초라 할 수 있는 기감 수련과 몸 전체에서 기를 체휼하는 방법에 대해 소개한다.

■ 기감(氣感) 수련

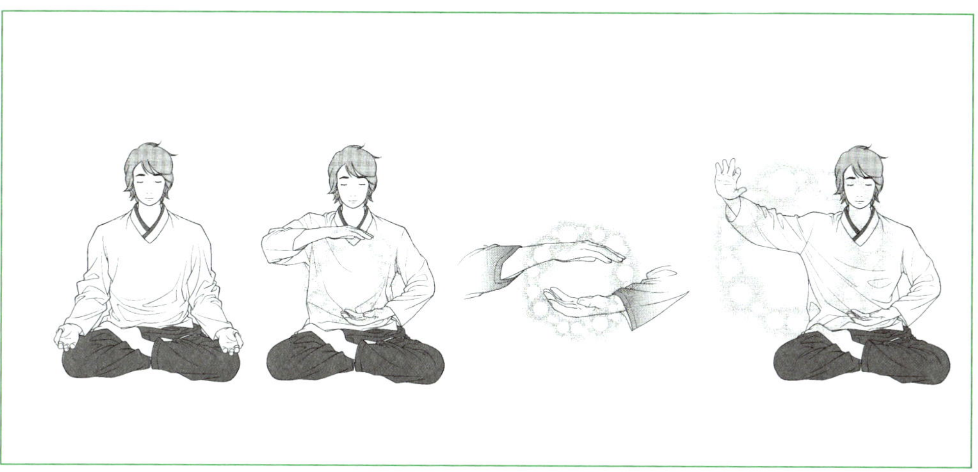

① 편안히 정좌하거나 또는 바르게 서서 호흡을 2~3회 정도 깊게 고르며 심신을 이완시킨다.

② 마음이 편안해졌으면 가슴에서 30cm 앞에 두 손을 서로 마주하여 천천히 돌리듯 비벼준다. 이때 의식은 손바닥과 손바닥 사이에 집중하여 손에서 느껴지는 감각을 있는 그대로 느끼고 받아들인다.

③ 잠시 후 손바닥과 손바닥 사이의 간격을 약 10~15cm의 너비로 벌리고 그 사이의 공간에 의식을 집중한다. 그리고 아주 천천히 양손을 좌우로 넓혔다 좁히기를 반복하면서 손바닥과 손바닥 그리고 손바닥 사이 공간의 느낌에 집중한다.

④ 기감이 어느 정도 느껴지면 손바닥을 가슴 앞에서 서로 마주보게 하여 천천히 돌리거나 손바닥을 위 아래로, 대각선 방향으로 좁혔다 넓혔다 하면서 기감을 확장해본다.

■ 기가 몸 전체에서 체휼되는 단계

① 기감 수련이 자유롭게 이루어지면 기의 흐름에 맡겨서 저절로 손과 팔이 움직이도록 한다. 즉 손에서 밀리거나 잡아당기는 느낌이 들 때 그 기운의 흐름대로 자연스럽게 따라가도록 한다. 이때는 팔과 어깨에 힘이 점차 줄어들고 에너지에 의해 팔이 저절로 움직이는 힘이 커지며 기의 흐름에 맞추어 팔이 움직여진다.

② 에너지가 강해지면 손과 팔에서 느껴지는 기운이 어깨와 몸을 감싸면서 몸 전체가 에너지 장의 흐름을 타고 움직이기 시작한다. 다만 아무 생각 없이 팔을 휘젓거나 몸을 떠는 행위가 아니라 기에 의해 몸이 절로 움직여야 하므로 기운이 충분히 느껴질 때까지 기다리는 것이 중요하다.

③ 기의 흐름과 몸이 서로 하나가 되었을 때 몸의 좋지 않은 부위를 풀기
위해 평소에 하기 어려운 다양한 동작이나 호흡이 저절로 이루어지
면서 치유행위가 일어나기도 한다. 자유롭게 기운이 몸에 흐르게 되
면 그 흐름에 몸과 마음을 내맡기거나 자신이 원하는 대로 몸과 마음,
주변 환경의 장(場)을 조정할 수 있게 된다.

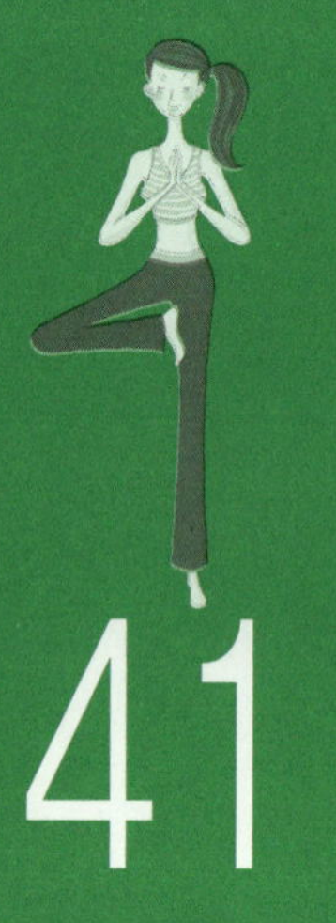

긍정적인 자기 암시로
다이어트 최면을 걸자

▶▶▶▶▶▶▶▶▶▶▶▶▶▶▶▶▶▶▶▶▶▶▶▶▶▶▶▶▶▶

다이어트 성공의 마지막 열쇠는 바로 정신적 다이어트이다. 자신의 마음자리에 어떤 생각들이 자라나고 있는지 순간순간 알아차려서 좋지 못한 마음들을 부단히 없애도록 노력하고 긍정적인 마음으로 대응하는 자세가 필요하다. '생각하는 그대로' 이루어지기 때문이다.

현장에서 다이어트를 지도할 때 "나는 왜 살이 빠지지 않죠?"라는 질문을 자주 받는다. 그럴 때면 그 사람의 수련하는 모습에서 식습관과 행동 양태에 이르기까지 삶의 전반적인 부분을 체크해서 조언하곤 한다.

하지만 수련자의 전반적인 삶을 정확하게 알기는 어렵기 때문에 정확한 조언은 쉽지 않다. 그러나 운동도 열심히 하고 식사도 조절하려 하는 데도 불구하고 살이 빠지지 않는 것은 결국 수련자의 마음가짐에 달려있음을 발견하게 된다. 비슷한 방법으로 다이어트를 시도했음에도 불구하고 어떤 사람은 살이 잘 빠지고, 어떤 사람은 별다른 진전을 보지 못하는 경우, 그 두 사람의 결정적인 차이는 바로 마음가짐의 차이이다. 어

  엔자임 다이어트 Enzyme Diet

떤 일에 대해서든 수용적이고 포용적인 관점을 가지고 매사가 긍정적인 사람은 몸의 변화 역시 보다 빠른 속도로 진행된다.

그렇지만 한정된 관점과 시야에서 사물을 자기 식대로 판단하고 결정하며, 매사가 비판적이고 부정적인 사람은 신체의 변화 역시 더디다. 마음은 몸에 영향을 주고 몸은 마음에 영향을 주어, 어떠어떠한 마음은 그러한 성향을 가중시켜 직접적으로 몸에 영향을 끼치게 된다.

다이어트를 위해 지켜야 할 것 중의 하나는 다이어트를 해야겠다는 부담스러운 마음, 곧 집착을 버리는 것이다. 다이어트를 하겠다는 굳은 결심은 좋지만, 그에 대한 집착은 스스로에게 강한 스트레스를 지속적으로 안기게 된다. 비만의 최대 적이 바로 스트레스임을 생각할 때 심리적인 집착과 강한 욕망은 원하는 것과 반대로 비만을 가속화시키게 된다.

우리는 세상의 주인이 되어 자신의 시각으로 세상을 바라보는 것이 아니라 사회와 상대방이 자신을 어떻게 바라볼까라는 도착된 생각에 빠지곤 한다. 이것은 자신의 몸에 대한 과도한 집착을 낳고, 시대의 트렌드에 따른 외적인 아름다움에 대한 욕망을 키우게 된다. 하지만 그러한 욕망은 채워지기 어려운 것이기에 자기 비하와 함께 분노가 일어나게 된다.

분노는 실지로 욕망을 성취할 수 있는 정확한 판단력을 흐리기 때문에 올바르게 선택하여 원만히 다이어트를 할 수 있는 힘을 악화시킨다. 이러한 과정이 반복되었을 때에는 급기야 스스로를 사랑하지 못하고 행복과는 거리가 먼 삶 속으로 추락하고 만다. 따라서 다이어트를 하기 위해서는 감정에 충실하여 좋을 때 좋고 싫을 때 싫은 마구잡이식 감각이 의식과 육체를 지배하는 일이 없도록 항상 스스로를 관찰해야 한다. 자신의 감정과 마음의 흐름들을 마치 다른 사람이 바라보듯 떨어뜨려 놓은 채 객관적으로 주시하는 연습이 필요하다.

이러한 일은 금욕이나 고행처럼 자신을 억압하는 행위들과는 결코 다르다. 자신이 추구하고자 하는 것과 해야 할 행위들을 충분히 하면서, 행위에 따른 결과에 집착하거나 이기적인 욕망에 감각이 이끌리는 것을 주의하는 연습만 차분히 하면 된다.

다이어트 성공의 마지막 열쇠는 바로 정신적 다이어트이다. 자신의 마음자리에 어떤 생각들이 자라나고 있는지 순간순간 알아차려서 좋지 못한 마음들을 부단히 없애도록 노력하고 긍정적인 마음으로 대응하는 자세가 필요하다. '생각하는 그대로' 이루어지기 때문이다.

다이어트를 위해 내면의 노폐물을 정화시키려면 우선 자신의 잠재의식에 있는 부정적인 요소들을 태우고 그 자리를 긍정적인 요소로 채워야 한다. 잠재의식 속에 다이어트에 대한 긍정적인 이미지를 심는 작업이 필요하다. 그 대표적인 행법이 요가 니드라와 최면요법이다.

요가 니드라는 요가의 대표적인 이완 기법이다. 육체적·정서적·심리적 긴장을 해소하고, 이완을 유도하여 감각을 억제하고 의식이 내면으로 향하게 하는 효과적인 수행법이다. 니드라(nidra)는 산스크리트 어로 '잠'을 뜻한다. 하지만 의식의 자각이 없는 일반적인 잠이 아니라 '깨어있는 잠' 또는 '잠 없는 잠'을 의미한다. 요가 니드라를 행하는 동안 수행자는 잠들어 있는 것처럼 보이지만 의식은 깨어 있다. 이때 몸과 감각기관은 쉬고 의식은 깨어 있는 상태이다. 즉 깨어 있는 깊은 이완이다. 깊은 이완의 상태에서 잠재의식에 내재된 독소들이 해소되기 시작한다. 요가

　엔자임 다이어트 Enzyme Diet

니드라를 행하는 동안 다이어트를 방해하는 잠재적인 요인들이 드러나게 되고 몇 차례 수행하는 동안 사라지게 된다.

최면 역시 무의식 구조에 부정적으로 자리 잡은 것들을 긍정적인 상태로 바꿔준다. 그런 면에서 요가 니드라와 비슷하다. 다이어트 과정에서 좋아하는 몇몇 음식들에 대한 욕구를 조절하게 하고, 다이어트에 도움 되는 행위들을 할 수 있게 뇌를 훈련시킨다. 살이 찌게 된 원인을 치료하고 다이어트에 성공하여 원하는 삶을 살 수 있을 것이라는 긍정적인 믿음을 무의식 속에 새겨 넣는다.

여기에 제시된 방법은 요가 니드라와 최면의 긍정적인 요소들을 묶어서, 다이어트에 도움이 될 수 있는 프로그램으로 구성한 것이다. 이들은 짧게는 1분에서, 길게는 1시간 이상까지 가능하지만 무엇보다 꾸준히 행하는 것이 중요하다. 여기에 적힌 몇몇 내용들을 감정을 실어 읽어 내려가며 녹음했다가 필요할 때마다 듣거나, 중요한 부분을 기억했다가 그대로 실행하면 심리적인 독소를 해소하여 다이어트에 성공할 수 있다.

■ 준비

* 고요하고 쾌적하며 약간 어두운 장소가 필요하다.

* 충분한 이완을 가져오되 의식은 깨어 있도록 하기 위해서는 자신의 몸과 마음에서 일어나는 상황을 있는 그대로 받아들이는 수용적 자세가 필요하다.

* 때에 따라서는 고요한 명상 음악을 준비해도 좋다. 준비가 되면 STEP 1에서 STEP 3까지 그대로 따라 해본다.

☐ STEP 1. 이완 명상

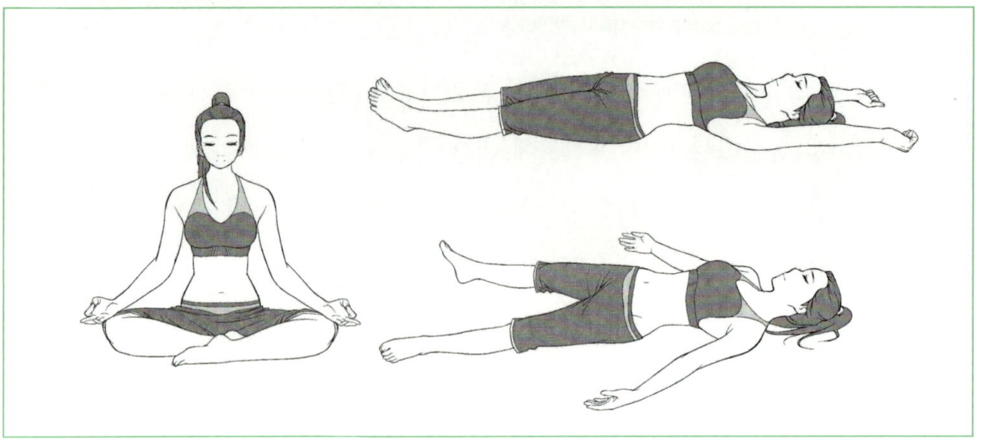

　　이완 명상은 몸과 마음의 긴장을 완전히 풀고 잠재의식에 긍정적인 이미지를 심기 위한 준비의 시간이다. 호흡을 다스리고 의식의 순환을 통해 감각이 외부 세계로부터 차단되므로 의식이 내면으로 향하게 된다. 산만하게 떠오르는 수많은 생각들이 멈추고 근육의 긴장이 해소되며 마음이 이완하여 에너지는 활성화된다.

　　몸과 마음이 이완되면 내면은 순수해져 정보를 있는 그대로 기억하고 받아들인다. 여기서는 이완할 수 있는 대표적인 3가지의 방법을 제시한다. 각각의 방법들을 이어서 하거나 한 가지씩만 해도 되며, 이 모두는 STEP 2로 넘어가기 위한 준비 명상들이다.

A. 육체 이완

　　제자리에 누워 몸 전체에 긴장을 주며 기지개를 켠다. 몇 차례 기지

개를 통해 척추를 늘리고 근육을 풀어준 다음 편안하게 힘을 뺀다. 편안하게 눈을 감고 입가에 미소를 띠며 들고나는 숨을 지켜보기 시작한다. 숨을 들이쉴 때는 몸 전체로 신선하고 맑은 에너지가 퍼져나감을 느낀다. 숨을 내쉴 때는 몸 안의 탁한 에너지와 근심, 걱정 등의 심리적 스트레스가 몸 밖으로 배출된다고 느낀다.

이제 자신의 호흡과 함께 복부의 움직임을 바라보면서 숫자 17부터 1까지 한 호흡마다 하나씩 마음속으로 거꾸로 헤아려 나아간다. 들숨과 함께 배가 위로 부풀어 오르며, 날숨과 함께 배가 아래로 수축되는 것을 자각하면서 마음속으로 17이라고 헤아린다.

다시 복부의 움직임과 함께 숨이 들어오고 나가는 것을 바라보면서 마음속으로 16이라고 헤아린다. 이렇게 자신의 호흡 리듬에 맞게 17부터 1까지 헤아려나간다. 중간에 숫자를 잊어버리면 17부터 다시 거꾸로 헤아려 나가면서 몸과 마음의 긴장을 이 공간에 살며시 내려놓는다.

B. 의식 순환 명상

편안히 누운 자세에서 의식을 온몸 전체에 둔다. 의식을 아래로 옮겨 다니며 정수리에서 발가락까지 온몸 전체를 자각한다. 이제 의식을 몸 뒤쪽과 바닥 사이에 맞닿는 그 부위에 두도록 한다. 머리 뒤통수와 바닥 사이에 의식을 두고 그 부위의 미세한 감각들을 알아차린다.

그 다음 목덜미와 바닥 사이, 오른쪽 어깨와 바닥 사이, 왼쪽 어깨와 바닥 사이, 오른쪽 팔과 바닥 사이, 왼쪽 팔과 바닥 사이, 오른쪽 손등과 바닥 사이, 왼쪽 손등과 바닥 사이, 엉덩이와 바닥 사이, 오른쪽 다리와 바닥 사이, 오른쪽 발꿈치와 바닥 사이, 왼쪽 다리와 바닥 사이, 왼쪽 발꿈치와 바닥 사이… 이렇게 의식을 옮겨 다니며 각각의 신체 부위와 바닥 사이에 두도록 한다.

한 과정을 마치면 다시 한 번 뒤통수에서 발꿈치까지 몸 뒤쪽과 바닥 사이에서 일어나는 미세한 신체적 반응을 알아차리도록 한다.

C. 황금빛 명상

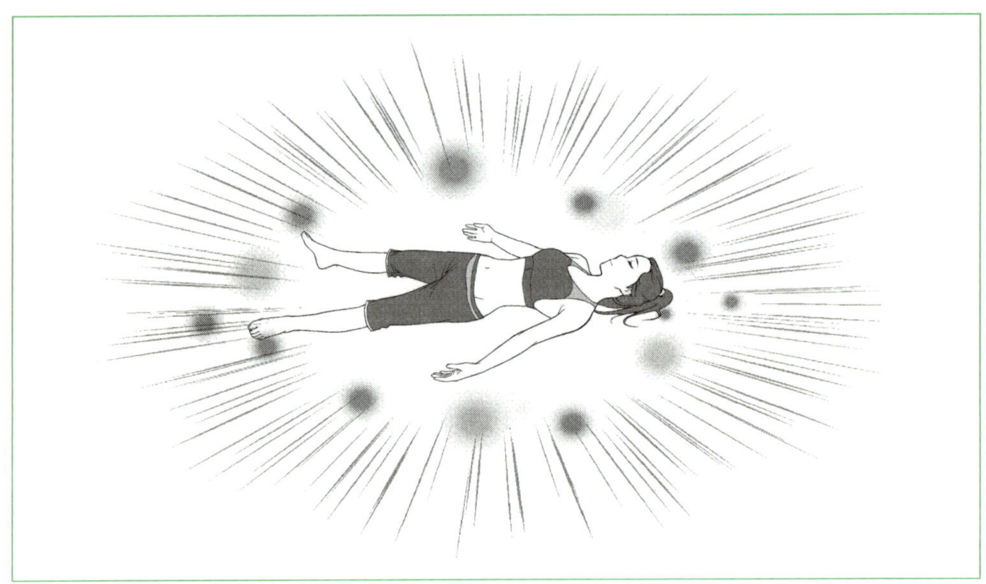

어깨에 힘을 빼고 고요히 앉거나 편안하게 눕는다. 숨을 마실 때 온몸 전체로 상쾌한 에너지가 퍼져나가는 것을 느껴보고, 숨을 내쉴 때 몸의 찌꺼기들이 모두 빠져나가는 것을 느낀다. 이제 저 멀리 수평선에서 따스한 태양이 떠오르는 것을 상상한다.

　온 사방을 환한 빛으로 물들이고 있는 태양을 잠시 바라본다. 햇살이 따뜻하게 온몸의 피부로 스며드는 것을 느낀다. 모든 세포가 살아 움직인다. 가슴이 활짝 열리고 태양빛이 심장으로 스며든다. 가슴을 통해 환한 빛이 온몸 전체로 퍼져나가는 것을 느껴본다. 마치 자신의 온몸이 하나의 빛으로 감싸지는 것처럼 몸이 곧 빛임을 느껴본다.

　어디선가 ‘당신은 빛이다’라는 소리가 들려온다. 당신은 바로 빛! 빛이다! 잠시 동안 온몸이 빛으로 화한 자신의 모습을 바라본다.

❏ STEP 2. 자기 암시

　STEP 1에 이어 바로 들어가는 자기 암시는 자신이 이루고자 하는 것에 대한 굳은 결심과 다짐을 행하는 단계이다. 몸과 마음이 이완된 상태에서 간결하고 긍정적인 다짐을 행함으로써 잠재의식의 차원까지 깊은 인상을 가져오게 된다.

　잠재의식 차원에서 형성된 에너지는 언젠가 다시 현재 의식 차원으로 드러나 자신의 삶과 성향을 긍정적으로 변화시키고 부정적인 사고와 심리적 문제를 해소한다. 자기 암시를 연송할 때는 반드시 이루어질 것이라는 강한 열망과 믿음을 가지고 진심으로 반복한다.

　자기 암시의 대상은 구체적이고 의미 있으며 어떠한 감흥이 일어날 수 있는 긍정적인 것으로 선정한다. 가능하면 현재형의 짧고 단순한 문장으로서, 현실적으로 실현 가능한 것부터 우선적으로 선정한다.

❏ 자기 암시의 예

A. 자기 암시 행법

(STEP 1에 이어서) 이제 삶을 살아가는 동안 자신이 꼭 이루고 싶은 것, 원하는 소망을 떠올리도록 한다. 여러 가지가 떠오를 수 있지만 그 중 가장 중요하다고 여겨지는 소망을 한 가지 떠올린 뒤 그 소망을 꼭 이루겠다는 다짐의 문장을 만들어본다. 하나의 문장으로 만들었으면 이를 다섯 번 반복한다. 반복할 때는 반드시 이루어질 수 있다는 강한 믿음과 열망을 가져야 한다.

B. 일상생활 중의 자기 암시

여기에 제시된 프로그램 외에 일상생활 중에도 수시로 다이어트 암시를 하도록 한다. 손거울을 하나 준비한다. 거울 속 자신의 얼굴을 보면서 위의 자기 암시의 예에 제시된 내용들을 말한다. 하루에 30번씩 소리내어 말한다.

"나는 모든 면에서 점점 더 좋아진다!"

전신 거울을 준비한다. 전신 거울 옆에 자기가 좋아하는 늘씬한 연예인 사진을 붙이고 내가 그 연예인이라고 생각한다. 거울을 볼 때마다 사진처럼 스스로가 날씬하고 예쁘다고 일체화시킨다.

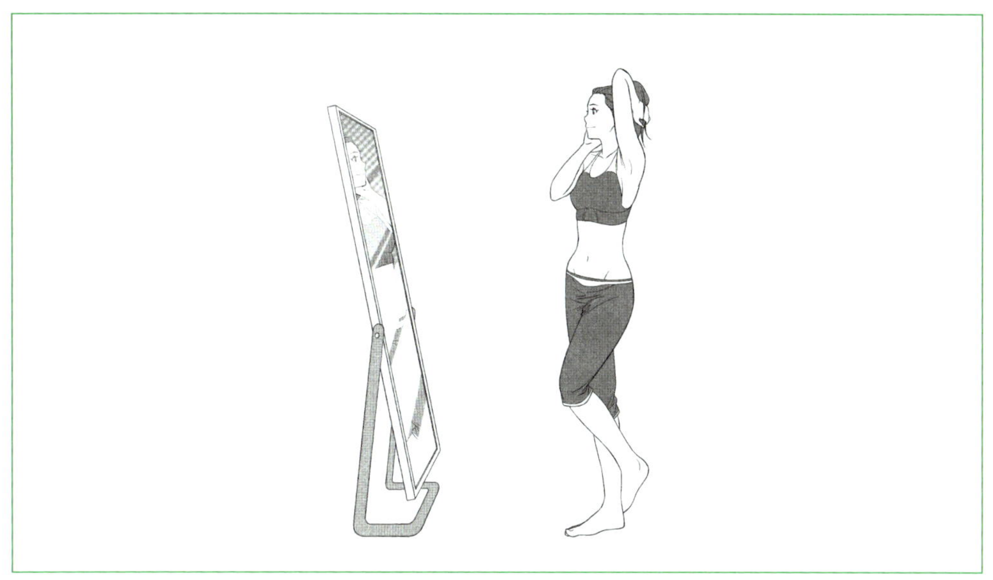

❑ STEP 3. 시각화

시각화는 어떠한 일들이 실제로 자신에게 일어나고 있는 것처럼 이미지를 만들어 체험하는 것이다. 단순한 생각에 그치는 것이 아니라 대상을 실제로 그려보면서 이야기를 만드는 것이다.

시각화 단계는 마음과 몸이 완전히 이완된 상태에서 체험하는 것으로, 무의식에서 억압되었던 심리적인 여러 잠재 인상들을 해소해 잘못된 습관들을 수정하고 희망하는 방향으로 인생을 이끌어 갈 수 있게 한다.

A. 아름다운 모습 시각화

(STEP 1 또는 STEP 2에 이어서) 두 눈을 감은 채 의식을 눈앞에 펼쳐져 있는 무한 공간을 자각하도록 한다. 그 공간을 자각하면서 지금부터 실제로 자신이 생생하게 체험하고 있는 것처럼 느낀다.

아주 화창한 아침이다. 귓전을 스치는 아침의 상쾌한 공기를 마시며 집을 나선다. 날씬한 나는 몸의 실루엣이 드러나는 예쁜 옷을 입고 잘 정돈된 도심 길을 따라 걷고 있다. 주변의 많은 사람들이 모두들 나를 선망의 눈빛으로 바라보며 지나간다. 내가 아주 예쁘고 매력적인 여성이라 상상한다. 저 멀리 멋진 남성이 내게 다가와 말을 건다.

"당신은 참 아름답고 매력적입니다."

단순한 상상을 넘어 실제라고 생각한다.

"나는 정말 아름다운 여성임에 틀림없다!"

"나는 날씬하고 매력적인 여성이야!"라는 암시를 계속한다.

B. 음식 섭취 시각화

내가 가장 좋아하지만 다이어트에 전혀 도움이 되지 않는 유해식품(라면, 아이스크림, 패스트푸드 등)을 선정한다. 선정된 식품을 햄버거라 생각하고 이를 먹는 상상을 한다.

이제 막 만들어진 햄버거를 샀다. 햄버거의 고기는 도축과정에서 똥과 오물이 잡다하게 섞여서 색깔이 까맣고 냄새가 고약하다. 덮고 있는 빵은 온갖 제초제와 방부제가 섞여 있다. 햄버거를 한 입 물었다. 빵과 고기의 고약한 냄새가 입 안 가득 채워진다. 온갖 오물이 섞인 고기가 몸

속으로 들어간다. 곧바로 토해버렸다. 그런데 그걸 다시 먹어야 한다. 구역질이 나는 데도 먹는다. 더는 먹을 수가 없다. 보기만 해도 이제 식욕이 완전히 떨어져 버린다.

이제는 다이어트에 도움이 되는 효소식품(야채, 과일, 식물발효액 등)을 선정한다. 그 중에 도움이 되지만 잘 먹히지 않는 식품을 골라, 이를테면 야채를 예로 들어 먹는 상상을 한다.

새벽의 맑은 햇살이 이제 막 깨어난 이슬에 부딪친다. 무지갯빛 이슬이 또르르 떨어지는 그곳에 땅의 기운을 받은 신선한 야채가 자라고 있다. 천천히 다가가 이슬을 머금은 야채를 한 입 베어 문다. 입 안 가득 상큼한 향기가 퍼진다. 야채의 섬유질이 몸속에 들어간다. 몸속의 온갖 독소들을 야채에 들어 있는 효소가 분해하고 배출시킨다.

이런 상상들을 몇 차례 반복하는 과정에서 유해식품은 멀리하게 되고 다이어트에 도움 되는 음식을 즐기게 된다.

C. 즐거운 운동 시각화

요가원에 왔다는 상상을 떠올려 본다. 주변에 있는 사람들이 모두 요가로 날씬하고 나도 그 틈에서 날씬한 몸매를 자랑하며 요가를 하고 있다. 움직이고 호흡하고 명상하는 일들이 너무나 재미있고 신닌다. 움직일 때마다 몸에 있는 체지방이 모두 빠져나간다. 스트레칭하면서 숨을 내쉴 때마다 몸과 마음의 독소가 모두 빠져나가는 것이 느껴진다. 요가를 하면 할수록 기분이 좋아지고 몸이 가벼워진다. 요가와 운동이 재미있고 즐거워서 스스로 여기에 열중하는 모습을 계속해서 상상한다.

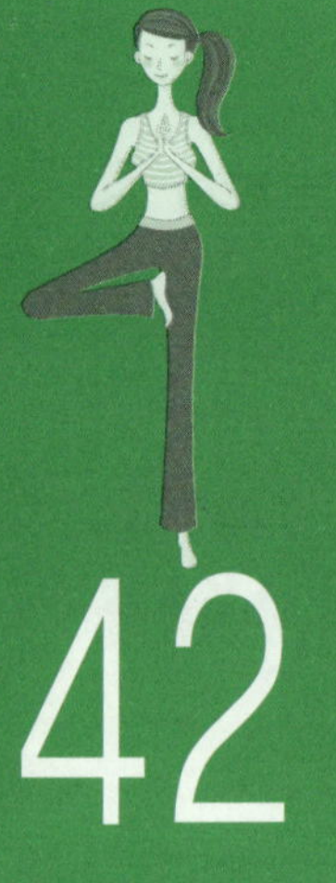

마음의 노폐물을 씻고
삶을 풍요롭게…

모든 존재물들과의 순수한 관계성은 때로 매우 매혹적이고 신비한 황홀경의 체험을 선사해준다. 단순히 떨어지는 낙엽을 바라보는 것, 향긋한 꽃 냄새를 맡는 행위, 떠오르는 태양을 바라보거나 밤하늘의 별빛을 바라보는 것, 강아지나 고양이와 같은 동물들을 순수한 마음으로 대하는 일들은, 살아있는 모든 존재성들을 그대로 인식하려는 노력이다.

마음을 다스릴 수 있는 기도나 만트라(呪), 깊은 호흡이나 기 수련 등을 비롯해 명상은 삶을 창조적이고 행복하게 한다. 명상은 장소에 상관없이 언제나 마음을 고요하고 평화로운 채 깨어 있는 의식 상태로 유지하는 데 그 목적이 있다.

마음을 호수로 비유했을 때 명상 상태의 각성된 마음은 물결이 일지 않은 고요한 호수와 같다. 고요한 호수는 이를 바라보는 사람과 주변 환경들을 있는 그대로 되비추어준다. 마찬가지로 생각의 흐름이 정지된 상태에서의 마음은 모든 것을 있는 그대로 알아차릴 수 있게 된다.

반면 바람이 불고 물결이 일었을 때 호수의 수면은 그것을 바라보는 대상의 형상을 왜곡하여 되비추어준다. 우리의 마음 역시 감각기관을 통해 감지되는 수많은 정보들로 인해 순간순간 온갖 생각들로 흔들리게 된다.

이러한 상태에서는 대상의 본질을 바로 보지 못하고 자기의식에 따라 정보를 왜곡하는 오류를 범하게 된다. 따라서 감각기관을 제어하여 생각의 흐름들을 잠재우기 위한 방법이 바로 명상이다.

명상은 인간의 몸과 마음과 의식의 차원 모두에 긍정적인 효과를 준다. 명상을 행하면 호흡수가 줄어들며, 마음이 이완되어 심박동이 느려지고, 뇌파 중 이완 상태에서 발생하는 알파 파(波)의 발생을 증가시킨다. 따라서 스트레스 호르몬의 분비가 줄어들어 정신을 맑고 건전한 상태로 유지하게 해준다.

명상은 마음 상태의 변화로 감각을 조절하게 하고 통증을 완화하는 역할을 한다. 이는 약물 남용 등의 중독성 질환과 고혈압, 불면증, 만성질환자들, 스트레스 관련 질환들을 치유하는 데 매우 효과적이다.

명상을 시작하는 데 있어 가장 중요한 것은 매일 꾸준히 같은 장소와 같은 시간에 실천하는 것이다.

인체는 일정한 리듬감을 가지고 있으므로 명상을 정해진 시간에 지속적으로 행할 때, 그 시간만 되면 마음이 자연적으로 평정해지고 자율적인 수련이 가능해진다.

명상하기 좋은 장소는 조용하나 음산하지 않은 곳, 신성한 분위기를 지니고 공기가 맑은 실내가 좋다. 실내에서는 가급적이면 현란한 장식을 피하고 지나치게 밝은 조명보다는 간접 조명을 사용하거나 약간 어둡게 하는 것이 좋다.

집 안에 명상을 위한 특별한 방이 있다면 더욱 좋다. 정해진 장소에서 명상을 하게 되면 그곳은 명상의 진동으로 가득 차게 된다. 그 진동은 다시 수련자에게 되돌아오기 때문에 명상을 더욱 쉽고 깊게 행할 수 있게 된다.

실외에서 할 경우에는 번잡한 도시보다는 오염되지 않은 자연 속으로 들어가는 것이 좋다. 산이나 강, 나무가 있는 아름답고 편안한 기운이 서린 곳에서 자연의 기운을 온전히 받아들이도록 하면 좋다.

다음에 제시된 몇몇 명상법들은 생활 속에서 어렵지 않게 행할 수 있는 것들이다. 척추를 바르게 세우고 호흡을 고르면서 제시된 내용을 차분하게 익히고 실천해보도록 하자.

1. 매순간의 선택에 주의를 기울이기

우리는 매 순간순간 끊임없는 선택을 한다. 선택을 할 때는 다만 지켜보는 연습을 해보자. 선택의 상황을 온전히 의식하며 상황과 주위 사정을 있는 그대로 받아들인다. 이 순간은 있는 그대로의 순간이므로 이 순간을 선물로 받아들여 그대로 인정하고 책임을 진다.

현실은 해석하기에 따라 달라지며, 현실은 기회의 씨앗이다. 이 상황을 방어하거나 합리화하지 않고 모든 상황을 열린 상태로 받아들인다. 지금 이 순간은 내가 행해야 할 순간이며, 이 순간과 맞서거나 저항하려 하지 말고 집착하지 않아야 한다. 단지 있는 그대로 바라본다.

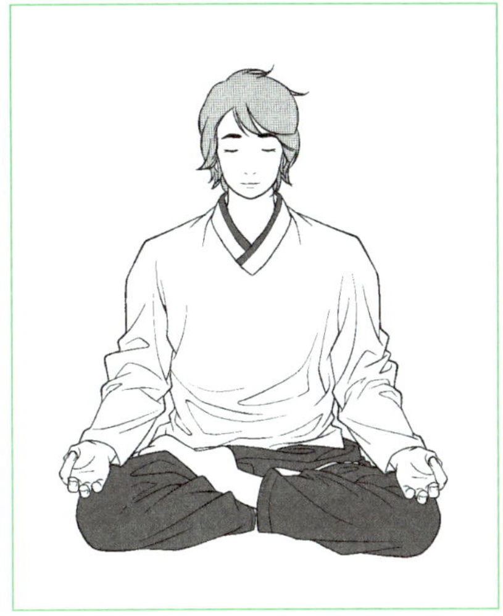

① 척추를 세워 편안히 앉는다.

② 두 눈을 감은 채 고요히 호흡하라.

③ 1분 정도만이라도 의식을 숨에 집중하려 노력하라.

④ 숨에 집중하면서 몸과 마음이 서서히 이완되고 있음을 느껴라.

⑤ 숨을 들이쉬고 내쉬고, 들이쉬고 깊게 내쉬어라.

⑥ 숨을 내쉬는 동안 몸은 더욱 깊게 이완되고 마음은 고요해진다.

⑦ 이제 이 순간을 있는 그대로 받아들여라.

⑧ 주변에서 들려오는 소리, 내면에서 말하는 소리. 그 소리를 들을 수 있는 그대로 바라보라.

⑨ 몸에서 마음에서 일어나는 느낌들을 있는 그대로 받아들여라.

⑩ 고요함 속에서 내면의 자아에 말하라. "나는 모든 것들을 수용할 수 있는 문이다. 이 모든 것들과 나는 하나다."

앞으로 행하는 명상들과 이 책에서 말하는 정신적인 다이어트를 하기 전에 위의 이완법을 반복하라.

2. 침묵을 실천하기

침묵은 마음의 방황을 제어하고 고요함을 체득할 수 있는 가장 효과적인 방법 중 하나이다. 침묵은 단지 이 순간 여기(Here & Now)에 존재하기 위해서 시간을 할애하는 것이다.

처음에는 수많은 생각들이 스스로를 괴롭히고 마음속에서 끊임없이 대화가 일어나지만, 이윽고 그 대화는 잠잠해지고 평온한 마음을 유지할 수 있게 된다.

적어도 매일 침묵의 시간 또는 명상의 시간을 30분 정도 할애한다면 순수한 침묵과 순수한 앎을 체험할 수 있게 될 것이다.

■ 침묵의 소리

분주한 한낮의 도심이든 고요한 정적의 메아리만 감도는 시골에서의 밤이든, 편안한 마음으로 주변의 소리들을 음미해보자.

① 입을 다물고 침묵의 소리에 귀를 기울여라.

② 어떤 소리인지 판단하고 분별하고 생각하지 않도록 하면서 주변에서 일어나는 소리 그 자체에 귀를 기울여보라.

③ 어떤 소리에 대해 좋고 싫음이 일어나면 이를 알아차리고, 다시 그 소리를 바라보는 자로 깨어 있으라.

④ "나는 이 소리들에 영향 받지 않는, 단지 바라보는 자이다"라고 마음속으로 자신에게 말하라.

⑤ 전체 사방에서 들려오는 소리를 단지 들어보라. 그리고 의식을

확장해서 멀리에서 들려오는 소리에 집중해보라.

⑥ 귀로 듣는 소리가 아니라 내 몸 전체의 세포로 소리들을 감지
해보려고 노력하라.

⑦ 이제는 가장 가까이, 내면에서 일어나는 소리에 귀 기울여
보라.

⑧ 침묵 속에서 일어나는 모든 소리에 내 존재 전체를 그저 맡겨
보라.

침묵으로 우리는 더 많은 소리를 들을 수 있고, 더 많은 공간을 창조
할 수 있게 된다. 침묵은 귀 기울여 경청할 수 있게 하여 사랑을 실천할
수 있는 힘을 부여한다.

3. 판단하지 않기

우리는 끊임없이 사물의 옳고 그름을 가린다. 즉 어떠한 경험에 대
해 판단을 거듭하고 그에 따라 반응한다. 이처럼 경험의 대상에 대해 시
(是)와 비(非)를 가려서 가치매김하는 것을 중지해야 한다.

"산은 산이고 물은 물이다." 산은 산이고, 물은 물일진데 인긴은 여기
에 자기의식을 넣어서 산에 대해 자신의 견해를 밝히고, 가치 기준을 성
립한 후 좋고 싫음의 분별을 한다. 분별하는 마음과 판단하는 과정은 커
다란 에너지 소모를 야기한다.

운동으로 소모하는 에너지보다 사고작용으로 소모하는 에너지는 훨

씬 크다. 생각이 많은 사람은 그 만큼 노화속도도 빠르며 에너지 소모율이 높다. 어떤 사실에 대해 따지려 들지 말라. 스스로 선생이 되는 것이 아니라 늘 배우는 학생의 입장에 있을 때 비로소 편견에 의한 그릇된 판단에서 벗어날 수 있다.

상대와 이 세계를 부정함으로써 자신이 높이 올라간다는 생각을 가진다면 커다란 오산이다. 인과의 법칙에 따라서 그만큼 자신의 에너지는 소모되고 번뇌만 커질 따름이다.

판단하지 않으면 마음속에 고요가 머문다. 어린아이같이 수용하며 살았을 때 천국에 갈 수 있다는 성경의 말씀을 상기하자. 판단하지 않고 그대로 수용하게 되면 대상이 주는 사실성만 온전히 자신에게 다가온다.

지금부터 5분간 명상을 하면서 스스로 하려는 일이 좋고 나쁨이라는 생각에 의해 얼마나 지배되고 있는지 바라보라. 5분간 일어나는 어떠한 판단에 대해 알아차리고 그때 그 판단을 보류하도록 하라. 또한 일어나는 생각을 단지 지켜볼 뿐 판단하지 않도록 하라.

■ 바라보는 자

—Swami Satyananda

선하건 악하건 '나'는 바라보는 자이다.
마음이 흩어져 있든 하나로 모아져 있든 '나'는 바라보는 자이다.

몸과 마음의 자세를 바꾸더라도 '나'는 바라보는 자이다.

'나'는 집중하는 자가 아니다.

'나'는 명상하는 자가 아니다.

아니, '나'는 내 안에서 일어나고 있는 모든 일들을 단지 바라보는 자일 뿐이다.

'나'는 그 무엇의 일부도 아니고, 그 무엇과도 분리되어 있지 않으며, 그 무엇과도 연결되어 있지 않다.

4. 기다리기

모든 존재 가운데 변화하지 않는 것이 없다. 시간에 따라 공간에 따라 모든 것은 변한다. 마음도 물질의 변화와 같이 변화한다. 따라서 어떠한 일을 접할 때 바로 반응하지 않고 인내심과 여유를 가지고 지켜보아야 한다.

나에게 아픔을 주는 사람이 있을지라도, 그 아픔을 준 사람도 변하고 겪은 나도 변하기 때문에 아픔을 당한 시점에 마음이 머물러 있을 필요는 없다.

다이어트를 시도하더리도 조급해 할 필요는 없다. 우리의 몸은 시간에 따라서 주기적으로 차근차근 변화하기에 여유를 두고 기다려야 한다. 상처가 나서 상처가 아물려면 적어도 백혈구의 수명인 3일 이상은 기다려야 하고, 습관을 변화시키려면 달걀이 부화할 수 있는 21일 동안 반복을 게을리 하지 않아야 다시 태어날 수 있다.

100일의 시간은 체질이 바뀔 수 있는 시간이다. 적혈구의 수명이 100일 정도 되고, 대체적인 세포의 수명도 여기에 가깝다.

단군신화에서 곰이 사람이 되기까지 100일이 필요했던 것은 100일의 시간이 독소에 찌든 몸과 마음을 순수성의 상태로 회복할 수 있는 최소한의 기간이기 때문이다.

따라서 다이어트를 할 때 어떠한 효과가 나타나지 않는다고 상심하거나 조급할 필요도 없다. 상심하고 조급해하고 있는 스스로를 지켜보라. 그러한 마음을 가지고 있는 그 순간 존재하고 있는 당신을 스스로 알아차리면 된다. 즉 상심하고 조급해하는 마음과 그 마음을 지켜보는 마음이 있다는 것을 자각하게 된다.

우리의 마음은 감각이 좋아하는 것들을 추구하는 마음과 그 너머에서 그 마음을 단지 바라보고 있는 마음이 있다. 이 두 가지의 마음을 잘 구별해야 함에도, 순간 상심하고 조급한 마음이 우리의 의식 전체를 압도하는 경우가 생긴다. 이 마음은 진정한 나와의 관계를 단절시키는 마음이므로 이럴 때는 인내심을 가지고 기다려야 한다.

인내심을 가지고 기다리다 보면 자신의 마음을 객관적으로 이해하게 되고, 감각에 끌리는 마음이 영원한 것이 아니며 즉시 사라질 수 있는 마음임을 알게 된다.

어떤 일이든 그저 기다리다 보면 순간순간의 충만함을 체득하게 된다. 인내를 가지고 기다림을 수행하는 것은 사고의 폭을 넓혀서 지혜를 갖추는 일이다. 기다리는 과정에서 사물의 전체성이 온전하게 다가온다.

■ 미소 명상

① 의식을 자연스런 호흡에 두도록 하라.

② 고요하게 숨이 들어오고 나가는 것을 바라보도록 하라.

③ 숨을 들이쉴 때 맑은 에너지가 몸 전체에 퍼지는 것을 상상
하라.

④ 내쉴 때는 몸이 편안해지며 입가에 자연스러운 미소의 기운이
흐르도록 하라.

⑤ 미소가 입 꼬리를 통해 얼굴 전체를 적셔나가는 것을 느껴
보라.

⑥ 볼을 적시고 눈과 코, 귀, 머리 전체를 적셔나가도록 하라.

⑦ 얼굴 전체가 환한 미소의 맑은 기운에 풍덩 빠져 있다고 상상
하라.

⑧ 이제 미소가 심장에 빠졌다고 상상하라.

⑨ 미소의 밝은 기운이 심장을 통해 몸 전체로 퍼져나감을 느껴
보라.

⑩ 단순히 생각이 아니라 실제로 내 몸 전체로 미소의 기운이 퍼
져나가게 하라.

⑪ 이제 나의 몸 전체가 미소라는 맑은 호수에 둥실 떠 있음을 자
각하라.

⑫ 세포 하나하나가 모두 미소에 적셔져 마음 속 깊은 곳까지 평
화로움으로 가득 채워짐을 느껴보라.

5. 기대하지 않기

우리는 어떤 행위를 할 때 목적을 가지고 행한다. 그냥 행위한다고 할지라도 그 행위를 하게 된 이유가 있고, 행위를 통해서 무엇을 얻거나 현재의 상태를 변화하고자 하는 바람을 가지고 행한다. 하지만 이런 행위는 그 바람과 목표가 성취되지 않았을 때 실망과 상처로 되돌아온다.

힌두교의 대표적인 경전인 『바가바드기타』에서는 다음과 같이 말한다. "감각 대상에 대한 생각을 지속적으로 가지고 있으면 집착이 생기고, 집착은 욕망을 낳으며, 욕망이 충족되지 않으면 분노가 일어난다. 분노는 판단력을 흐리게 하고, 판단력이 흐려지면 과거의 실패에서 아무것도 배우지 못하고 똑같은 잘못을 반복해서 저지르게 된다. 그리하여 결국은 삶이 황폐해진다." 우리가 매 순간 하는 행위에 대해서 바가바드기타에서는 집착과 욕망이 없이, 보상심리를 가지지 않고 행위를 했을 때 행위의 결과에 얽매이지 않고 자유로운 삶을 영위할 수 있다고 이른다.

현재 자신의 몸과 마음의 상태를 그대로 인정하고 바라보면서 보다 나은 상태와 목표에 대한 무조건적인 욕망과 집착을 없애는 것은 중요하다. 명상 중에도 어떠한 상념이 찾아왔을 때 상념을 없애려고 노력하되 없애려는 노력의 결과를 기대하지 않는 것은 수련을 보다 지속적으로 이끌 수 있는 힘을 준다.

육체는 욕망에 따라 움직이지만 욕망은 마음의 흐름을 쫓아가지 못한다. 마음은 고도의 지성에 의해 조율되고, 지성 위에는 내면의 참 자아가 단지 이 모든 것을 바라만 보고 있다. 따라서 평소 순간순간 일어나는 욕망을 정관(靜觀)할 수 있는 힘을 길러야 한다.

■ 무욕행(無慾行)

① 내가 하고 싶은 일들을 적어보자.

② 다만 하고 싶은 일이 해야만 하는 일은 아니라는 것을 인식하라.

③ 꼭 해야만 하는 일이 있다면 '꼭 해야만'을 '하고 싶은' 일로 긍
정화시켜라.

④ 그런 다음 하고 싶은 일들 중에 지금 할 수 있는 일과 나중에
할 수 있는 일을 분류하라.

⑤ 그리고 그것들을 실천할 수 있는 방법, 이 일들이 나와 우리 이
웃들의 행복하고 다채로운 삶에 도움이 되는 일인지 숙고하라.

⑥ 내가 아닌 전체를 위한 일들에 나의 감수성과 창조력은 더욱
발현할 수 있게 된다.

⑦ 나를 위한 일은 집착이 따르지만 이웃을 위한 일에는 즐거움이
따르기 때문이다.

⑧ 해야만 하는 일과 할 수 있는 일과 하고 싶은 일들은 하나가
될 수 있다. 내가 나의 일에 집착과 욕망을 갖지 않고 이웃에
대한 사랑과 즐거움으로 행한다면….

6. 자연과 사귀기

그저 바라보는 것은 우리의 몸과 마음을 넘어 주위 환경에 관심을 가
지는 것으로 승화될 수 있다. 평소 자신의 몸을 관찰하여 그 상태를 정확
하게 알아차렸다면, 호흡의 흐름에 따른 감성의 변화를 파악하는 데 어

려움을 느끼지 않게 된다. 그리고 생각의 변화를 순간순간 알아 마음의 자리를 파악하는 명상이 생활 속에서 보편화되었다면, 의식은 더 이상 내·외면을 가리지 않고 모든 존재성에 귀 기울일 준비가 된 것이다.

마음이 평화롭고 고요한 상태에 머무를 때 우리는 주위에서 일어나는 여러 가지 상황들을 있는 그대로 받아들일 수 있게 된다.

예를 들어 계곡에 흐르는 물을 바라보고 있을 때 처음에는 단순히 물이 흐르는 소리를 들을 뿐이다. 하지만 조용히 앉아서 자연의 소리에 귀를 기울이게 되면 물살이 바위를 휘감아 도는 소리라든지 물이 떨어지면서 내는 소리, 물과 돌이 서로 부딪히면서 내는 소리까지 섬세하게 들을 수 있게 된다. 시간을 들여 자연의 대상물들과 직접 사귀게 되면, 내 자신을 넘어서 주변의 모든 환경과의 조화로운 상호작용을 하게 된다.

모든 자연의 요소들은 그 안에 에너지를 가진다. 그 에너지와 교감을 하기 위해서 순수한 마음으로 조용히 자연의 대상을 바라보는 것은 내면의 영혼을 더욱 고양시키는 데 도움이 된다.

모든 존재물들과의 순수한 관계성은 때로 매우 매혹적이고 신비한 황홀경의 체험을 선사해준다. 단순히 떨어지는 낙엽을 바라보는 것, 향긋한 꽃 냄새를 맡는 행위, 떠오르는 태양을 바라보거나 밤하늘의 별빛을 바라보는 것, 강아지나 고양이와 같은 동물들을 순수한 마음으로 대하는 일들은, 살아있는 모든 존재성들을 그대로 인식하려는 노력이다.

그 노력은 내 삶의 모든 것과 하나 될 수 있는 지혜를 줄 것이며, 모든 존재물들의 가장 깊은 곳에 자리 잡고 있는 참된 본질이 모두 다르지 않다는 것을 깨닫게 해준다.

  엔자임 다이어트 Enzyme Diet

─ 우파니샤드

"저 보리수나무에서 열매 하나를 따오너라."

"예, 따왔습니다."

"그것을 쪼개어라."

"예, 쪼겠습니다."

"그 안에 무엇이 보이느냐?"

"씨가 있습니다."

"그 중 하나를 쪼개보아라."

"쪼겠습니다."

"그 안에 무엇이 보이느냐?"

"아무 것도 보이지 않습니다."

그는 아들에게 계속해서 말했다.

"총명한 아들아! 네가 볼 수 없는 이 미세한 것, 그 미세함으로 이루어진 이 큰 나무가 서 있는 것을 보아라. 보이지 않는 것이지만 그것이 있음을 믿어라. 아주 미세한 존재인 그것을 세상 모든 이들은 신(神)으로 섬기고 있다. 그 존재가 곧 진리이다. 그 존재가 곧 참 자아이다. 그것은 바로 너이다."

❏ 효소의 비전

■ **"문화의 기초는 먹을거리를 바꾸는 데서 시작한다"**

수천 년 전 강을 중심으로 발생한 인류의 문명은 현대에 이르러 인구 증가 및 자본주의와 맞물려 가치관의 혼란을 빚어내고, 식량 문제와 환경 문제를 야기하는 등 '문명의 종말'을 향하여 나아가고 있는 것처럼 보인다. 하지만 타오름이 그 특성인 불을 중심으로 발달한 '문화'는 갈수록 다양하게 번창하고 있다.

문명이 육체 중심이라면 문화는 정신이 그 중심이다. 그래서 현재까지의 문화는 종교와 사상 중심으로 발달해온 것이다. 다만 지금의 대중문화는 감각의 쾌락과 즐거움을 위한 육체적인 문화이므로 진정한 문화라 볼 수 없다.

하지만 미래 문화의 흐름은, 종교와 사상 안에만 머물렀었던 정신 수련의 비전(秘典)들이 대중들에게 쉽게 전달됨으로써, 지속 가능한 행복을 누리고자 하는 정신 중심의 진정한 문화시대로 옮겨가리라 예견된다.

기존의 문명권에서 미래의 문화권으로의 시대적 변화가 요청되는 오늘날, 인류 문명과 문화의 토대를 이루는 요체는 음식 문화이다.

각종 종교와 수행법에서는 하루 한 끼만 먹는 일종식이나 음식을 끊는 단식 등의 전통이 있었다. 이는 음식을 줄였을 때 몸은 가벼워지고 정신이 살아나기 때문이다. 따라서 효소가 가지는 효용성은 기존의 패러다임을 변화시킬 동력으로 작용하리라 생각된다. 문화의 기초는 먹을거리를 변화시키는 데 있다고 해도 과언이 아니기 때문이다.

그렇다면 먹을거리 문화를 어떻게 바꿔야 하는 것일까?

현재 우리의 식문화는 1일 3식 중심으로 고착화되어 있으며, 오직 쌀이나 밀, 보리 등 곡물 중심의 식 패턴이 수천 년간 유지되고 있다. 무언가가 바뀌지 않고 정체되었을 때는 독이 생긴다. 오랫동안 유지되었던 곡류 중심의 식생활은 인간이 화식(火食)을 할 수밖에 없도록 만들었다.

곡류를 날로 먹었을 때, 발아를 억제시키기 위해 곡류에 내재되어 있는 효소 억제제가 소화를 방해하기 때문에 이를 익혀 먹을 수밖에 없었다. 화식은 배를 부르게 하고 혀의 즐거움을 주었지만 생명력을 앗아가 버렸으며, 특히 인간 정신의 수준이 나락으로 떨어지게 된 커다란 원인으로 작용했다.

효소영양학의 주창자인 하웰(Howell) 박사에 따르면, 효소가 살아있는 생식을 할 경우 육체적인 건강뿐만 아니라 영적으로도 맑아짐을 밝히고 있다. 화식은 생식선, 부신, 랑게르한스 선 등의 내분비계를 지치게 만들고 이들을 조절하는 뇌하수체 선(腺)을 과도히 확장시키게 되는데, 이들은 영적 에너지의 기관들이기 때문이다. 날 음식은 생명에너지를 높이므로 직관을 발달시키고 궁극적 실재와 교통할 수 있도록 해준다고 그의 저서에서 밝히고 있다.

따라서 현재의 곡물 중심 식문화는 생명이 살아있는 식물 중심의 효소식 문화로 바뀌어야 한다. 효소식 문화는 3식 중심의 식사 패턴을 2식이나 1식으로 자연스럽게 바꿀 수 있게 한다.

본문에서 살펴보았듯이 효소가 살아있는 식사를 할 경우 굳이 3식을 하지 않아도 생명활동을 유지하는 데 아무런 지장이 없기 때문이다.

효소식으로 식문화가 변화될 경우 우리는 현재 전 지구적인 다양한 제문제(諸問題)들을 해결할 수 있게 된다.

첫째, 식량 문제의 해결,

둘째, 환경 문제의 해결,

셋째, 가치관 문제의 해결

이 책에서 밝힌 효소의 효용성은 단지 인간의 다이어트와 건강 증진에 매달린 듯 보이지만, 이는 부의 집중과 식량의 편중에 의해 지구상의 몇몇 국가를 중심으로 야기된 결과일 뿐이다.

효소를 통해 인류의 건강을 증진하는 데 앞서, 최소한의 먹을거리도 보장받지 못하는 소외된 인류의 허기진 배를 충분히 채워줄 수 있다는 가능성은, 효소식이 가지는 첫 번째 효과이다.

효소식을 할 경우 먹을거리의 생산지인 농촌과 농업의 구조적인 변화를 수반하게 될지도 모른다. 현재의 전 세계적 영농 현실은 대량생산을 기반으로 한 산업농 중심의 농업 시스템으로 구축되어 있다.

문제는 오늘날 산업농이 전 세계 이산화탄소 배출량의 25%, 메탄가스 배출의 60%, 일산화질소 배출의 80%라는 막대한 오염원이 되고 있다는 사실이다.

산업농은 에너지 집약적이며, 토지를 경작지로 바꾸는 과정과 화학비료의 사용, 축산물 생산 등에서 강력한 온실가스를 배출하여 지구온난화의 주범이라 할 수 있다.

 엔자임 다이어트 Enzyme Diet

인류의 미래를 위해서라도, 현재 산업농 중심의 농업 시스템을 지속 가능한 농업인 친환경적인 유기농업으로 전환하여 환경 문제를 해결해야 하며, 효소식을 하게 될 때 이는 자연스럽게 이루어질 수 있게 된다.

마지막으로 효소식은 인류의 가치관 문제를 해결할 수 있는 단초를 제공한다. 음식이 그 자체가 가지는 에너지로 육체뿐만 아니라 정신에까지 영향을 미치게 된다는 것은, 전통적인 수행법과 종교에서 뿐만 아니라 의학과 과학에서도 증명하고 있다.

인류의 의식이 동물적 수준에 머무르게 되었을 때 지구의 미래는 밝지 못하다. 효소식으로 인간의 체질이 개선되면 그 몸에서는 신성(神性)이 개화(開花)하게 된다.

인간이 에너지를 얻는 곳은 바로 자연이며, 그래서 인간과 자연은 공생(共生) 공영(共榮)하는 방향으로 변화해야 한다. 하지만 현재의 문명은 인간과 자연을 별개로 분리시켜 심각한 문제를 야기하고 있는 중이다.

그 원인은 인간의 의식이 고양되지 못한 탓도 있겠지만, 이는 단지 태초 이래 인간이 지켜오던 몇몇 문화들을 잃어버리고 사는 데서 비롯되지 않았나 생각된다.

태초 인간은 자연과 어울리는 삶 속에서 자연이 주는, 생명이 살아있는 음식을 섭취했으며, 자연의 언어를 알아듣고 그것과 조화되어 품성이 순정(純正)하고 혈기가 맑았던 것이다. 이처럼 우리가 잃어버린 문화의 기초를 효소를 통해 되찾을 수 있지 않을까?

식물발효액 쉽게 담그는 노하우

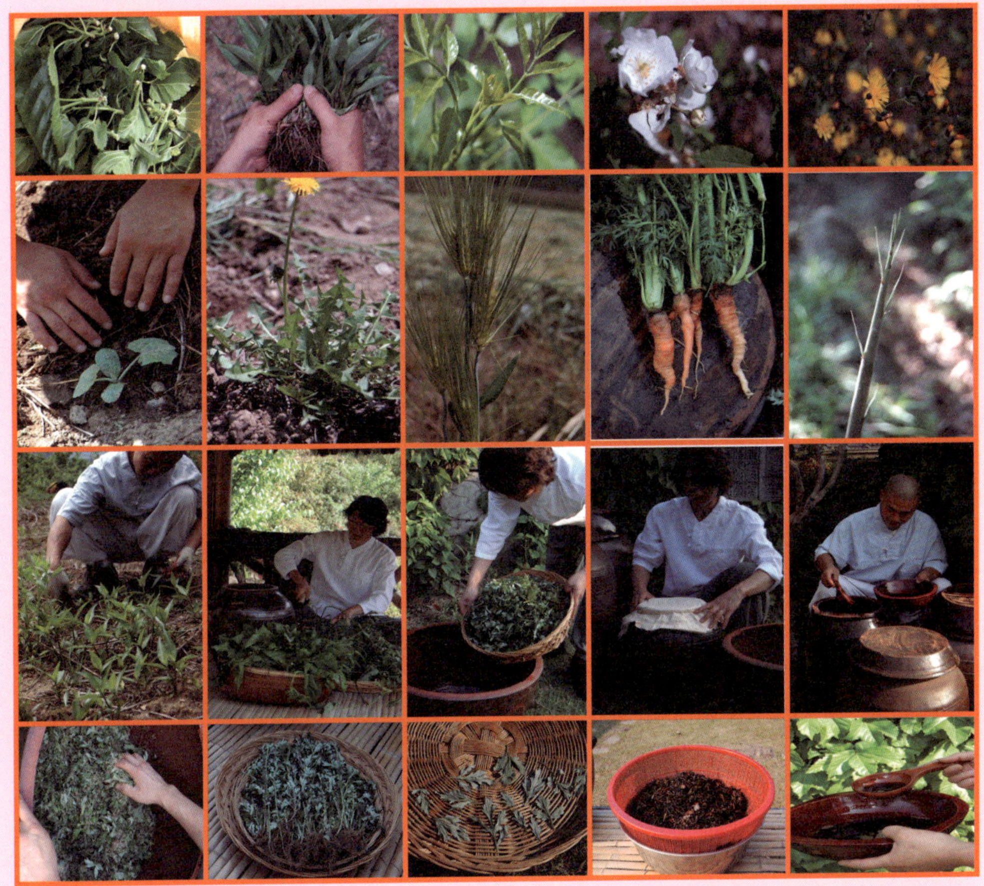

1. 담그기 전 준비

❖ **준비물** : 항아리, 유리병, 칼, 작두, 도마, 한지, 고무줄, 소쿠리, 대야, 5~10kg 정도의 간이저울 등

❖ **재료** : 설탕, 과일, 채소류, 해초류, 산야초 등

<table>
<tr><td>관련지식
T I P</td><td>

* 항아리는 유약을 바르지 않은 재래식 옹기가 좋으며, 소량을 담글 때는 유리병이나 바이오용기도 좋다.

* 효소를 만들 재료인 과일이나 야채는 친환경 농산물을 구입하도록 한다.

* 산야초나 제철에 나는 나물들은 직접 산과 들에서 채취해 사용하면 더욱 좋다.

</td></tr>
</table>

2. 재료

❖ **과일** : 사과, 배, 복숭아, 천도복숭아, 자두, 살구, 귤, 감, 포도, 대추, 버찌, 오디, 다래, 매실, 무화과, 포도, 석류, 금귤, 산딸기, 모과, 앵두 등

❖ **잎줄기채소** : 상추, 배추, 쑥갓, 양파, 마늘, 미나리, 샐러리, 고들빼기, 치커리, 아스파라거스, 브로콜리, 양배추, 시금치, 죽순, 양상추, 근대, 아욱, 깻잎, 케일, 갓, 알로에, 백련초 등

❖ **뿌리채소** : 감자, 돼지감자, 고구마, 토란, 마, 무, 당근, 생강, 야콘, 우

엉, 연근, 더덕, 인삼, 도라지 등

❖ **열매채소** : 오이, 호박, 박, 수세미, 토마토, 방울토마토, 파프리카, 피망, 가지, 딸기, 참외 등

❖ **해초류** : 파래, 미역, 다시마, 모자반, 톳, 김, 우뭇가사리, 불등가사리, 함초 등

❖ **산야초** : 솔순, 칡순, 칡뿌리, 머위, 질경이, 씀바귀, 곰취, 단풍취, 미역취, 당개지취, 참나물, 쑥, 돌나물, 냉이, 민들레, 산싸리, 아카시아꽃, 바랭이, 명아주, 너삼, 사삼, 무릇, 가막살이, 느릅순, 참당귀순, 두릅, 둥굴래순, 다래순, 달맞이꽃순, 만삼, 산뽕순, 산마늘, 엉겅퀴, 삼백초, 우산나물, 어성초, 엄나무순, 잔대, 삽주싹, 차조기, 감잎, 뽕잎, 두충잎, 오가피, 달개비, 등나무순, 마가목순, 맥문동, 명아주, 삼지구엽초, 뱀딸기, 복분자, 쇠비름, 인동초, 익모초, 야관문, 소루쟁이, 뚝갈 등

<table>
<tr><td rowspan="4">관련지식
T I P</td><td>✳ 발효액의 재료는 인간이 먹을 수 있는 모든 식물이 가능하다.</td></tr>
<tr><td>✳ 일반적으로 독초라 불리는 식물은 피한다.(독초: 미치광이풀, 꽝애장군, 피마주잎, 앉은부채, 박새풀, 천남성, 동의나물, 추오, 투구꽃, 은방울꽃, 고비, 삿갓나물 등)</td></tr>
<tr><td>✳ 효소를 담글 때는 반드시 여러 종류를 함께 담글 필요는 없다. 한 종류씩 따로 담갔다가 숙성이 어느 정도 되었을 때 섞어도 된다.</td></tr>
<tr><td>✳ 몇 종류를 섞어서 담글 때는 재료의 수분 함유량이 비슷한 종류끼리 담그도록 한다.</td></tr>
</table>

3. 재료 세척

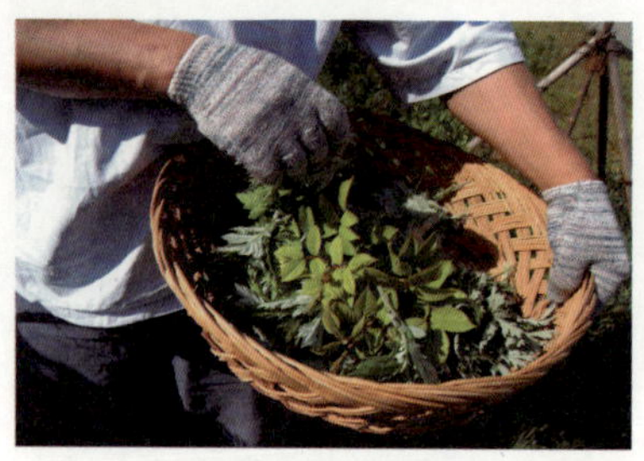

❖ 산야초나 제철에 나는 나물들은 직접 산과 들에서 채취한다.

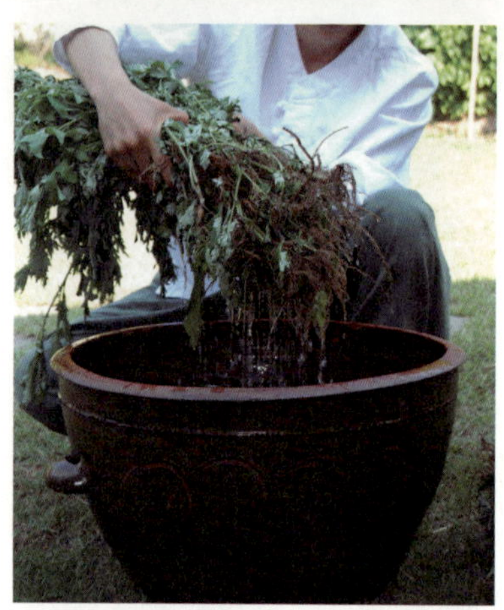

❖ 재료를 깨끗이 씻어 그늘에서 말린다.

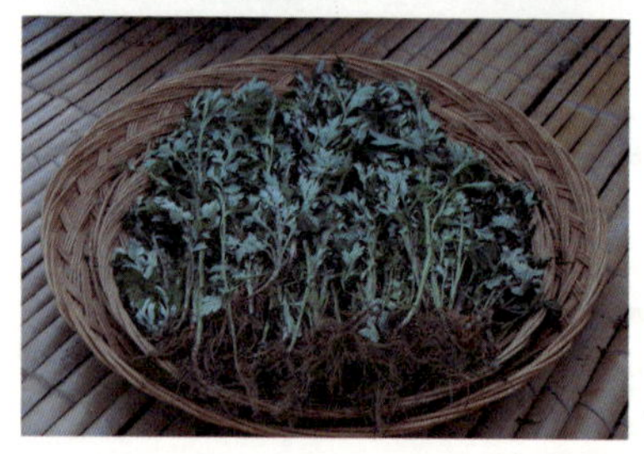

❖ 재료가 시들 정도로 너무 오래 말리지는 않도록 한다.

4. 항아리에 담기

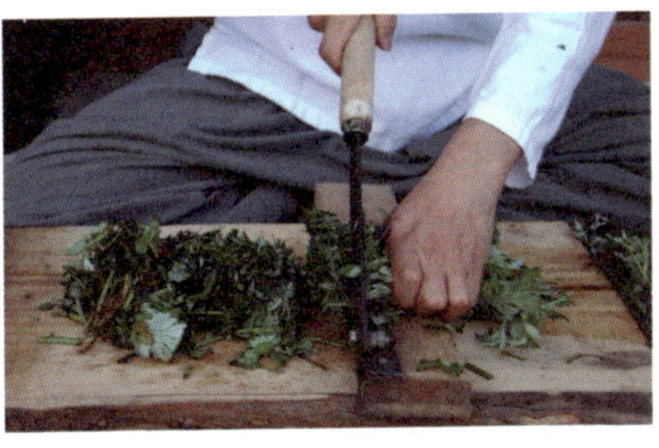

❖ 준비된 재료를 2~3cm 정도의 크기로 자른다. 재료가 딱딱하거나 수분이 없으면 좀 더 잘게 썰고, 작은 과일은 통째로 넣는다.

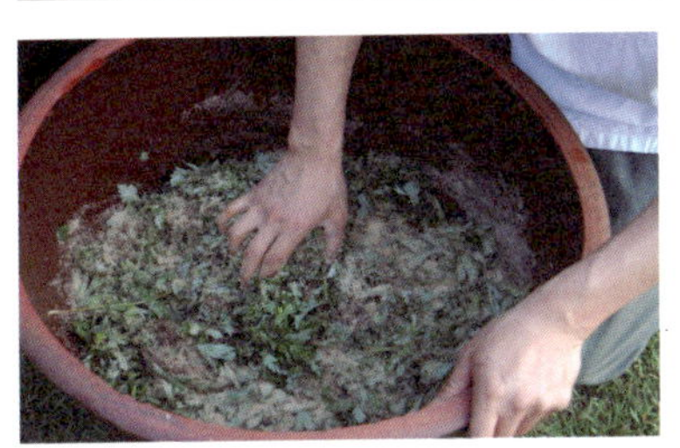

❖ 재료와 설탕을 적절히 배합하여 버무린 뒤 항아리에 차곡차곡 담는다.

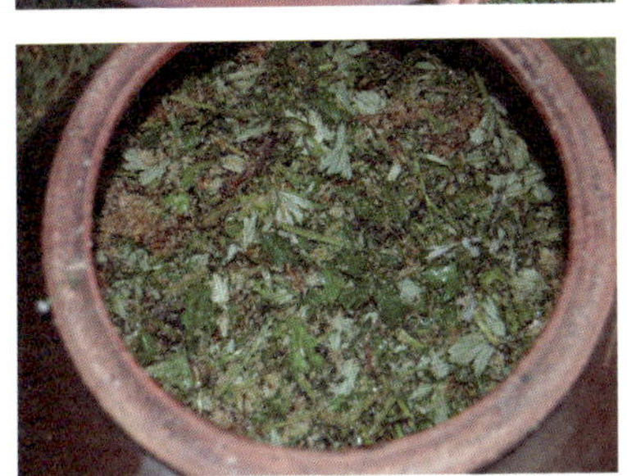

❖ 가장 위쪽에 설탕으로 재료를 덮고 구운 소금을 한줌 뿌린다.

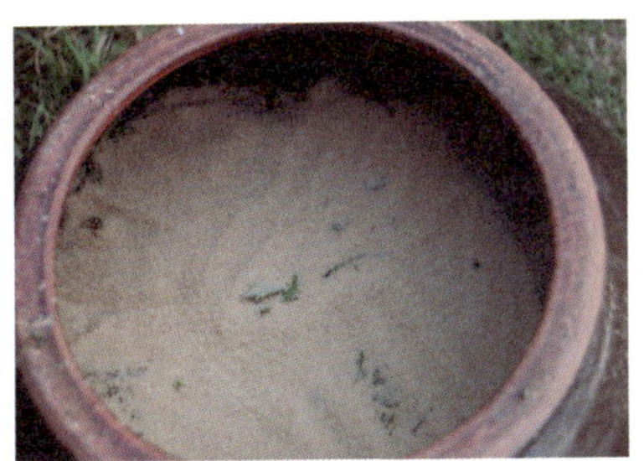

❖ 한지, 창호지, 비닐 등으로 항아리를 덮고 바늘구멍을 3개 정도 낸다.

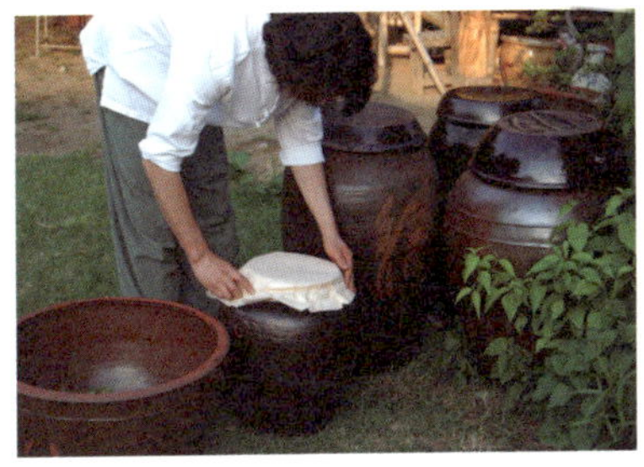

* 재료와 설탕의 비율은 과일을 기준으로 할 때는 1 : 1, 뿌리채소는 1 : 0.6 ~ 0.9, 잎채소 및 산야초는 1 : 0.3 ~ 0.6 정도로 하여 배합한다.

* 배합 시 재료의 수분 함량이 많을수록 설탕을 더 많이 넣고, 수분이 적거나 당분이 높을수록, 씨앗의 크기가 클수록 설탕을 더 적게 넣는다.

* 솔순이나 새순 등 일부 산야초와 나무류 등의 건재는 설탕시럽을 만들어 사용한다.

* 재료는 항아리의 80% 정도의 높이만큼 채우며, 눌림 돌을 얹어 주어도 좋다.

5. 1차 발효

❖ 1차 발효는 재료를 설탕에 재어 발효시킨 뒤 건더기를 꺼내기까지의 과정이다.

❖ 1차 발효의 기간은 일반적으로 1~3개월 정도이나 발효 온도와 재료에 따라 달라진다. 발효 온도가 높거나 재질이 연하고 수분 함량이 많은 재료일수록 발효일수는 단축된다.

❖ 설탕시럽으로 제조하거나 재료의 특성에 따라 1차 발효기간을 100일 이상 잡아도 좋다.

❖ 이틀 정도 지났을 때부터 부글거리며 발효되는 소리가 들리고 향이

난다. 이때부터 매일(겨울에는 3~4일) 뒤집어준다.

❖ 발효되는 소리가 멈추고 향이 좋으면 재료를 걸러내고 즙만 다시 항
아리에 담아 숙성시킨다.

관련지식
T I P

＊ 발효과정에 잡균이 들어가지 않도록 조심해야 한다.

＊ 재료를 걸러낼 때는 꾹 짜지 말고, 채에 받쳐서 물기가 자연스
럽게 빠지도록 해야 한다.

＊ 걸러낸 찌꺼기의 일부(매실, 모과 등의 과일)는 식품으로 사용
해도 되고, 퇴비로 만들어 식물에게 주어도 좋다.

6. 2차 발효 및 숙성

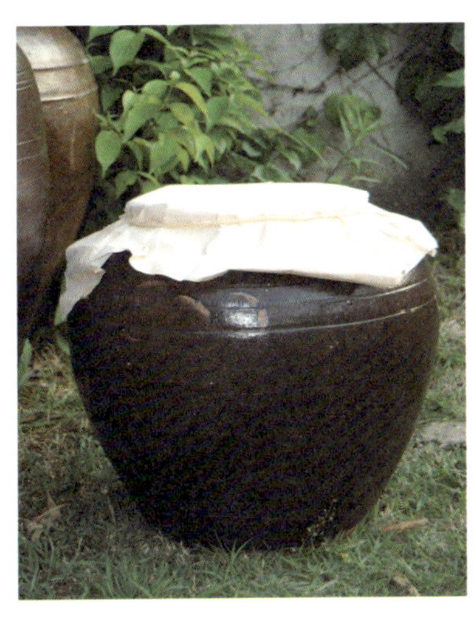

❖ 1차 발효 후 6개월 정도 숙성시키면 설탕의 유
해성분이 사라져 안전하게 먹을 수 있으며, 이
후 숙성기간을 오래 지속해도 좋다.

❖ 숙성기간에 거품이 생길 수도 있는데 거품들은
걷어내 주고, 계속해서 발효가 진행되어 거품
이 나오면 즙 무게의 10~20% 정도 설탕을 더
넣어 녹여준다.

❖ 장기간 숙성 보관할 경우 재래식 옹기에 담아
온도의 변화가 거의 없는 서늘한 곳에 두거나

땅에 묻는다.

❖ 찌꺼기를 걸러내고 2차 발효 및 숙성 시에 숯(참숯을 물에 끓여 햇볕
에 잘 말린 것)을 넣어두는 것도 좋다.

❖ 발효가 정지된 시점인 6개월 정도 지났을 때 시기별로 따로 담갔던 발
효액들을 섞어서 숙성시켜도 된다.

❖ 유리병에 담아 보관할 경우 자외선이 침투되지 않도록 검은 천이나
종이로 감싸서 보관한다.

7. 섭취

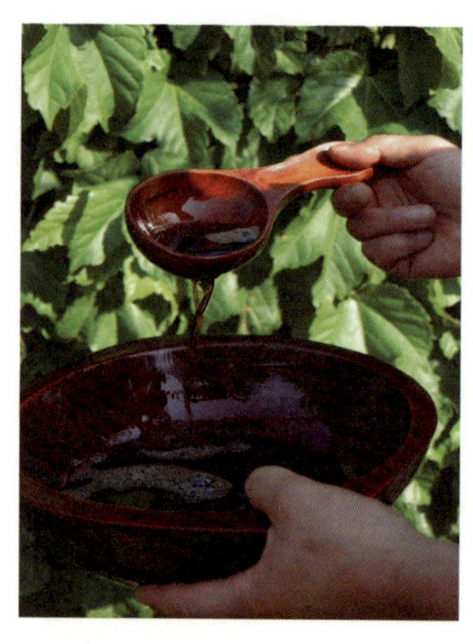

❖ 원액을 그대로 마셔도 되지만 생수에 5~10배
정도 희석해서 먹으면 좋다.

❖ 뜨거운 물(65℃ 이상)에 섞으면 효소가 죽기 때
문에 따뜻하거나 시원한 물에 희석해 먹는다.

❖ 식사 전후나 수시로 섭취하면 건강 증진과 치
유에 상당한 도움이 된다.

❖ 단식용으로 사용할 경우 다양한 종류의 재료로
제조된 양질의 숙성 제품으로 사용하는 것이
좋으며, 그 방법은 본문(Part 5)을 참고한다.

Enzyme Diet 15 Day Chart
― 온전한 다이어트를 위한 통합 정화 프로그램

정화수준	방 법	참조 page	준비식 3일			효소단식 7일							회복식(사후관리 100일 이상)		
육체 내부정화	효소요법 (단식/식이요법)	p 80													
	정화법/마사지/ 대체요법	p 126													
육체 외부정화	요가 유산소운동	p 232													
기운정화	호흡법	p 180													
	기수련	p 242													
감정정화	취미활동 (음악·독서·휴식 등)	☀													
	니드라/최면	p 256													
마음정화	명상/기도	p 268													
	자연과 교감	p 279													
	봉사	☀													
Check	총점(10점 만점)														
변화	체중/체지방														

□ **사용 방법**

　＊ 방법에 대한 해당 페이지의 프로그램을 참조하여 실천 여부를 ○×로 기입.
　＊ 실천한 개수가 6개 미만이면 프로그램을 하루 늘려 다시 실천(단, 효소요법은 필수적으로 실천해야 한다).
　＊ 체크를 하면서 별도로 다이어트 일기(몸과 마음의 변화, 느낌, 섭취한 음식의 종류와 양 등을 기록)도 간략하게 써보자.

❖ 지은이 : 류현민

대학에서 조경학을, 대학원에서 대체의학을 전공하였다. 생태적 삶이 자아 완성을 향한 도구인 수행을 통해서 구체화됨을 알고, 요가를 비롯한 여러 수행법들을 통합적 관점에서 이해하고 이를 삶 속에서 구현하고자 노력하고 있다.

현재 영농법인을 고향에 설립하여 효소식품을 개발하고, 도시에서는 요가원을 운영하며, 시골과 도시의 생태적이고 다채로운 삶을 병행한다.

저서로는 『요가, 존재의 휴식』이 있다.

- E-mail : ryu-topia@hanmail.net
- Homepage : http://gudiet.com

엔자임 다이어트 Enzyme Diet

ⓒ 류현민, 2010

1판 1쇄 인쇄 | 2010년 5월 25일
1판 1쇄 발행 | 2010년 6월 01일

지 은 이 | 류현민
펴 낸 이 | 이영희
펴 낸 곳 | 도서출판 이미지북

출판등록 : 제2-2795호(1999. 4 .10)
주　　소 : 서울시 강남구 논현동 193-8 우창빌딩 202호
대표전화 : (02) 483-7025
팩시밀리 : (02) 483-3213
e-mail : ibook99@paran.com

ISBN 978-89-89224-12-9 03510